口腔外科治療 **失敗回避のための ポイント47**

―口腔外科とは何か、どう治療するのか―

坂下英明／濱田良樹／近藤壽郎
大木秀郎／柴原孝彦　編著

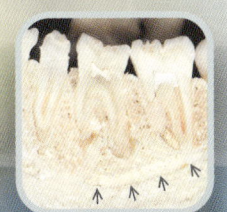
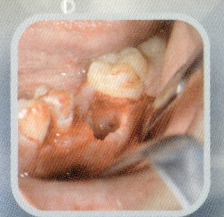
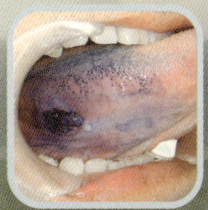
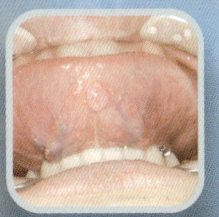
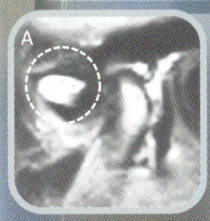
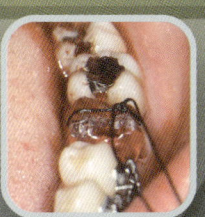
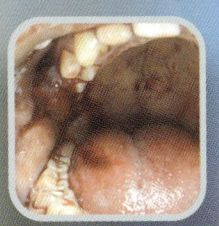
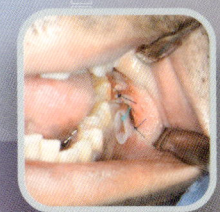
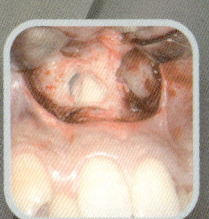

クインテッセンス出版株式会社　2012

Tokyo, Berlin, Chicago, London, Paris, Barcelona, Istanbul, Milano, São Paulo, Moscow, Prague, Warsaw,
Delhi, Beijing, Bucharest, and Singapore

序文

口腔外科治療失敗回避のポイントは術者の自己研鑽と診療チームの成熟

　近年，インプラント外科の進歩とその急速な普及にともない，一般歯科医療の分野においても外科的な基礎知識と基本手技が必要とされることが多くなってきました．さらに，デンタルインプラントを含めた医療事故の報道などの影響で国民の「安全と安心の医療」への関心も高まりつつあります．口腔内小手術のポイントを解説する本書「口腔外科治療失敗回避のためのポイント47」は，このような状況のなかで企画されました．

　ところで，小手術(minor surgery)とは，そもそも何なのかを考えてみますと，それには明確な定義はなく，手術を小手術と大手術(major surgery)とに厳密に区別すること自体にも問題があるとの結論になります．

　しかし，一般的に小手術との用語はよく使用されており，筆者の私見としては生体侵襲が少ない，処置の規模が小さい，および手術時間が短い(長くても30〜60分程度)といった条件を満たすものを小手術と考えています．

　とくに，生体侵襲が少ないとの点では，術中の全身状態に顕著な変化を及ぼさず，血圧は術前の30％以内の変動でコントロールすることが可能なものと考えています．さらには，術後の腫脹や疼痛また合併症が少ないことも要求されます．小手術を考えるうえで，これらのことを単に外科の技術的な点のみからではなく，しっかりと認識しておく必要があります．

　「安全と安心の医療」への配慮のみでの萎縮診療に陥ってはいけないことは当然ですが，自己の技術力や経験を過信した手術にも問題があります．手術は「失敗しない」ことが当然の処置です．

　しかし，すべての症例において患者サイドや術者が必ずしも満足できない結果が生じることも事実です．このような満足できない結果は，術者の自己研鑽と診療チームの成熟によってのみ回避できます．「失敗しない」とはあらゆる場合において，患者サイドと術者が満足できない結果を生じないことと言えます．

　外科はサイエンスとアートであるといわれ，この際のアートとは熟練を要する専門的技術を指します．「熟練を要する」という点を忘れることなく，絶えず自己のスキルアップを目指す必要があります．また，スキルとは修練によって得られる，巧妙な特殊技能であり，単なるテクニックより深い意味をもちます．すなわち，アートもスキルもともに，「専門的」「特殊な」との意味をもっています．

　本書は術前編(Preoperative Edition)，手術の基本編(Basic Operative Edition)，口腔内処置編(Oral Operative Edition)，術後管理編(Postoperative Edition)の4部構成です．編集するにあたり，わかりやすい本にすることに留意しました．

　このため執筆を担当された第一線で活躍中の先生方にはポイントと思われる点を明確にした内容を，理解しやすい文章で解説してくれるようお願いしました．また口腔内の処置

の特徴として術者でも視野が制限されることに留意し，写真も吟味し，イラストもできるかぎり理解しやすいように作製しました．さらに必要に応じて写真と図とを併用しています．

　本書はスキルアップと自己研鑽を目指す臨床医は当然とし，口腔外科の第一線に立つ先生方さらには口腔外科をこれから学ぼうとする歯学部生・大学院生までの幅広い読者に有益であると確信しています．本書を読んでどうすれば術者と患者が満足できる結果を得ることができるのか，どうすれば満足できない結果を回避できるのかといったポイントを理解していただければ，編著者・著者をして，とても嬉しいことです．

　最後になりましたが，研究・教育・臨床といった多忙な業務の合間をぬって本書の企画の段階からご尽力をいただいた筆者以外の4名の編著者の先生方，また原稿執筆を快く引き受けてくださった多くの先生方，さらに執筆の機会を与えてくださったクインテッセンス出版社長の佐々木一高氏に心より感謝申し上げます．

2012年8月
編著者・著者代表　坂下英明

編著者略歴（掲載順）

坂下英明（さかした　ひであき）

1980年	城西歯科大学（現明海大学歯学部）卒業
	金沢大学大学院医学研究科入学
1984年	金沢大学大学院医学研究科修了　医学博士（金沢大学）
1985年	金沢大学医学部歯科口腔外科学講座講師
1986年	石川県立中央病院歯科口腔外科医長
1998年	石川県立中央病院歯科口腔外科部長
1999年	明海大学歯学部口腔外科学第2講座教授
2005年	明海大学歯学部病態診断治療学講座口腔顎顔面外科学第2分野教授

現在に至る

●所属学会など

日本口腔外科学会専門医・指導医，日本小児口腔外科学会認定医・指導医，日本顎関節学会専門医・指導医，日本有病者歯科医療学会認定医・指導医，日本顎顔面インプラント学会指導医，日本口腔顎顔面外傷学会，日本病院歯科口腔外科協議会，日本口腔科学会，日本口腔腫瘍学会，日本口腔診断学会，日本頭頸部癌学会など

濱田良樹（はまだ　よしき）

1989年	東北大学歯学部卒業
	友紘会病院歯科口腔外科勤務
1990年	鶴見大学歯学部附属病院診療科助手（第一口腔外科）
1991年	博慈会記念総合病院歯科口腔外科勤務
1992年	鶴見大学歯学部口腔外科学第一講座助手
1999年	歯学博士（鶴見大学）
2003年	鶴見大学歯学部口腔外科学第一講座講師
2008年	鶴見大学歯学部口腔外科学第一講座教授
2011年	鶴見大学歯学部口腔顎顔面外科学講座（旧口腔外科学第一講座）教授

現在に至る

●所属学会など

日本口腔外科学会専門医・指導医，日本顎顔面インプラント学会指導医，日本有病者歯科医療学会認定医・指導医，日本口腔科学会，日本口腔診断学会，日本口腔腫瘍学会，日本小児口腔外科学会，日本顎関節学会，日本顎変形症学会など

近藤壽郎（こんどう　としろう）

1980年	鶴見大学歯学部卒業
1985年	鶴見大学大学院歯学研究科博士課程修了
1987年	鶴見大学歯学部口腔外科学第一講座講師
1991年	労働福祉事業団横浜労災病院歯科口腔外科部長
1999年	鶴見大学歯学部口腔外科学第一講座助教授
2003年	日本大学松戸歯学部口腔外科学講座教授
2005年	日本大学松戸歯学部顎顔面外科学講座主任教授

現在に至る

●所属学会など

日本口腔外科学会専門医・指導医，日本顎関節学会専門医・指導医，日本顎顔面インプラント学会指導医，日本顎変形症学会，日本骨代謝学会など

大木秀郎(おおき　ひでろう)

1977 年	日本大学歯学部卒業
1981 年	日本大学大学院歯学研究科修了　博士(歯学)
	日本大学歯学部口腔外科学教室第二講座助手
1986 年	カナダ，トロント大学歯学部に留学
1987 年	Toronto General Hospital Oral & Maxillofacial Surgery Acting Fellow
2003 年	日本大学歯学部口腔外科学教室第二講座講師
2005 年	日本大学歯学部口腔外科学教室第一講座助教授
2007 年	日本大学歯学部口腔外科学教室第一講座准教授
	日本大学歯学部口腔外科学教室第一講座教授
	日本大学歯学部付属歯科病院副病院長

現在に至る

●**所属学会など**

日本口腔外科学会専門医，国際口腔顎顔面外科学会，日本顎変形症学会，日本口腔科学会など

●●

柴原孝彦(しばはら　たかひこ)

1979 年	東京歯科大学卒業
1984 年	東京歯科大学大学院歯学研究科修了　歯学博士
	東京歯科大学口腔外科学第一講座講師
1986 年	国立東京第二病院歯科口腔外科勤務
1989 年	東京歯科大学口腔外科学第一講座講師
1993 年	ドイツ・ハノーバー医科大学に留学
2000 年	東京歯科大学口腔外科学第一講座助教授
2004 年	東京歯科大学口腔外科学第一講座主任教授
2005 年	東京歯科大学口腔外科学講座主任教授

現在に至る

●**所属学会など**

日本口腔外科学会専門医・指導医，日本顎顔面インプラント学会指導医，日本老年歯科医学会認定医，日本口腔科学会，日本癌学会，日本癌治療学会，日本口腔腫瘍学会など

著者一覧（掲載順）

重松久夫／明海大学歯学部病態診断治療学講座口腔顎顔面外科学第2分野）
中岡一敏／鶴見大学歯学部口腔顎顔面外科学(旧口腔外科学第一)講座
深見かおり／鶴見大学歯学部口腔顎顔面放射線・画像診断学講座
三島　章／鶴見大学歯学部附属病院画像検査部
後藤俊行／日本大学歯学部口腔外科学教室第一講座
德山麗子／鶴見大学歯学部口腔内科学(旧口腔外科学第二)講座
里村一人／鶴見大学歯学部口腔内科学(旧口腔外科学第二)講座
野村武史／東京歯科大学口腔外科学講座
三宅正彦／日本大学歯学部口腔外科学教室第一講座
奥　結香／明海大学歯学部病態診断治療学講座口腔顎顔面外科学第2分野
鈴木正二／明海大学歯学部病態診断治療学講座口腔顎顔面外科学第2分野
藤原久子／鶴見大学歯学部口腔顎顔面外科学(旧口腔外科学第一)講座
佐藤貴子／日本大学歯学部口腔外科学教室第一講座
成田真人／東京歯科大学口腔外科学講座
酒巻裕之／千葉県立保健医療大学
池谷美和／日本大学松戸歯学部顎顔面外科学講座
武田秋生／春日部市立病院歯科口腔外科
山田浩之／鶴見大学歯学部口腔顎顔面外科学(旧口腔外科学第一)講座
神野良一／日本大学松戸歯学部顎顔面外科学講座
石井輝彦／日本大学歯学部口腔外科学教室第一講座
西村　敏／日本大学歯学部口腔外科学教室第一講座
福田正勝／明海大学歯学部病態診断治療学講座口腔顎顔面外科学第2分野
熊谷賢一／鶴見大学歯学部口腔顎顔面外科学(旧口腔外科学第一)講座
今村栄作／横浜総合病院歯科口腔外科
岩成進吉／日本大学歯学部口腔外科学教室第一講座
村松恭太郎／東京歯科大学口腔外科学講座
本田雅彦／日本大学歯学部口腔外科学教室第二講座
伊藤　耕／日本大学松戸歯学部顎顔面外科学講座
田中孝佳／日本大学歯学部口腔外科学教室第一講座
青木淳也／日本大学歯学部口腔外科学教室第一講座

目次

序文 ……………………………………………………………………………………… 2
編著者略歴 ……………………………………………………………………………… 4
著者一覧 ………………………………………………………………………………… 6
口腔外科治療を考える ………………………………………………………………… 12

第1部　術前編（Preoperative Edition）

Preoperative Edition 1 ／口腔外科の治療は一般の歯科と何が違うのか（坂下英明／重松久夫）……… 18
Ⅰ．その境界はあるのか…18 ／Ⅱ．名医の条件とは…18 ／Ⅲ．滅菌・消毒について…18 ／Ⅳ．有病者への対応…18 ／Ⅴ．インフォームドコンセントと同意書…23

Preoperative Edition 2 ／口腔解剖学はどこまで必要か（坂下英明／重松久夫）………………… 24
Ⅰ．なぜ解剖学的知識が必要なのか…24 ／Ⅱ．歯槽骨について…24 ／Ⅲ．歯について…26 ／Ⅳ．下顎について…26 ／Ⅴ．上顎について…30 ／Ⅵ．口唇・頬粘膜について…30

Preoperative Edition 3 ／X線撮影法と読影法〜正しい撮影法で，有益な写真を撮る〜（濱田良樹／中岡一敏／深見かおり／三島　章）………………………………………………………………… 32
Ⅰ．X線検査は不可欠…32 ／Ⅱ．パノラマX線撮影―正しい撮影方法―…32 ／Ⅲ．歯科用CT…34 ／Ⅳ．CT画像診断法―三次元画像観察のポイント―…35

Preoperative Edition 4 ／画像診断法〜正しい情報解析により，事前に危険を察知する〜（濱田良樹／中岡一敏／深見かおり／三島　章）……………………………………………………………… 38
Ⅰ．はじめに…38 ／Ⅱ．悪性腫瘍…38 ／Ⅲ．抜歯に際して…39 ／Ⅳ．デンタルインプラント治療に際して…42

Preoperative Edition 5 ／問診から得られる情報〜患者との対話から何を聞き出すか〜（近藤壽郎）…… 44
Ⅰ．あなたのことをよく知りたい…44 ／Ⅱ．病歴聴取の実際…44

Preoperative Edition 6 ／投薬歴を見逃すな　その1〜歯科治療に影響を及ぼす薬剤（ワルファリン）〜（大木秀郎／後藤俊行）…………………………………………………………………………… 48
Ⅰ．高齢化社会にともなう患者構造の変化…48 ／Ⅱ．既往歴，投薬歴の聴取の重要性と難しさ…48 ／Ⅲ．抗血栓療法とは…48 ／Ⅳ．抗血栓療法患者に口腔外科治療を行う前に…49 ／Ⅴ．新たな抗血栓療法―新規抗凝固薬ダビガトラン（プラザキサ®）と問題点―…50

Preoperative Edition 7 ／投薬歴を見逃すな　その2〜注意しようBRONJ〜（濱田良樹／徳山麗子／里村一人）…………………………………………………………………………………………… 52
Ⅰ．ビスフォスフォネート系薬剤関連顎骨壊死…52 ／Ⅱ．ビスフォスフォネート系薬剤…52 ／Ⅲ．BRONJの発症メカニズム…52 ／Ⅳ．ビスフォスフォネート系薬剤による治療を受けている患者の口腔外科処置…54

Preoperative Edition 8 ／知っておきたい口腔病変〜生体染色で示す口腔粘膜疾患〜（野村武史／柴原孝彦）…………………………………………………………………………………………… 56
Ⅰ．生体染色の意義…56 ／Ⅱ．生体染色の原理…56 ／Ⅲ．各種口腔粘膜疾患―早期癌や前癌病変との見極

CONTENTS

め——…58／Ⅳ．生体染色法の実際…59／Ⅴ．適応上の注意…60

Preoperative Edition 9／生検（細胞診）の仕方と結果の見方（野村武史／柴原孝彦）……………62
　Ⅰ．生検の実際…62／Ⅱ．細胞診の実際…64／Ⅲ．病理診断依頼書の書き方…65／Ⅳ．検査結果の見方…66

Preoperative Edition 10／紹介状（照会状）の書き方（大木秀郎／三宅正彦）……………68
　Ⅰ．紹介にあたって…68／Ⅱ．紹介状の記載内容…68／Ⅲ．紹介する側の注意事項…70／Ⅳ．照会状…70／Ⅴ．そのほかの注意事項…71

第2部　手術の基本編（Basic Operative Edition）

Basic Operative Edition 1／口腔外科に必要な器具／器材〜これだけは揃えておこう〜（坂下英明／奥結香）……………74
　Ⅰ．一般的に口腔外科で必要な器材…74／Ⅱ．抜歯に必要な器具…77／Ⅲ．そのほか，あれば便利なもの…81

Basic Operative Edition 2／手指の消毒，術野の消毒〜滅菌と殺菌，除菌はどう違うか〜（野村武史／柴原孝彦）……………82
　Ⅰ．スタンダードプリコーションとは…82／Ⅱ．滅菌と殺菌，除菌の考え方…82／Ⅲ．手洗いの種類…83／Ⅳ．手洗いの実際…83／Ⅴ．術野の消毒…86

Basic Operative Edition 3／チェアーサイドでできる器具・器材の消毒〜殺菌と滅菌処置〜（濱田良樹／徳山麗子／里村一人）……………88
　Ⅰ．器具・機材の滅菌法…88／Ⅱ．器具・機材の殺菌法…88／Ⅲ．無菌状態の維持…89／Ⅳ．歯科診療室の消毒，殺菌…89

Basic Operative Edition 4／奏効する局所麻酔（坂下英明／鈴木正二）……………90
　Ⅰ．局所麻酔…90／Ⅱ．表面麻酔…90／Ⅲ．浸潤麻酔…91／Ⅳ．伝達麻酔…91

Basic Operative Edition 5／チェアーサイドでの精神鎮静法（坂下英明／鈴木正二）……………94
　Ⅰ．精神鎮静法とは…94／Ⅱ．静脈内鎮静法の適応と用途…94／Ⅲ．静脈内鎮静法の禁忌症…94／Ⅳ．使用薬剤…94／Ⅴ．準備するもの…95／Ⅵ．静脈内鎮静法の前準備…95／Ⅶ．静脈内鎮静法の実際…95

Basic Operative Edition 6／切開・剥離・骨削（濱田良樹／藤原久子）……………98
　Ⅰ．3種類のメス刃…98／Ⅱ．歯槽部の手術…98／Ⅲ．骨削用の器具…99／Ⅳ．軟部組織の手術（舌・口唇・頬粘膜・口底）…100

Basic Operative Edition 7／縫合糸，結紮法，縫合法（大木秀郎／佐藤貴子）……………102
　Ⅰ．縫合糸と縫合針…102／Ⅱ．結紮法…103／Ⅲ．縫合法…105

Basic Operative Edition 8／出血が止まらない〜その原因とタンポナーゼとドレナージ〜（成田真人／柴原孝彦）……………108
　Ⅰ．まず圧迫止血…108／Ⅱ．出血の原因…108／Ⅲ．出血の状態は…109／Ⅳ．止血方法…109

第3部　口腔内処置編（Oral Operative Edition）

Oral Operative Edition 1／膿瘍の口腔内切開について（酒巻裕之／近藤壽郎）……………114
Ⅰ．口腔内の膿瘍形成…114　／Ⅱ．膿瘍形成の診断…114　／Ⅲ．膿瘍切開および排膿の実際…115

Oral Operative Edition 2／単純抜歯〜正しい鉗子抜歯とヘーベルのもち方，使い方〜（坂下英明／重松久夫）……………………………………………………………………………………………………118
Ⅰ．抜歯難易度の適切な評価…118　／Ⅱ．体位…118　／Ⅲ．鉗子による抜歯…119　／Ⅳ．ヘーベルによる抜歯…120　／Ⅴ．抜歯窩の処置…121

Oral Operative Edition 3／難抜歯〜根肥大，骨性癒着，歯根破折〜（池谷美和／近藤壽郎）……………122
Ⅰ．難抜歯とは…122　／Ⅱ．抜歯前のX線検査…122　／Ⅲ．抜歯の手順…123　／Ⅳ．う蝕により歯冠崩壊していた症例…124

Oral Operative Edition 4／埋伏歯抜去　その1〜下顎智歯と神経損傷回避法〜（大木秀郎／武田秋生）………126
Ⅰ．神経損傷…126　／Ⅱ．神経麻痺の発生頻度…126　／Ⅲ．下歯槽神経・舌神経の走行…126　／Ⅳ．X線写真の読影…127　／Ⅴ．神経損傷の原因と対策…127　／Ⅵ．歯冠除去術（Coronectomy）…129　／Ⅶ．2回法智歯抜去…130　／Ⅷ．ほかのリスクファクター…130

Oral Operative Edition 5／埋伏歯抜去　その2〜上顎智歯〜（成田真人／柴原孝彦）………………132
Ⅰ．抜歯する前に注意すること…132　／Ⅱ．抜歯計画を立てる…133　／Ⅲ．実際の抜歯…133

Oral Operative Edition 6／埋伏歯抜去　その3〜上顎正中過剰歯〜（濱田良樹／山田浩之）…………138
Ⅰ．上顎正中過剰歯…138　／Ⅱ．埋伏歯抜去の時期…138　／Ⅲ．埋伏歯の位置…139　／Ⅳ．切開線の設定…139　／Ⅴ．ピンポイントの骨削除…140　／Ⅵ．歯の分割と孔や溝の形成…141　／Ⅶ．縫合…141　／Ⅷ．まとめ…141

Oral Operative Edition 7／埋伏歯抜去　その4〜そのほかの部位の埋伏歯〜（神野良一／近藤壽郎）………142
Ⅰ．過剰歯…142　／Ⅱ．過剰埋伏歯抜去の症例…143

Oral Operative Edition 8／小帯の手術（大木秀郎／石井輝彦）…………………………………146
Ⅰ．緊急性は低い手術…146　／Ⅱ．上唇小帯の手術…146　／Ⅲ．舌小帯の手術…148　／Ⅳ．頰小帯の手術…150　／Ⅴ．適切な症例の選択…151

Oral Operative Edition 9／粘液囊胞の手術〜下唇粘液囊胞，ブランディンヌーン囊胞，ラヌーラの手術〜（大木秀郎／西村　敏）…………………………………………………………………………152
Ⅰ．口腔領域の粘液囊胞…152　／Ⅱ．治療法…154　／Ⅲ．手術のポイント…156

Oral Operative Edition 10／歯根端切除術〜そのコツとポイント〜（濱田良樹／徳山麗子／里村一人）………158
Ⅰ．歯根端切除術の適応症…158　／Ⅱ．歯根端切除術の術式…158　／Ⅲ．歯根端切除術の予後因子について…163

Oral Operative Edition 11／顎囊胞の手術の選択基準〜鑑別診断のポイント〜（坂下英明／奥　結香）…164
Ⅰ．顎口腔領域の囊胞…164　／Ⅱ．診断のポイント…164　／Ⅲ．顎囊胞の手術法・パルチ（Partsch）法…164

CONTENTS

／Ⅳ．歯根嚢胞…165／Ⅴ．含歯性嚢胞…168

Oral Operative Edition 12／口腔内良性腫瘍の手術（成田真人／柴原孝彦）……………170
Ⅰ．どんな病変なのか…170／Ⅱ．まずは診断…170／Ⅲ．腫瘍を切除する…171

Oral Operative Edition 13／エプーリスの切除（神野良一／近藤壽郎）……………174
Ⅰ．エプーリスとは…174／Ⅱ．成因…174／Ⅲ．エプーリスの分類…174／Ⅳ．エプーリスの特徴…176／Ⅴ．肉芽腫性エプーリスの症例…177

Oral Operative Edition 14／骨隆起・外骨症（下顎隆起，口蓋隆起）（坂下英明／福田正勝）……………178
Ⅰ．骨隆起・外骨症…178／Ⅱ．切除術…179／Ⅲ．止血用シーネの装着…183

Oral Operative Edition 15／顎下腺導管内唾石の摘出〜前方2/3まで〜（濱田良樹／熊谷賢一／今村栄作）……………184
Ⅰ．はじめに…184／Ⅱ．口腔底の局所解剖…184／Ⅲ．臨床症状と診断…184／Ⅳ．顎下腺管開口部付近の唾石摘出術…187／Ⅴ．顎下腺管内前方2/3の唾石摘出術…188

Oral Operative Edition 16／口腔上顎洞瘻閉鎖手術（大木秀郎／岩成進吉）……………190
Ⅰ．抜歯時における口腔上顎洞瘻…190／Ⅱ．歯科インプラントと関連した口腔上顎洞瘻…190／Ⅲ．器材・薬剤…191／Ⅳ．口腔上顎洞瘻閉鎖術…192／Ⅴ．術後の処置と経過のポイント…193

Oral Operative Edition 17／口腔内採骨と骨移植（坂下英明／重松久夫）……………194
Ⅰ．骨移植術の適応…194／Ⅱ．移植骨の採取部位…194／Ⅲ．採骨時の注意事項…194／Ⅳ．骨移植…196／Ⅴ．外側骨移植…196／Ⅵ．内側骨移植…196／Ⅶ．中間骨移植術…197／Ⅷ．骨移植時の注意点…197

Oral Operative Edition 18／粘膜移植術（村松恭太郎／柴原孝彦）……………198
Ⅰ．粘膜移植…198／Ⅱ．粘膜移植法の種類…198／Ⅲ．対象となる術式…198／Ⅳ．遊離粘膜移植の術式…199／Ⅴ．採取部位の処置…200

Oral Operative Edition 19／移植歯のレプリカを用いた自家歯牙移植術（大木秀郎／本田雅彦）……………202
Ⅰ．自家歯牙移植術…202／Ⅱ．術後の歯根吸収…202／Ⅲ．レプリカを用いた自家歯牙移植術…203／Ⅳ．実際の症例…205／Ⅴ．生着率の向上と今後の展望…207

Oral Operative Edition 20／顎関節疾患の診断・治療（濱田良樹）……………208
Ⅰ．はじめに…208／Ⅱ．顎関節脱臼…208／Ⅲ．顎関節症…209／Ⅳ．顎関節症との鑑別診断を要する疾患…211

Oral Operative Edition 21／外傷歯の処置と関連事項（酒巻裕之／近藤壽郎）……………214
Ⅰ．外傷歯を有する患者の来院…214／Ⅱ．外傷歯の診察と診断…214／Ⅲ．外傷歯の処置…215

第4部　術後管理編（Postoperative Edition）

Postoperative Edition 1／ドライソケット，骨治癒，歯根残留への処置（濱田良樹／中岡一敏／深見かおり／三島　章）……………220
Ⅰ．骨の治癒とドライソケット…220／Ⅱ．歯根残留…220

Postoperative Edition 2／白板症〜その症状と経過観察〜（坂下英明／福田正勝）……………222
Ⅰ．白板症とは…222／Ⅱ．白板症の症状と診断…222

Postoperative Edition 3／術野が化膿している，疼痛がおさまらない（伊藤　耕／近藤壽郎）……226
　Ⅰ．術野が化膿している…226 ／Ⅱ．疼痛がおさまらない…229

Postoperative Edition 4／ドライソケット（村松恭太郎／柴原孝彦）…………………………230
　Ⅰ．ドライソケットとは…230 ／Ⅱ．なぜ起きるか…231 ／Ⅲ．治療法…231 ／Ⅳ．患者への対応…232

Postoperative Edition 5／気腫への対処法（大木秀郎／田中孝佳／青木淳也）……………234
　Ⅰ．医事紛争発展の危険性…234 ／Ⅱ．気腫の症状…234 ／Ⅲ．実際の症例…235 ／Ⅳ．気腫の防止，原因，対処法…235

Postoperative Edition 6／術後の投薬（坂下英明／鈴木正二）………………………………238
　Ⅰ．鎮痛薬と抗菌薬…238 ／Ⅱ．鎮痛薬…238 ／Ⅲ．抗菌薬…240

Postoperative Edition 7／オトガイ・舌の知覚異常とその対応（柴原孝彦）………………242
　Ⅰ．オトガイ神経障害の原因…242 ／Ⅱ．舌神経障害の原因…243 ／Ⅲ．神経障害の種類と診断法…244 ／Ⅳ．どう対応するか…245

Postoperative Edition 8／術野に異物が残留してしまった場合（濱田良樹／徳山麗子／里村一人）…246
　Ⅰ．術野の異物…246 ／Ⅱ．ポイント類・バー類や器具などの破折片の残留…246 ／Ⅲ．破折歯根の残留…247 ／Ⅳ．歯根の迷入…247

索引…………………………………………………………………………………………………249

Tea Time ①	一気にスパッと切る？　－切開について－	61
Tea Time ②	歯肉弁の剥離はどこから？	72
Tea Time ③	歯肉弁（粘膜骨膜弁）の扱い方	131
Tea Time ④	気になっていた一品　その１－歯科小手術用器具－	137
Tea Time ⑤	気になっていた一品　その２－歯科小手術用器具の中身－	233

装丁：サン美術印刷株式会社 舩橋　治
イラスト：飛田　敏

口腔外科治療を考える

　最近の歯科医療における後遺症をともなうトラブルを考えるとき，口腔外科学の知識，技術はすべての術者にとって歯科医療を安全・確実に行うための必須のものであると考える．しかし多くの術者にとって口腔外科学はそれを専門とした者以外，一般の歯科治療に比べ，何か特殊な領域として捉えられがちである．

　そのため医療事故のみならず，口腔癌をはじめとした粘膜疾患の鑑別，外科的治療を要求される歯科疾患への対応に際し，術者の現在の知識，技術での診断，あるいは手術可能か否かの判断はつねに困難がともなう．自分の知識，技術を冷静に考え，手に負えないと判断したら，口腔外科専門医へ紹介することも立派な口腔外科学に基づく治療方針であることを強調しておきたい．

●下顎管の走行

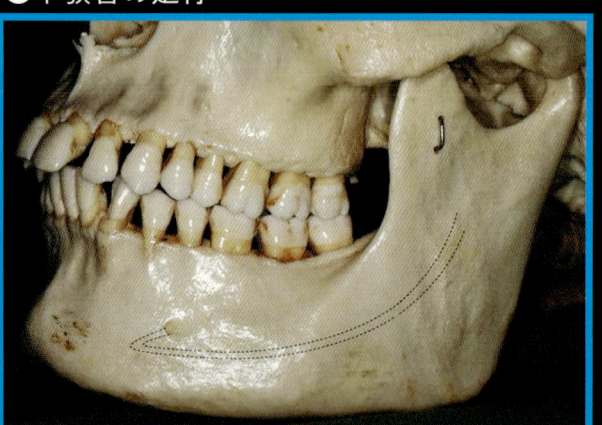

●下顎管は第二小臼歯部で頬側にカーブしつつ前方に進み，第一小臼歯から後上外方向へ向かってループを描きながらオトガイに開く（術前編2参照）．

●下顎骨の断面

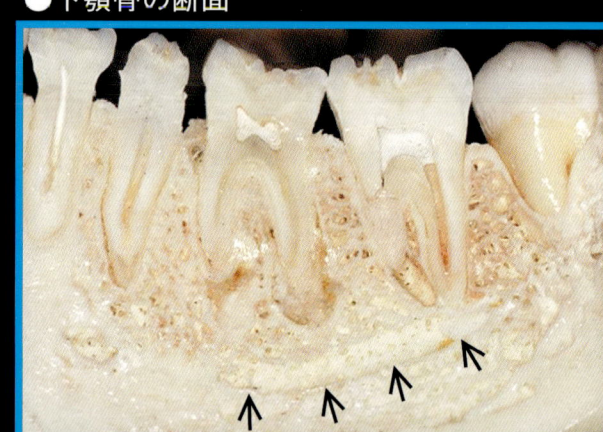

●厚い骨皮質の内部には海綿骨がある．またその中央には下顎管が確認できる．下顎管のなかには下歯槽神経と同名の動静脈が含まれている（術前編2参照）．

●上顎の解剖

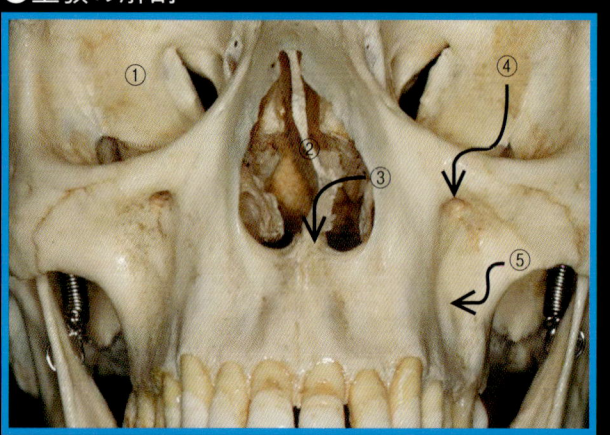

●上顎の解剖．①眼窩，②梨状口，③前鼻棘，④眼窩下孔，⑤犬歯窩が確認できる（術前編2参照）

●ビスフォスフォネートによる壊死骨

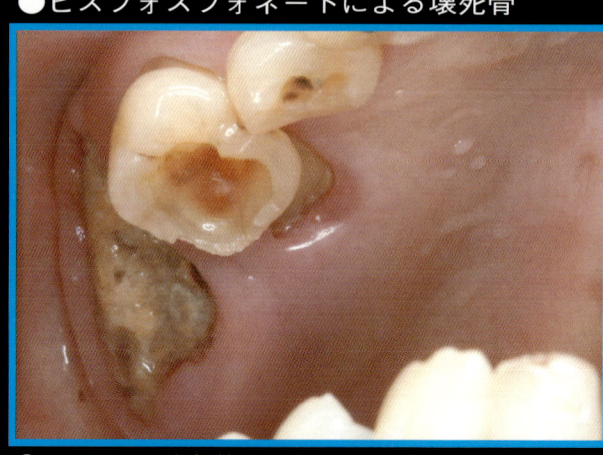

● BRONJにより慢性的に壊死骨が露出している（術前編7参照）．

●ヨード生体染色法

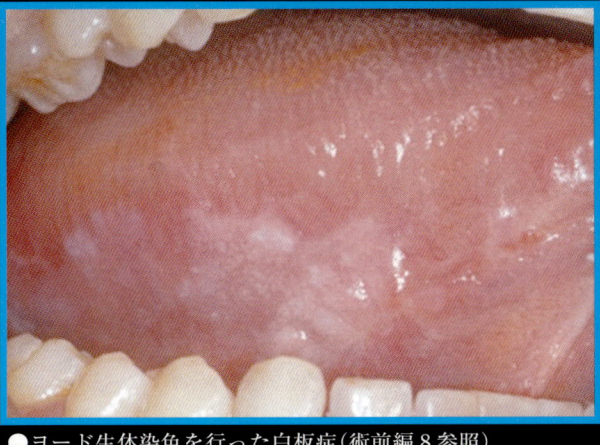
●ヨード生体染色を行った白板症(術前編8参照).

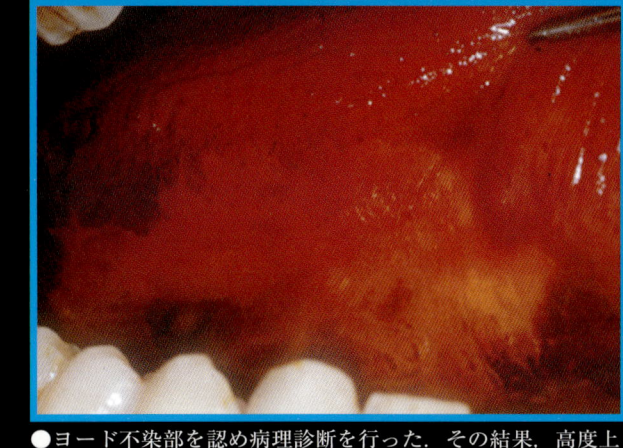
●ヨード不染部を認め病理診断を行った．その結果，高度上皮異形成(前癌病変)が認められた(術前編8参照).

●トルイジンブルー生体染色法

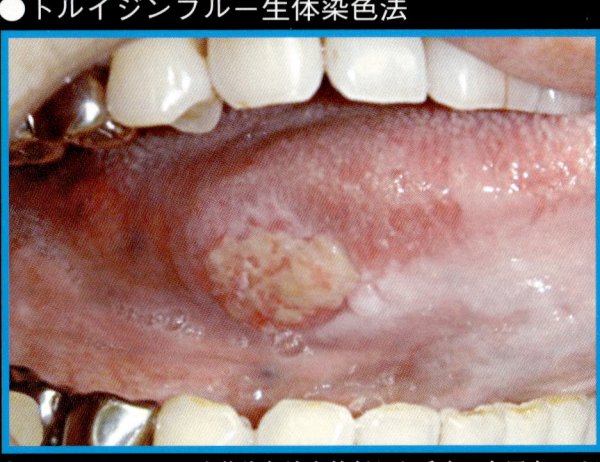

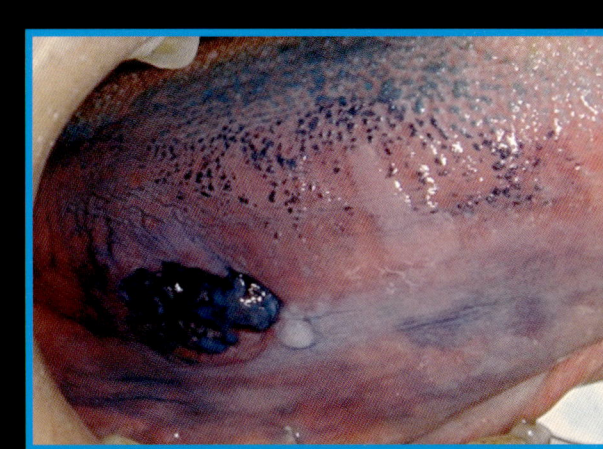

●トルイジンブルー生体染色法を施行した舌癌．右写真では癌部位が濃染部として認められる(術前編8参照).

●口腔粘膜疾患

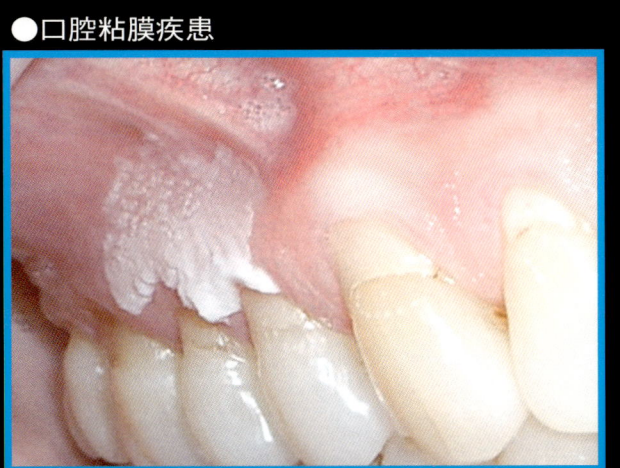

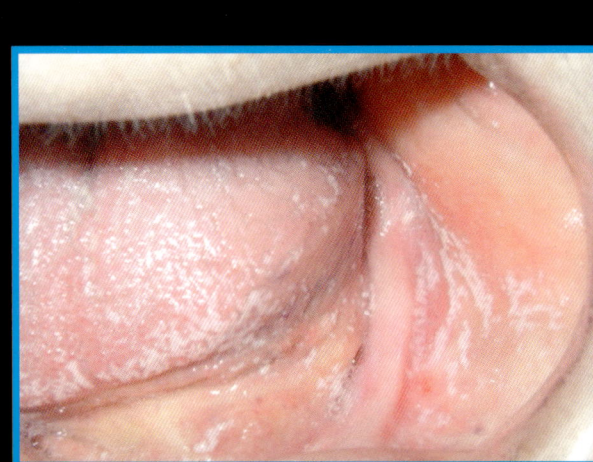

●口腔粘膜にはさまざまな疾患が存在する．左写真は上皮異形成をともなわない口腔白板症．右写真は口腔カンジタ症．ともに口腔癌との鑑別が困難である良性腫瘍(術前編8参照).

●粘膜骨膜の切開

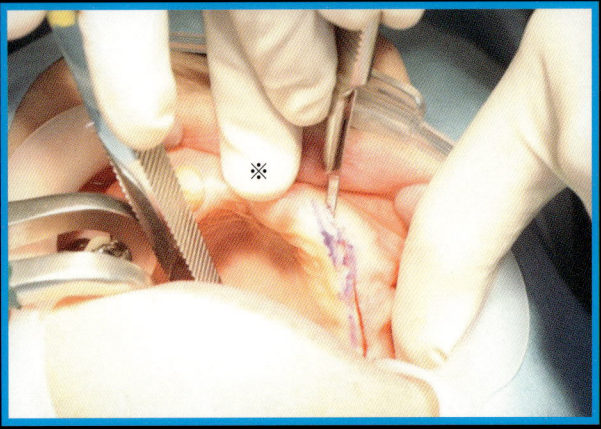

●粘膜骨膜を切開するときは No. 15 メスをペングリップで把持し，メス先が滑らないように，また予定切開線から外れないように注意を払う．レストをおき（※印），できるだけ骨面に対して垂直に切開を加える（手術の基本編 6 参照）．

●抜歯後出血

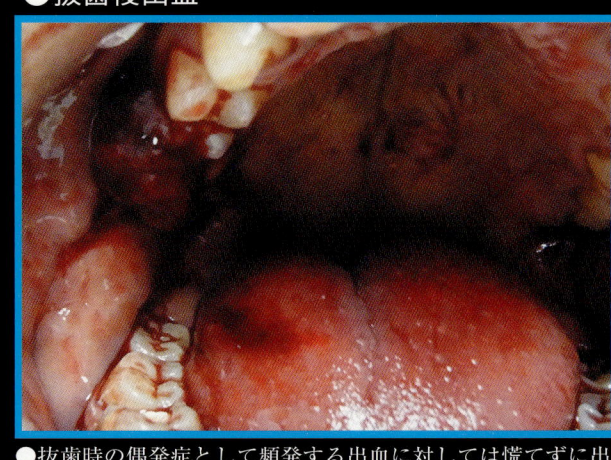

●抜歯時の偶発症として頻発する出血に対しては慌てずに出血の原因と止血の方法を冷静になって考える．まずは圧迫止血を行う．指が入れば指圧も効果的な止血手段となる（手術の基本編 8 参照）．

●難抜歯

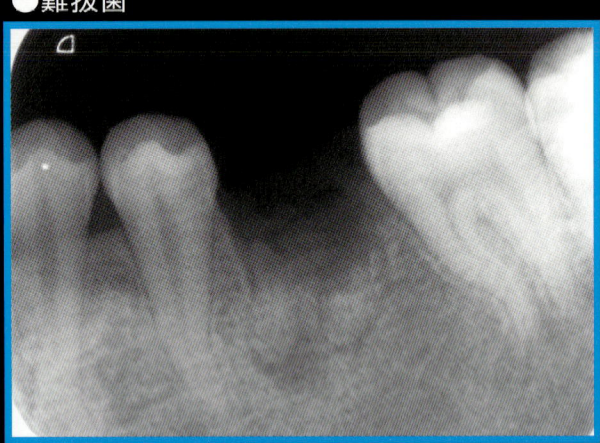

●う蝕により歯冠崩壊していた下顎第一大臼歯の X 線写真．難抜歯と判断された（口腔内処置編 3 参照）．

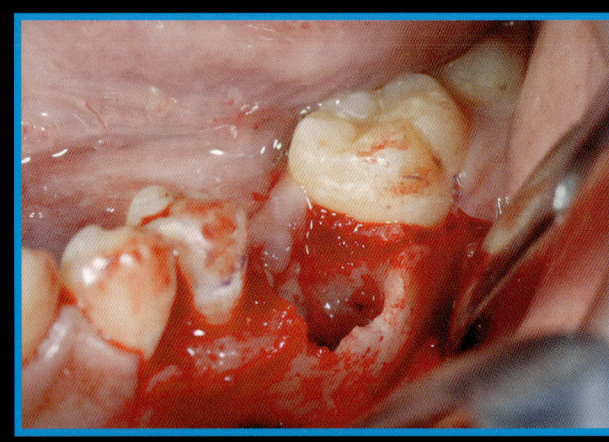

●切開線の設定はノイマン法．粘膜骨膜弁を剥離すると残根を認めた．近遠心根の抜去後，歯槽中隔を除去，根尖病巣を掻爬し，縫合した（口腔内処置編 3 参照）．

●埋伏歯抜去における難易度の予想とヘーベルの操作

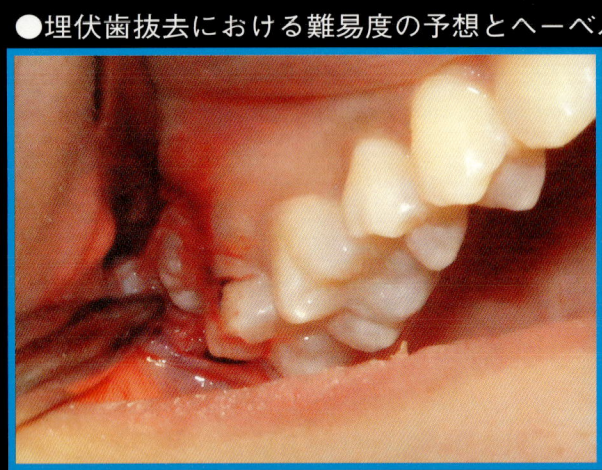

●抜歯を行う際には，Winter の分類などで難易度を予想する．左写真は上顎右側智歯 ClassB．智歯の脱臼は歯冠を遠心に倒すようにヘーベルを操作する．脱臼完了後にヘーベルを遠心方向に操作し智歯を挺出した（口腔内処置編 5 参照）．

●唇側の切開

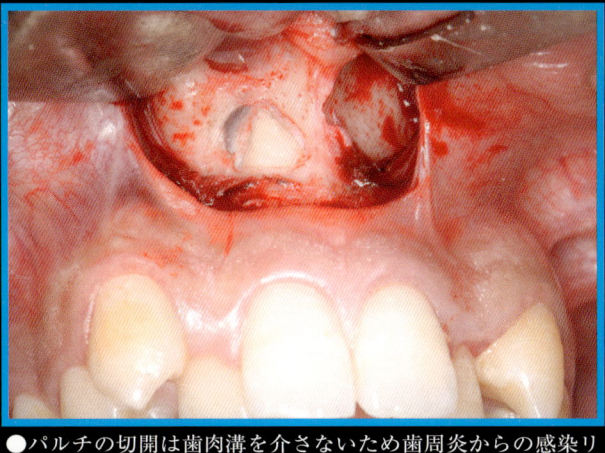

●パルチの切開は歯肉溝を介さないため歯周炎からの感染リスクが少ない．粘膜骨膜弁を挙上し，埋伏歯の歯冠周囲の骨を削除し歯冠を明示した（口腔内処置編6参照）．

●口蓋側の切開

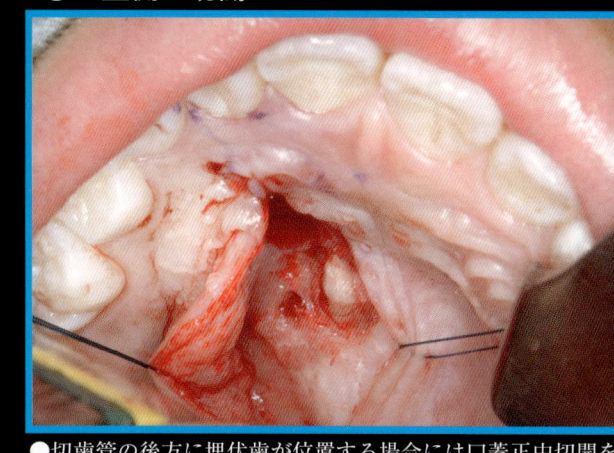

●切歯管の後方に埋伏歯が位置する場合には口蓋正中切開を行い歯冠周囲の骨を削除して埋伏歯を明示する（口腔内処置編6参照）．

●舌小帯の手術

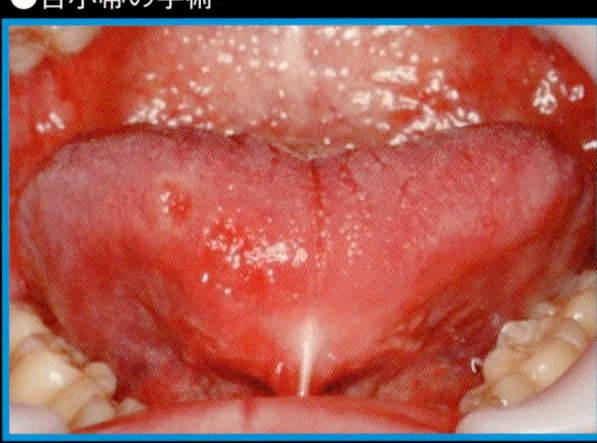

●舌小帯の手術には舌下小丘，ワルトン管，舌深静脈，舌下動静脈，口底，舌下部の解剖学的知識が必要である（口腔内処置編8参照）．

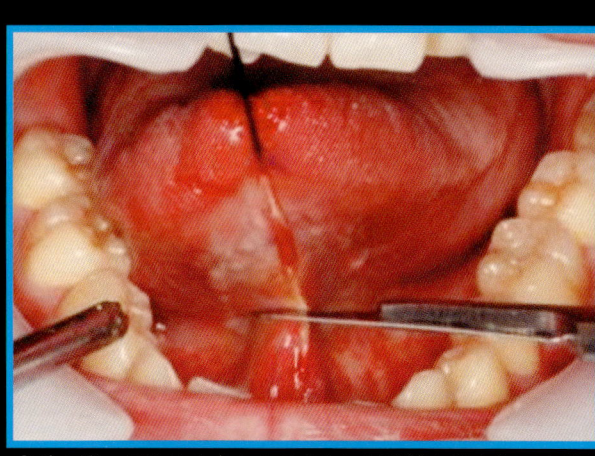

●舌小帯の切除は中央やや舌寄りに切開線を設定し，小帯を緊張させ，舌下小丘に注意しながらNo. 15の替刃メスを用いて切離する（口腔内処置編8参照）．

●線維性エプーリスと骨形成性エプーリス

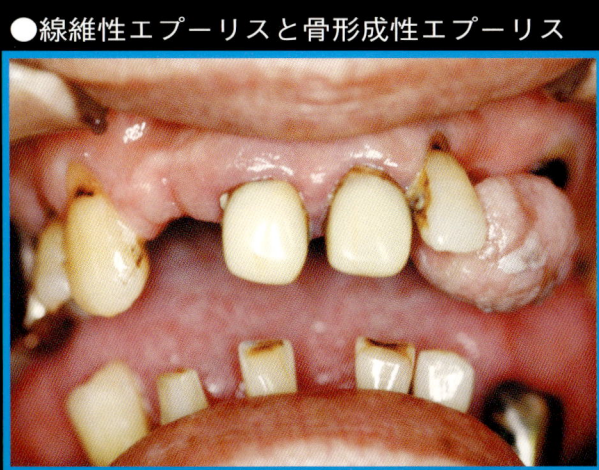

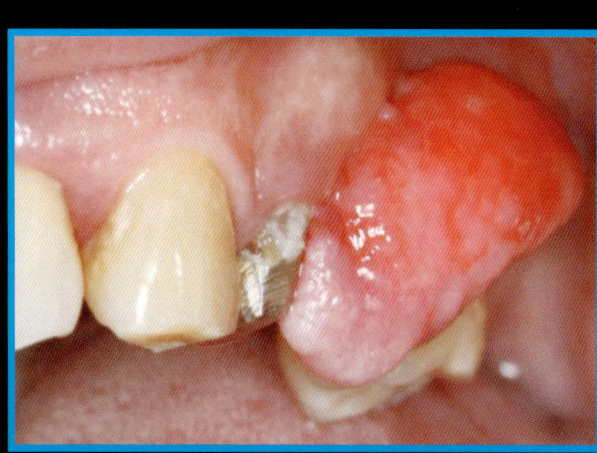

●左写真は線維性エプーリス．内芽腫性エプーリスとともに頻度の高いものである．右写真は骨形成性エプーリス．線維性組織のなかに骨様硬組織の形成がみられるものである（口腔内処置編13参照）．

●顎関節症との鑑別診断を要する疾患

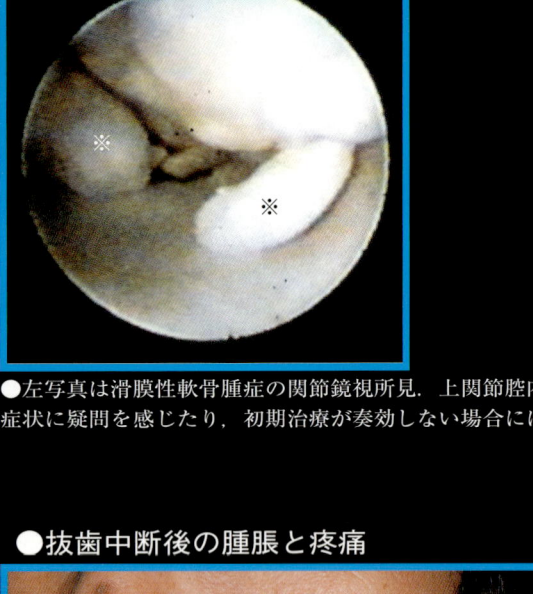
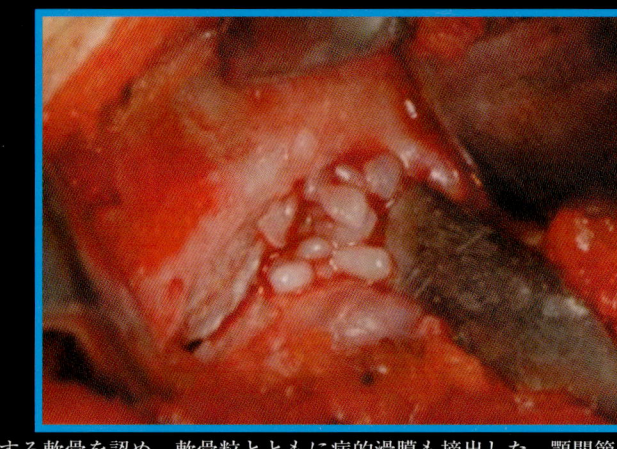

●左写真は滑膜性軟骨腫症の関節鏡視所見．上関節腔内に浮遊する軟骨を認め，軟骨粒とともに病的滑膜も摘出した．顎関節の症状に疑問を感じたり，初期治療が奏効しない場合には専門医へ紹介するべきである（口腔内処置編 20 参照）．

●抜歯中断後の腫脹と疼痛

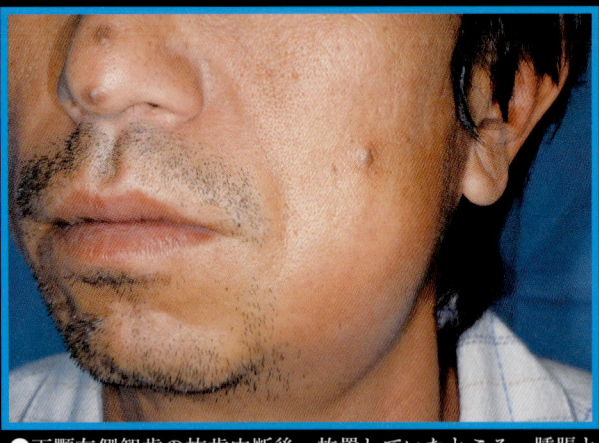

●下顎左側智歯の抜歯中断後，放置していたところ，腫脹と疼痛を自覚．来院時は食事も摂れない状態で抗菌薬の投与を行い消炎後に処置を行った（術後管理編 3 参照）．

●ドレーンによる死腔の防止

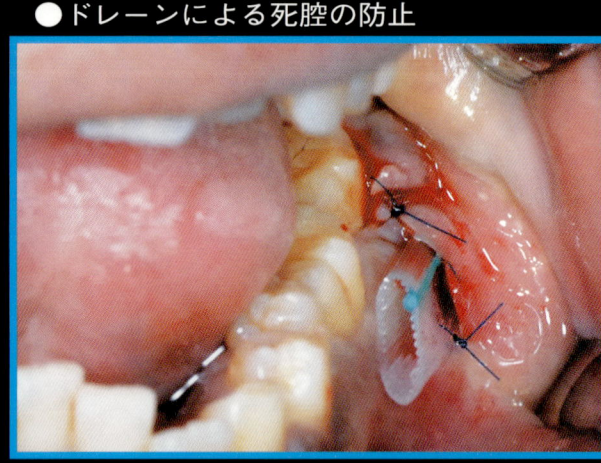

●残根の抜歯．感染創の再処置後にはできるかぎり，開放創にして再感染を防ぐ．開放創にできないときにはドレーンを留置し死腔をなくす方法もある（術後管理編 3 参照）．

●ドライソケット

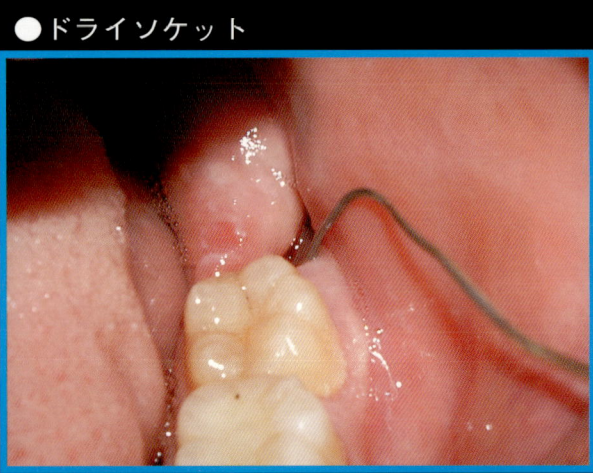
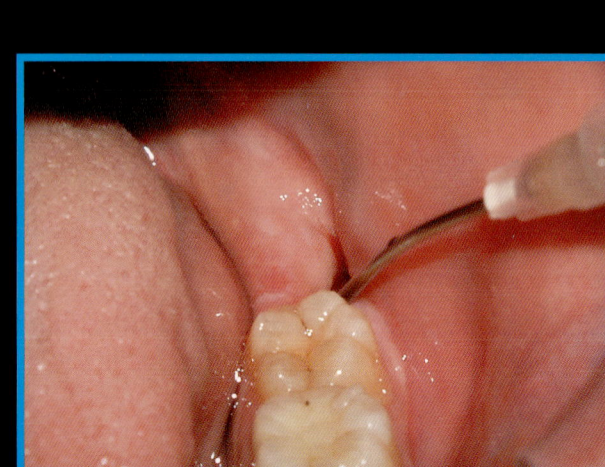

●左写真は下顎左側水平埋伏智歯抜去後のドライソケット．抜歯窩内を洗浄し，十分に乾燥してから，水銃に填入したアネステジンパスタを注入する（術後管理編 4 参照）．

第1部
術前編
(Preoperative Edition)

　口腔外科治療の失敗回避の最大のポイントは術前にあると言っても過言ではないでしょう．第1部「術前編」では実際に手術を行う前に，口腔外科の治療と一般の歯科治療との相違点，治療上必要とされる解剖学，画像診断法とそこから得られる危険の予測，投薬歴を含む医療情報の聴取の重要性，生検の方法および紹介状の書き方について解説しています．

　歯科用CTやデジタルX線写真など歯科における技術の進歩は目覚ましく，より確実な診断・より良い治療に大きく寄与するようになってきました．抜歯術やインプラント治療に欠かせない一般的な口腔解剖学の知識はもちろん，進化する画像解剖学も学んでいきましょう．

　わが国は65歳以上の人口割合が22.7%（平成21年）の超高齢化社会を迎えました．また，高血圧の患者数は国内で約4,000万人といわれ，糖尿病も予備軍を含めると患者数2,210万人とされています．さらに患者の有する全身疾患ならびに服用薬の種類もさまざまです．

　そのため，医科との連携は欠かせないものであり，治療にあたり患者の全身状態を気にかけねばなりません．従来では積極的歯科治療を希望しなかったような病歴をもつ患者や投薬治療中の患者のなかでも，その多くがより良い歯科治療を希望する傾向になりました．そこで，一般の歯科治療との相違点や医療情報の聴取などの項目で，これら患者の治療上の注意点やポイントをわかりやすく解説しています．

　紹介状（照会状）の書き方や生検の項目では，高齢者が増加すると当然口腔癌や口腔粘膜疾患の発生する確率も上昇し，一般の歯科医院でもこれらの早期発見・診断は欠かせないと考え，生体染色や細胞診なども踏まえて，その手順を再確認するような内容にしました．ともに医科を含めた大学病院との情報共有の必要性を提示しています

　このように歯科医療の現場は刻々と変化しています．さまざまな知識の整理・確認を欠かすことはできません．小手術関連および画像診断のポイントも小手術の基本としてその重要度を再度認識していきましょう．

第1部　術前編

Preoperative Edition 1

口腔外科の治療は一般の歯科と何が違うのか

I　その境界はあるのか

　歯科医師の英文での称号はDDSが一般的であり，DDSはDoctor of Dental Surgeryを意味します．これは歴史的に，歯質の削合などは広い意味での外科に属すると考えられたからですが，一般の歯科治療と外科処置との境界はあるのでしょうか．インプラントは外科処置に入れるべきでしょうか．スケーリングはどうでしょうか．そうこう考えると，両者の間にどれだけの違いがあるのか疑問であり，両者の境界さえはっきりとはしません．

　口腔外科の治療において，とくに問題となってくるのは，滅菌・消毒のあり方，有病者の取り扱いおよび薬の使い方などといったことでしょうか．手術書を開くと，「よく計画された手術」の重要性が記載されていますが，「簡単な手術」や「難しい手術」という表現がなされることはまれです．

II　名医の条件とは

　近年，認定医などの評価に際し，手術に難易度をつけ，その難易度に基づく分類がなされてきていますが，これは，認定医の受験者（術者）を評価するために便宜的につけたものにすぎません．簡単な処置でも間違いは起こりうるし，当然のことながら，難易度の高い手術だからうまくいかなくても良いわけではありません．

　大切なことは「よく計画された手術」であるか否かです．よく計画がなされ，十分に準備された手術であれば，その手術は安全で，確実となります．あえて，手術のうまい先生，いわゆる名医がいるとするならば，それは難易度の高い手術ができるからではありません．確実なメスの運びと止血・縫合手技，そして，基本的な幅広い知識を有し，その知識に基づいた用意周到な準備をなしえているためです．

III　滅菌・消毒について

　さて，滅菌・消毒ですが，これについては，理論的に突き詰めると，一般の歯科と口腔外科処置との間には何ら変わりはありません．ただし，実際の日常臨床では，どこまで行うかという点が重要となります．すべての歯科治療に対して，同一レベルの滅菌・消毒を要求することは困難であり，またナンセンスです．したがって，一般歯科処置と口腔外科処置では一定の線引きがなされることが多くなります．

IV　有病者への対応

　有病者の歯科的管理および投薬については，糖尿病と歯科疾患，抗血小板剤・ワルファリン服用患者における歯科治療，ビスフォスフォ

表1-1-1 歯科手技に際して感染性心内膜炎の予防のための抗菌薬投与―2008年ガイドライン改訂版―（参考文献1より引用改変）

分類	抗菌薬投与の適応
Class I	とくに感染性心内膜炎を引き起こす可能性が高い心疾患で，予防すべき患者
	・生体弁，同種弁を含む人工弁置換患者
	・感染性心内膜炎の既往を有する患者
	・複雑性チアノーゼ性先天性心疾患（単心室，完全大血管転位，ファロー四徴症）
	・体循環系と肺循環系の短絡造設術を実施した患者
Class II a	感染性心内膜炎を引き起こす可能性が高く予防したほうが良いと考えられる患者
	・ほとんどの先天性心疾患
	・後天性弁膜症
	・閉鎖性肥大型心筋症
	・弁逆流をともなう僧房弁逸脱
Class II b	感染性心内膜炎を引き起こす可能性が必ずしも高いことは証明されていないが，予防を行う妥当性を否定できない患者
	・人工ペースメーカーあるいはICD植え込み患者
	・長期にわたる中心静脈カテーテル留置患者

従来のAHAのガイドラインは，感染性心内膜炎の予防が必要な患者をこの表のIとIIに該当するものとしていたが，2007年の改定ではこの表のIのみに限定した．しかし，当ガイドラインでは，従来どおり感染性心内膜炎になりやすい患者すべてに予防を推奨する．

ネート薬剤の問題，歯科における感染性心内膜炎の予防など，種々の問題があります．ここではとくに，全身との関係について感染性心内膜炎について注目して解説します．

1. 感染性心内膜炎

感染性心内膜炎については，その原因と予防の観点から，もっとも重要な因子として歯科治療が挙げられてきました．2007年American Heart Association（AHA）は感染性心内膜炎の予防と治療に関するガイドラインの改定を行い，これにともなって，2008年に日本循環器学会，日本胸部外科学会，日本小児循環器学会，日本心臓病学会の合同研究班報告として，本邦でもガイドラインの改訂がなされています．

2. 感染性心内膜炎のガイドライン

AHAの修正の大きなポイントは，効果とコストのバランスから抗菌薬の予防的投与をより深刻な病態になりうるような心疾患患者（以後，ハイリスク患者とします）に限定した点です（表1-1-1）．

その根拠の1つとして挙げられているのが，「日々の口腔内清掃の維持は，日常的に生じうる菌血症の頻度を減少させ，歯科処置の前の抗菌薬予防投与よりも感染性心内膜炎の予防として重要である」という点です．つまり，抗菌薬の予防投与ばかりに頼ってはいけないということです．むしろ，ハイリスク患者でなくとも，歯周病や根尖性歯周炎を放置しておくと感染性心内膜炎を引き起こす恐れがあることを十分に認識し，定期的に歯科を受診することが重要と指摘しています．

また，こうした観点から，とくに心臓手術予定患者は，歯科処置を手術前に済ませておくことが重要とされています．なお，AHAのガイドラインと本邦のガイドラインで一部異なる点がありますが，その場合，本邦でのガイドラインに則って対応すべきです．

表1-1-2 抗菌薬の予防投与を必要とする手技(参考文献1より引用改変)

分類	診療科	備考
Class I：感染性心内膜炎の予防として抗菌薬投与をしなくてはならないもの	歯科口腔外科	出血をともなったり，根尖を超えるような大きな侵襲をともなう歯科手技
	心臓手術	人工弁，人工物を植え込むような開心手術
	耳鼻科	扁桃摘出術・アデノイド摘出術
Class II：感染性心内膜炎の予防のためではないが，手技に際して抗菌薬投与をしても良いと思われるもの	呼吸器	呼吸器粘膜を扱う手術(気管切開を含む)
		気管支鏡検査(生検も含む)
	消化管	食道静脈瘤に対する硬化療法
		食道狭窄の拡張
		胆道閉鎖時の逆行性内視鏡的胆管造影
		大腸鏡や直腸鏡による生検
		胆道手術
		腸粘膜を扱う手術
	泌尿器	泌尿器・前立腺の手術
	生殖器	膀胱鏡検査
		尿道検査
		経腟子宮摘出術
		経腟分娩
		帝王切開
		感染していない組織における子宮内容除去
		治療的流産
		避妊手術
		子宮内避妊器具の挿入または除去
	その他	心臓カテーテル検査(PCIを含む)
		ペースメーカー，除細動器の植え込み
		外科的に洗浄した皮膚の切開あるいは生検
Class III：手技に際して抗菌薬投与をしなくても良いもの	呼吸器	気管内挿管
		鼓室穿孔時のチューブ挿入
	消化管	経食道心エコー
		上部内視鏡検査(生検を含む)
	泌尿器・生殖器	感染していない組織における尿道カテーテルの挿入
	その他	中心静脈へのカテーテルの挿入

歯科口腔外科と心臓開心術以外の手技については，AHAガイドラインの2007年の改定で，感染性心内膜炎に対する予防的な抗菌薬投与の推奨から除外された．しかし，感染性心内膜炎の予防という意味でなく，抗菌薬の予防投与が実施されることはありうる．

3. 抗菌薬の投与

抗菌薬の投与については一定の線引きが勧告されたわけですが，では，どのような処置に際して抗菌薬の投与が推奨されるのでしょうか．

AHAでは，歯科処置と心臓開心術以外の手技については，2007年の改定で，感染性心内膜炎に対する予防的抗菌薬投与の推奨から除外していますが，本邦のガイドラインでは，感染性心内膜炎の予防という意味ではなく，抗菌薬の予防投与が実施されることはありうるとしています(表1-1-2)．

いずれにしても，歯科処置については予防的抗菌薬の投与が推奨されているわけですが，具体的な歯科処置の内容については，「出血をともなったり，根尖を超えるような大きな侵襲をともなうもの」としています．これらには，当然，切開排膿術や抜歯が含まれるわけですが，そのほかに，インプラントの植立，歯周手術はもちろんのこと，スケーリングも含まれます．

ただし，歯科疾患そのものが感染性心内膜炎の原因として挙げられており，ハイリスク患者にかぎりませんが，感染根管治療で急性発作が危惧されるような症例では，抗菌薬の投与が必要です．処置の直前にポピドンヨードなどの口

表1-1-3　ハイリスク患者のためのカード(参考文献1より引用改変)

	あなたは，感染性心内膜炎(心臓のなかの弁や，内膜に細菌などがつき，高熱や心不全，脳梗塞，脳出血などを起こす病気)を起こしやすい心臓病があります． そこで，
1	歯を抜いたり，歯槽膿漏の切開などをしたりする場合には適切な予防が必要となります．必ず，主治医の歯科医にそのことを伝えて，適切な予防処置を受けてください．
2	歯槽膿漏や，歯の根まで進んでしまった虫歯などを放置しておくと感染性心内膜炎を引き起こしやすくなります．定期的に歯科医を受診して口腔内を診察してもらいましょう．
3	口腔内を清潔に保つために，歯ブラシや歯ぐきのケアを怠らないようにし，正しく歯科医の指導を受けてください．
4	感染性心内膜炎を引き起こす可能性が示唆されている手技や手術があります．手技や手術を受ける前に，実施医に感染性心内膜炎になりやすいことを伝えてください．
5	高熱が出た場合，その熱の原因が特定できない場合や，速やかに解熱しない場合には，安易に抗菌薬を内服してはいけません．その場合には，循環器内科の主治医に相談してください．

表1-1-4　歯科，口腔外科手技，処置に対する抗菌薬による予防法(参考文献1より引用改変)

対象	抗菌薬	投与方法
経口投与可能	アモキシシリン (パセトシン®)	成人：2.0gを処置1時間前に経口投与
		小児：50mg/kgを処置1時間前に経口投与
経口投与不可能	アンピシリン (ビクシリンS®)	成人：2.0gを処置30分前に筋注あるいは静注
		小児：50mg/kgを処置30分前に筋注あるいは静注
ペニシリンアレルギーを有する場合で，経口投与可能	クリンダマイシン (ダラシン®)	成人：600mgを処置1時間前に経口投与
		小児：20mg/kgを処置1時間前に経口投与
	セファレキシン (L-ケフレックス®) セファドロキシル (ドルセファン®)	成人：2.0gを処置1時間前に経口投与
		小児：50mg/kgを処置1時間前に経口投与
	アジスロマイシン (ジスロマック®) クラリスロマイシン (クラリス®)	成人：500mgを処置1時間前に経口投与
		小児：15mg/kgを処置1時間前に経口投与
ペニシリンアレルギーを有する場合で，経口投与不可能	クリンダマイシン (クリンダマイシン注®) (ダラシンS注®)	成人：600mgを処置30分前に静注
		小児：20mg/kgを処置30分前に静注
	セファゾリン (セファメジンα注®)	成人：1.0gを処置30分前に筋注あるいは静注
		小児25mg/kgを処置30分前に筋注あるいは静注

腔消毒薬を使用すると，菌血症の発症率やその程度が抑制されます．つまり，一般の歯科診療と口腔外科診療で根本的な違いはなく，注意を怠らないことこそが大切なわけです．とくに本邦のガイドライン(2008年)では，歯科医師や総合診療科医ならびに患者に，感染性心内膜炎に対する特別な関心を喚起することこそが，その予防ならびに早期診断に有効であると記載されています．

ハイリスク患者は感染性心内膜炎の予防のため，カード(表1-1-3)を持参しているかもしれませんが，感染性心内膜炎についてしっかりとした認識を有する患者ばかりとはかぎりません．歯科医師であるわれわれはそのことを十分

同意書

_____歯科医院 院長殿

　わたくし(　　　　　)は，_____を受けるにあたって，下記の歯科医師から検査・治療に関する説明を受け，その内容を十分に理解しました．また，この検査・治療を受けるかを決定するにあたって，十分な時間がありました．以上のもとで，この検査・治療を受けることに同意します．

≪確認項目≫
□ 1. 病名・病態
□ 2. 検査・治療の目的
□ 3. 検査・治療の内容と注意事項
□ 4. 検査・治療に伴う危険性とその発生率
□ 5. 合併症発生時の対応
□ 6. 治療を行わなかった場合に予想される経過
□ 7. 同意書の撤回

≪説　明≫
　説明年月日：　　年　　月　　日

　説明歯科医：_____（自筆署名，もしくは記名捺印）

≪同　意≫
　同意年月日：　　年　　月　　日

　同意者(本人)：_____（自筆署名，もしくは記名捺印）

　同意者(代理人)：_____（患者様との関係：　　　　）
　　　　　　　　　　　　　　　　　　（自筆署名，もしくは記名捺印）
＊未成年者あるいは本人に同意能力がない場合にのみ，代理人の方が，同意者として代理記入してください．

図1-1-1　同意書．

に踏まえて，日常臨床に臨まなければならないのです．

　抗菌薬の投与にあたっては，そのタイミングと量が重要となります(表1-1-4)．本邦のガイドラインでは成人でも必ずしも2.0gが必要量ではなく，体重の少ない女性では，1.0～1.5gという投与量の選択も十分に理解できるとし，投与量の調節については主治医の裁量を認めるかたちで付記されています．

　投与のタイミングは処置予定の1時間前としています．アモキシシリン2.0g，処置前1時間の投与で，投与後1時間から6時間まで薬剤

の血中濃度が，感染性心内膜炎を引き起こすほとんどの口腔内連鎖球菌の最小発育阻止濃度の数倍以上に維持されます．処置が6時間以内に終了すれば，追加投与の必要はありません．なお，ペニシリンアレルギーの患者に対しては，クリンダマイシンなどが用いられます．

Ⅴ インフォームドコンセントと同意書

インフォームドコンセントと同意書の作成について解説します．インフォームドコンセントの重要性については，あらためて述べるまでもないことですが，同意書となると，必ずしも日常的には行われていません．口腔外科治療にあたっては，本来，抜歯を含め，同意書を作成するべきです．

同意書は契約書とは違います．何の法的根拠を有するものではありませんから，同意書があるから医療事故にあっても責任を免れうるというものではありません．しかし，同意書を作成することは，患者とのラポールを形成するうえでも重要であり，一方的なクレームからの回避に役立つ可能性があり，不合理なクレームからは救済される可能性があります．術前に患者との間で確認すべき事項を図1-1-1に示しておきます．

これらの事項をもれなく説明するために，あらかじめ手術ごとに必要な説明文を作成しておくことも1つの方法です．説明した事項については簡潔にカルテに記載しておきましょう．なお，この際に，患者の具体的な希望事項も聞いておき，記載しておくと良いでしょう．

器具の滅菌・消毒，有病者に対する歯科的管理や歯科治療上の注意点，あるいはインフォームドコンセントや同意書などは一般歯科でも当然な項目ばかりなのですが，とくに外科処置にあたっては欠かすことのできない手続きです．

手術すなわち外科処置で合併症が生じる可能性や術後経過，ならびにその予後についてはつねに説明します．「一般の歯科と口腔外科治療と何が違うのか」と言えば，この点が異なると考えられます．つまり，まれな事象に対する予防や対応に考慮して，治療と予後の説明をすることが日常的に行われます．

さらに，日常臨床の問題点や歯科学の進歩を考える際には，単に技術的な点や口腔内の問題のみに限定するのではなく，全人的な視野から検討することも必要です．

参考文献

1. Wilson W, Kathryn A. Taubert KA, et al. Prevention of infective endocarditis. Guidelines from the American Heart Association Circulation 2007 ; 116 : 1736-1754.
2. 循環器病の診断と治療に関するガイドライン（2007年度合同研究班報告）．感染性心内膜炎の予防と治療に関するガイドライン（2008年改訂版）．

Preoperative Edition 2

口腔解剖学はどこまで必要か

I なぜ解剖学的知識が必要なのか

　画像診断の発達は著しく，単純X線写真から断層写真，CT，MRIなど，さまざまな診断機器が開発され，臨床に応用されてきています．これらの機器は，病変の大きさや局在を確認するために有効ですが，それはすなわち，画像解析装置を用いて術前に解剖学的知識に基づく評価を行っているわけです．

　しかし，日常の歯科臨床では，デンタルやパノラマX線写真が主流であり，CTやMRIまで行うケースはそう多くありません．患者を診て，デンタルやパノラマ画像から適切な評価を下し，安全に治療を行いたいわけです．そこで重要となってくるのが解剖学的知識です[1]．ここでは，日常の歯科臨床で必要な解剖学的知識について概説します．

II 歯槽骨について

1. 多孔性

　歯や歯周組織を支配している神経への浸潤麻酔は，局所解剖学的な視点から，骨外壁の菲薄な部分や骨の多孔性の部分から局所麻酔液を注入することが有効と考えられ，骨壁の比較的薄い歯根端部に向けての根端注射が推奨される場合もあります[2]．

　ただし，口腔粘膜の痛点は歯肉頬移行部に著明で，付着歯肉部には比較的少なく，とくに歯間乳頭部ではもっとも少ないことが知られています．また，前歯部より遠心に移るほど痛点は減少傾向を示します．根端注射の刺入点を決める際にはこうした痛点の分布にも配慮する必要があります．

　骨壁の厚さ，骨の多孔性，そして痛点の分布などを考えると，根端注射における刺入は歯肉頬移行部よりもやや付着歯肉部寄りに求めるべきであり，むしろ，歯間乳頭部への刺入による浸潤麻酔が推奨される場合もあります[3]．

　また，上顎の歯槽骨は，唇側・頬側・口蓋側とも多孔性である一方，下顎では前歯部で歯槽骨壁の多孔性が認められるほかは緻密な皮質骨であり，小孔はほとんど認めません（図1-2-1）．上顎に比べ，下顎の浸潤麻酔が効きにくいのはこのためです．

　下顎臼歯部で多孔性の部分は，歯槽上縁と歯槽中隔の部分だけです．したがって，下顎大臼歯部の場合，骨の多孔性を利用して浸潤麻酔を効かせるためには，歯間乳頭部より刺入して浸潤麻酔をすると効果的と考えられます．根端注射か歯間乳頭注射のいずれの方法を用いるにしても，解剖をよく理解し，少なくとも痛点の多い部位へ注射針を刺入する場合には，表面麻酔を併用するなどの工夫をするほうが良いでしょう．

　なお下顎大臼歯部で歯間乳頭注射でも奏効しない場合には，下顎孔伝達麻酔の併用も検討に値します．また，神経支配を考えると，抜歯な

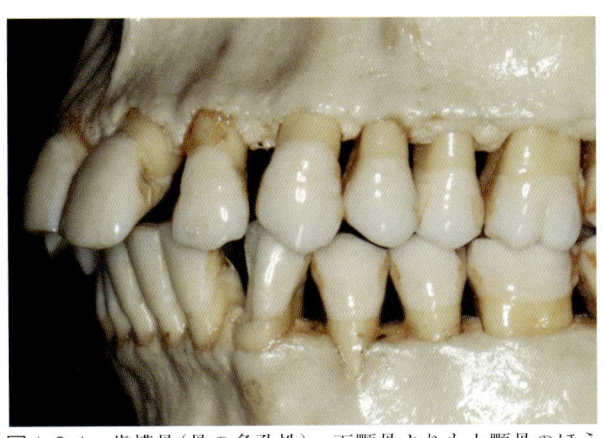

図1-2-1 歯槽骨（骨の多孔性）．下顎骨よりも上顎骨のほうが骨の多孔性が著明に認められる．

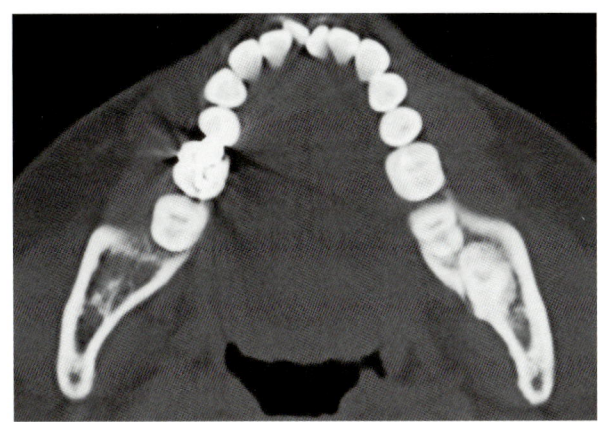

図1-2-2 下顎第三大臼歯舌側皮質骨の菲薄化．第三大臼歯の埋伏歯根が舌寄りに存在し，舌側の皮質骨が菲薄化している．

どの小手術を行う際には，舌側・口蓋側からの浸潤麻酔の追加が必要です．

2．骨の厚み

上顎では唇側・頬側の皮質骨は薄く，骨表面から歯根尖端までの距離も短いのに対し，下顎では前歯部で皮質骨が薄いものの，臼歯部ではかなり厚くなります．

この点で臨床上問題となるのは，やはり下顎臼歯部における浸潤麻酔の奏効しにくさが1つ挙げられますが，これは前述したように，歯間乳頭部における多孔性を理解していれば対応できます．

もう1つ，皮質骨の厚みで問題となるのは，骨の菲薄な部位における抜歯時の骨折です．皮質骨が薄くても，前歯部や小臼歯部で抜歯時の歯槽骨骨折が問題となることはあまりありませんが，下顎第三大臼歯抜去時には注意が必要です．下顎では臼歯部にいくほど，皮質骨が厚くなると述べましたが，下顎第三大臼歯舌側の皮質骨は例外です．

解剖学的に，歯は本来歯槽部に植立するものですが，埋伏歯については，埋伏の状態が低位であるほど，下顎歯槽部から下顎枝部へとその主座が移ってきます．下顎枝部に位置する埋伏歯の歯根は舌側に位置することが多く，結果と

して舌側皮質骨はきわめて薄くなっていることが少なくありません（図1-2-2）．このため，不適切な力が加わると舌側板を貫通し，歯根の迷入をきたすことになります．

下顎枝部の解剖学的特徴を十分理解し，低位埋伏の第三大臼歯の抜去時には細心の注意が必要です．

3．歯槽窩と歯根の関係

歯槽窩と歯根の間には歯根膜空隙があります．この空隙が入口付近でやや広くなっている部位があります．この比較的広い間隙は，切歯・小臼歯部では主として近遠心壁に，大臼歯部では近遠心壁と頬側壁にみられることが多いとされます[1]．したがって，臼歯部の抜歯では近心頬側に，残根の抜歯では，主として隣接面の両端近くに挺子を入れるのが合理的ということになります．前歯歯槽部の唇側壁は薄く，ここに挺子を入れることはできません．

一般に，前歯歯槽部唇側壁は舌側壁よりも薄く，かつ歯槽窩の軸は後上方から前下方に傾斜しています．したがって，鉗子抜歯をする場合には，鉗子をまず唇側へ動かしてから舌側へ振る，この操作を繰り返し最後に唇側へ倒しながら抜去することが合理的ということになります．

第1部　術前編

表 1-2-1　小臼歯・大臼歯の歯根数（参考文献4より引用改変）

		1根	2根	3根	4根
上顎	第一小臼歯	50%	50%	—	—
	第二小臼歯	95%	5%	—	—
	第一大臼歯	0%	0%	100%	0%
	第二大臼歯	16%	20%	64%	1%
	第三大臼歯	55%	20%	18%	5%
下顎	第一小臼歯	100%	—	—	—
	第二小臼歯	100%	—	—	—
	第一大臼歯	0%	80%	20%	0%
	第二大臼歯	30%	70%	0%	0%
	第三大臼歯	30%	59%	11%	0%

　上顎臼歯部においても同じで，頬側に動かしてから舌側・口蓋側に振り，最後は頬側に倒しながら抜去することが原則となります．下顎臼歯部は舌側の骨が薄く，また歯軸が舌側に傾斜していることから舌側に倒しながら抜去することになります．

III　歯について[4]

　歯の解剖については，われわれ歯科医師のもっとも得意とする分野の1つと思われますので，ここでは，とくに抜歯に関連する注意事項にとどめて記述することにします．

1．歯根の形

　上顎前歯・犬歯など円錐根を呈する歯については，鉗子抜歯の際に回転力を利用することができますが，扁平根や複数根の歯については，回転力を用いると歯根破折を起こす危険性があり，不適切と考えられます．

2．歯根の数

　一般的に臼歯部の歯根数については歯科医師であるわれわれにとっては常識と考えられますが，通常考えられる歯根数と異なることもあり，画像診断が重要となります（表1-2-1）．

　たとえば，下顎の小臼歯は1根とされますが，ごくまれに複数根あることが知られています．また，第三大臼歯では，画像診断でとらえきれないような副根が存在することがあり注意が必要です．これらは異常根のなかの過剰根と呼ばれるもので病理学の領域の問題[4]とされますが，いずれにしても，そうした症例があることは事実であり，抜歯に際しては念頭におく必要があります．

IV　下顎について

　画像データから下顎の構造を読み取り，解剖学的知識に基づいて処置を行うことが重要ですが，抜歯やインプラントなどの手術に際しては，処置を行うその1つ先の解剖をイメージしながら手術をしましょう．

　その先には下顎管があるかもしれません．あるいは，主要な神経（下歯槽神経，舌神経，顔面神経など）や血管（下歯槽動静脈，舌動静脈，舌下動静脈，口唇動静脈，顔面動静脈など）があるかもしれません．また歯性感染症に対処するためには，周囲の組織隙にも注意を払う必要があります．

●下顎管の走行

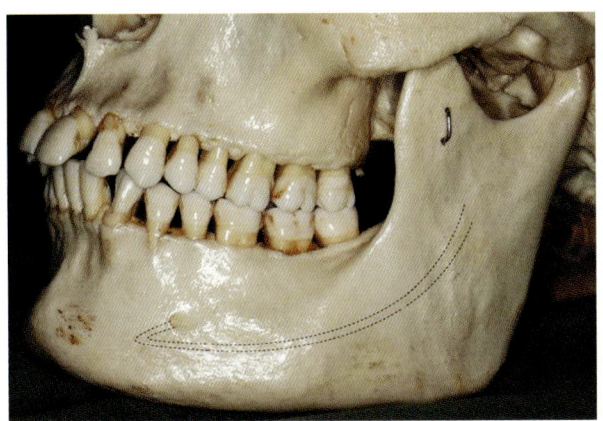

図1-2-3 下顎管は下顎孔から入り下顎骨内を前走し，第一小臼歯部でループを描きながら後外上方のオトガイ孔に開く．

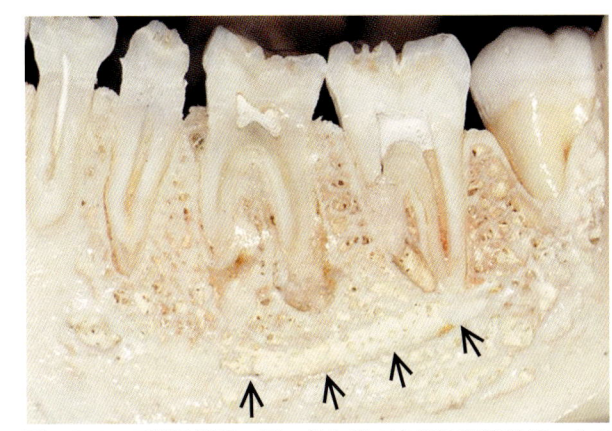

図1-2-4 下顎骨断面．厚い骨皮質の内部に海綿骨が，その中央に下顎管（矢印）の存在が確認される．

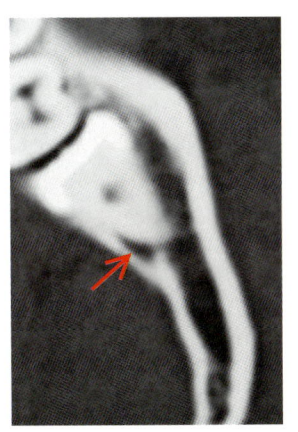
a

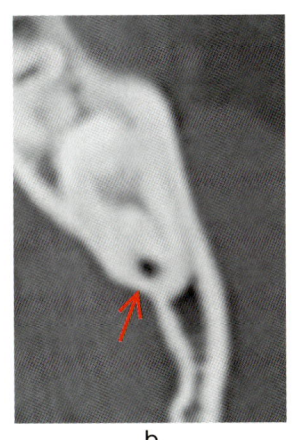
b

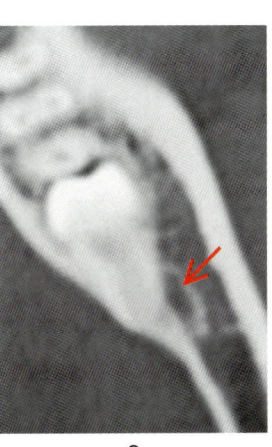
c

図1-2-5 埋伏第三大臼歯根尖と下顎管との相対的な位置関係．a：舌側，b：根尖間，c：頰側．

1. 下顎管の走行

下顎管は，第二小臼歯部で頰側にカーブしつつ前方へ進み，第一小臼歯部から後上外方へ向かってループを描きながらオトガイ孔に開きます．オトガイ孔の近遠心的位置は第二小臼歯のほぼ中央を通ることがもっとも多いことから，この部への麻酔や切開時には損傷を与えないよう注意を払いますが，インプラントを含め，オトガイ孔付近の外科的処置にあたっては，ループを描いている神経・血管の走行にも十分配慮する必要があります（図1-2-3）．

なおオトガイ孔の上下的位置は，有歯顎では下顎骨体のほぼ中央あるいは中央よりやや上方に位置することが多いのですが，無歯顎ではオトガイ孔が顎堤の上面に位置することがあります．

下顎骨断面でみると，厚い骨皮質の内部に海綿骨が，またその中央に下顎管の存在が確認されます．下顎管のなかには下歯槽神経，ならびに同名の動静脈が含まれています（図1-2-4）．

下顎孔から始まる下顎管は，第一あるいは第二大臼歯までは下顎骨の舌側皮質骨に沿って走行するといわれていますが，埋伏した第三大臼歯の歯根との相対的な位置関係では，必ずしも

第1部　術前編

● 舌神経の走行

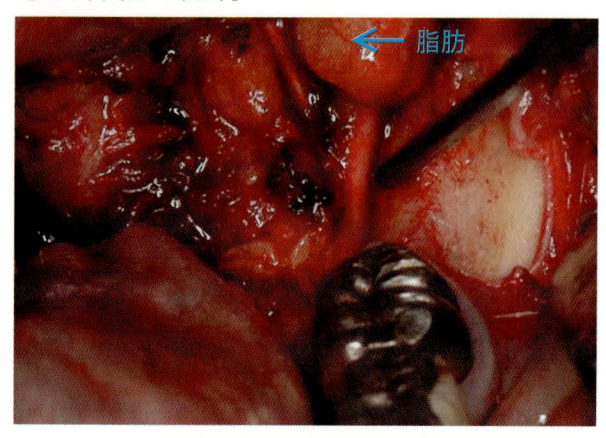

図1-2-6　腫瘍切除術中の所見．舌神経の走行を示す．下顎の舌側面に近接して舌神経の走行が確認される．

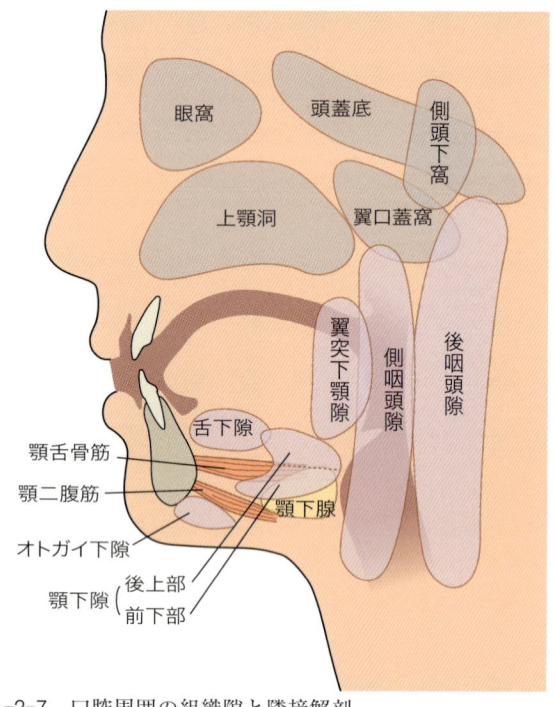

図1-2-7　口腔周囲の組織隙と隣接解剖．

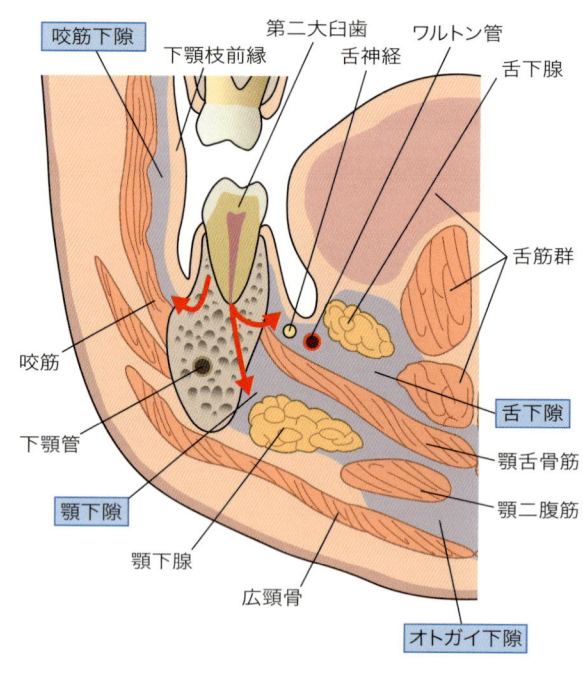

図1-2-8　口腔周囲の組織隙と歯性感染の波及．

歯根の舌側を走行するものが多いわけではありません（図1-2-5）．歯根の頰側を走行したり，まれに歯根尖間を走行している場合もあります．長谷川ら[5]は，CT前額断画像上の分析の結果，第三大臼歯歯根に対する相対的な下顎管の走行位置は，第三大臼歯歯根の下方が45.3％であるが，とくに，歯根と下顎管が接する場合は，頰側が31.0％，舌側が23.1％，根尖間が0.6％と報告しています．

この結果によると，下顎管の走行する位置は，埋伏歯歯根の舌側よりも頰側のほうがむしろ多いことになります．低位埋伏歯の抜歯にあたっては，こうした事実を十分に理解したうえで挺子を操作する必要があります．

2. 神経・血管の走行

前述した下顎管内を走行する下歯槽神経や動静脈のほかに，下顎の内側に位置する舌神経や舌深動静脈などにも注意が必要です．

舌神経は三叉神経第3枝である下顎神経の枝

28

口腔解剖学はどこまで必要か

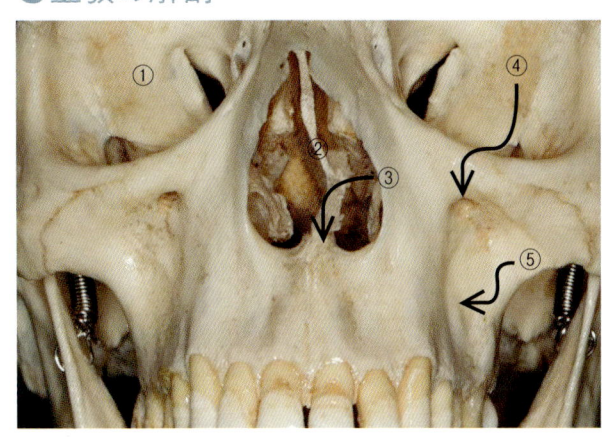

●上顎の解剖

図 1-2-9　上顎の解剖．①眼窩，②梨状口，③前鼻棘，④眼窩下孔，⑤犬歯窩．

表 1-2-2　洞底と歯根尖の距離および洞内に露出する歯根尖の出現率（参考文献 1 より引用改変）

		洞底と歯根端の距離	洞内への出現率
犬歯		—	4%
第一小臼歯		8.5 mm	4%
第二小臼歯		5.3 mm	8%
第一大臼歯	近心頬側根	4.3 mm	8%
	遠心頬側根	4.1 mm	8%
	口蓋根	3.3 mm	24%
第二大臼歯	近心頬側根	2.5 mm	8%
	遠心頬側根	1.9 mm	8%
	口蓋根	2.9 mm	12%
第三大臼歯	近心頬側根	3.9 mm	—
	遠心頬側根	6.6 mm	—
	口蓋根	5.3 mm	—

であり，卵円孔の直下で，下歯槽神経，頬神経，舌神経に分かれ，翼突下顎隙内では下歯槽神経の手前を走行します．顎下腺直上の顎下神経節を経由して舌へと分布しますが，この際，臼後三角近傍においてもっとも表層を通ります（図 1-2-6）．

このため，舌側歯肉部への不用意な麻酔針の刺入や不適切な切開，あるいは下顎埋伏歯の歯冠分割時にタービンが舌側へ入った場合などでは，舌神経の損傷を起こす危険性があります．また，舌下面の内側では舌神経をはさむように内側に舌深動脈が，外側に舌深静脈が伴走しており，舌を挙上した際にここを傷つけると思わぬ出血を起こすことになります．

3. 下顎骨周囲の組織隙

気腫や抜歯後感染などは，しばしば，組織隙を介して周囲へと広がります．とくに下顎では，口底から顎舌骨筋までの舌下隙，顎舌骨筋の下方で下顎骨と顎二腹筋前腹に囲まれた顎下隙，両側の顎二腹筋前腹と舌骨ならびに深頸筋膜浅層に囲まれたオトガイ下隙などへ波及しやすく注意が必要です（図 1-2-7，8）．

これらの隙を介して，深部の翼突下顎隙，側咽頭隙，さらに後咽頭隙や頸部血管隙を経て縦隔へと炎症が及ぶと，致命的となりかねません．術後の開口障害や嚥下痛などは隙への炎症の波及を示す症状の 1 つです．深部の隙へと波及する前に，適切に対応することが重要です．

第1部　術前編

● 上顎洞と臼歯部歯根尖の位置関係

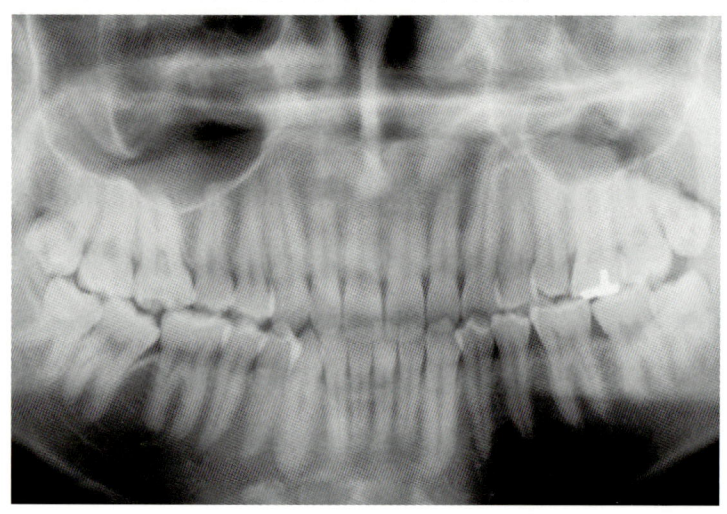

図1-2-10　パノラマX線写真．臼歯部歯根尖は上顎洞と緊密に関連している．

V　上顎について

1．上顎前歯部

上顎中切歯・犬歯の根尖は唇側寄りに，側切歯の根尖は口蓋側寄りに位置することが多く，このため，これらの歯に基づく歯性感染症は中切歯・犬歯では唇側に，側切歯では口蓋側に症状をきたすことが多いのです．

いずれにしても，上顎前歯部の小手術では，梨状口や犬歯窩，眼窩下孔などの解剖学的な指標を確認しながら，手術を進めましょう（図1-2-9）．また，術野の先には鼻腔・副鼻腔が存在することを忘れてはいけません．

2．上顎臼歯部

上顎臼歯部では歯根と上顎洞との関係がとくに重要となります．しばしば歯性上顎洞炎が問題となるのもこのためです．上顎臼歯部では歯根が上顎洞に突出している頻度が高く，残根の抜歯では上顎洞への歯根迷入や口腔上顎洞瘻に注意が必要です（表1-2-2）．術前に上顎洞との関係をパノラマX線写真などで確認しておきましょう（図1-2-10）．

なお上顎洞前壁の厚さは，平均すると第二小臼歯部がもっとも薄く1.05 mm，もっとも厚い第一大臼歯部でも1.54 mmにすぎません[1]．近年よく利用されるオルソアンカーの留置の際には，こうしたことも考慮に入れる必要があります．

また上顎洞を開洞する場合，前壁のもっとも薄い第二小臼歯直上の部分，すなわち犬歯窩に相当する部分から洞内に入るという手術方法，コールドウェル・ラック法（Caldwell-Luc法・上顎洞根治術）は合理的と考えられます．

そのほか，上顎第三大臼歯の内後方には大口蓋孔が，その後方には小口蓋孔があり，それぞれ大口蓋動脈，小口蓋動脈が出ているので，この部位の外科処置が必要な場合には，止血の準備をして臨む必要があります．

不用意な抜歯操作でこれらの血管を損傷した場合には，まず圧迫にて一次止血し，縫合処置を行います．また上顎結節の後方には翼突静脈叢があり，損傷しないよう注意が必要です．なお，切歯孔からも動静脈が出ますが，これは末梢枝であり，ここからの出血は圧迫止血で十分に対応可能です．

VI　口唇・頰粘膜について

顔面動脈は下顎角の前方で下顎骨下縁から外

側を通り，口角付近で上唇動脈と下唇動脈を分岐します．口唇部の腫瘍や粘液嚢胞などの手術時には，これらの動脈の走行を理解し，動脈の圧迫をかねてこれを指ではさみこむようにして口唇を展開すると，術中の出血を抑制できます．

また下唇動脈からの枝は下顎前歯部・小臼歯部では歯肉頰移行部を横走し，それより直角に歯肉への枝が出ます．したがって，下顎の歯肉頰移行部を縦に切開し，横走する下唇動脈の枝を切断すると，相当の出血が予想されます．

参考文献

1. 上條雍彦. 口腔解剖学. 第1版. 東京：アナトーム社, 1981.
2. 中久喜喬. 歯科局所麻酔法の実際. 第1版. 東京：医歯薬出版, 1979.
3. 古屋英毅, 金子譲, 海野雅浩, 池本清海, 城茂治. 歯科麻酔学. 第6版. 東京：医歯薬出版, 2010.
4. 藤田恒太郎. 歯の解剖学. 第21版. 東京：金原出版, 1987.
5. 長谷川巧実, 李進彰ほか. 下顎智歯抜歯後の下唇知覚麻痺と術前のパノラマX線および多断面再構成CT画像所見との関係. 日口外誌 2010；56：568-576.

第1部　術前編

Preoperative Edition 3

X線撮影法と読影法
～正しい撮影法で，有益な写真を撮る～

I　X線検査は不可欠

　顎口腔領域の診断，治療の際には，X線検査は不可欠なものです．複雑な解剖学的形態を有するため，時として多方向からの撮影やさまざまな画像検査を組み合わせて病変を精査することが必要となります．

　本項では，歯科医院で一般的に撮影されているパノラマX線撮影，ならびに最近普及しつつある歯科用コーンビームCT装置ついて，撮影の特徴，画像評価のポイントについて解説していきます．

図1-3-1　パノラマX線撮影の断層域．太線の範囲内が断層域であり，断層域基準線の前後とともに断層域が前後する．この範囲内のものがきれいに写り，範囲外のものはボケ像となる．

II　パノラマX線撮影
　　　―正しい撮影方法―

　顎口腔領域の病変を容易にスクリーニングできるパノラマX線撮影は，口腔外科治療の失敗回避のうえでもっとも重要な検査の1つです．

　断層撮影の一種であるパノラマX線撮影は，観察したい領域(断層域)のみを画像にし，それ以外のところはボカす撮影法です．パノラマX線撮影の断層域は，図1-3-1に示すように歯列に沿った形をしているため，このなかにすべての歯が入るように位置づける必要があります．

　患者が上や下を向いて上下顎歯列が断層域から外れないように，フランクフルト平面(眼耳平面：眼窩下縁と外耳孔上縁を結んだ面)を水平に位置づけることが重要です．また患者が横を向くことで左右非対称となり，左右の一方が断層域に入らなくなる場合があるため，正中矢状面を合わせることも重要です．

　この2つの基準面を位置づけたのちに，装置または患者を前後させることにより断層域を適切な位置に設定しますが，多くの装置では断層域基準線と呼ばれるビームが存在し，これを真横からみて上顎犬歯に位置づけることにより，すべての歯が断層域に入るように設計されています．

　断層域が前後にずれた場合，断層域から外れやすい前歯部が画像上でボケ像となります．パ

X線撮影法と読影法〜正しい撮影法で，有益な写真を撮る〜

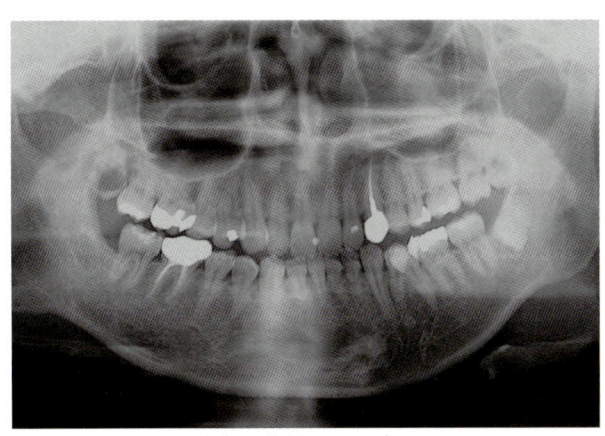 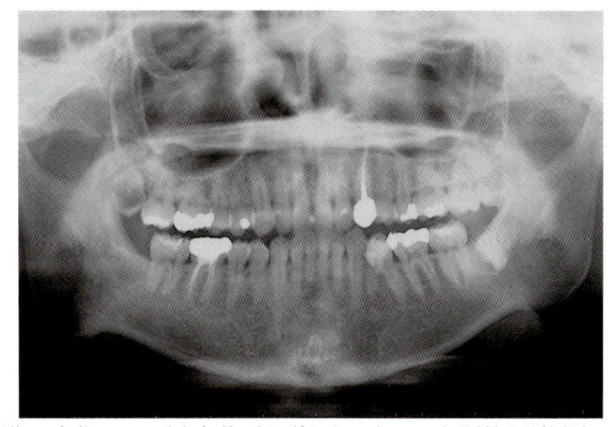

図1-3-2a，b 同一患者の位置づけの違いによるパノラマX線画像の変化．a：正中矢状面がずれたことにより顎骨が断層域から外れ，左右非対称となり，前歯部のボケや歪みが生じている．オトガイ部は診断困難である．右側が拡大していることから，患者は右側を向いたと考えられる．b：顎骨が断層域に合った画像．　　　　a｜b

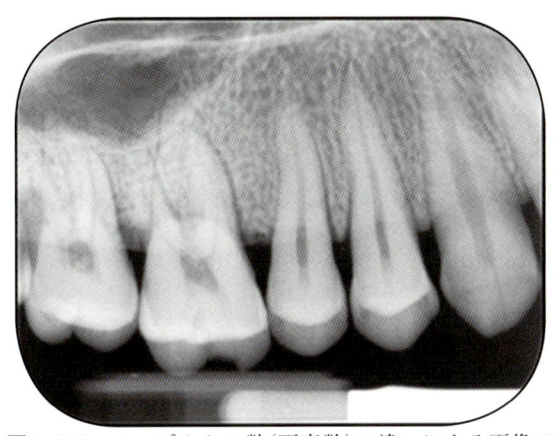 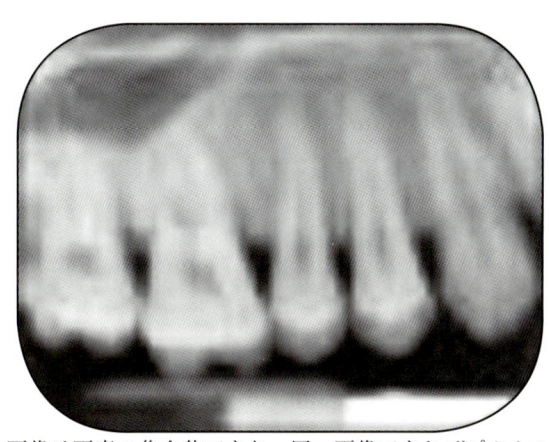

図1-3-3a，b ピクセル数（画素数）の違いによる画像の違い．デジタル画像は画素の集合体であり，同一画像であればピクセルが少なくなることにより画像が不鮮明になる．a：384×512ピクセル．b：48×64ピクセル．　　　　　　　　　　　　a｜b

a｜b

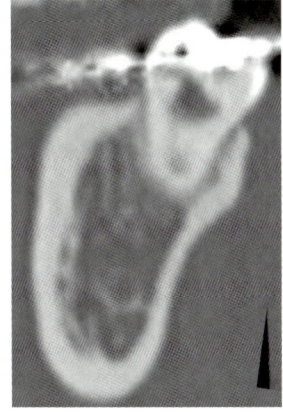 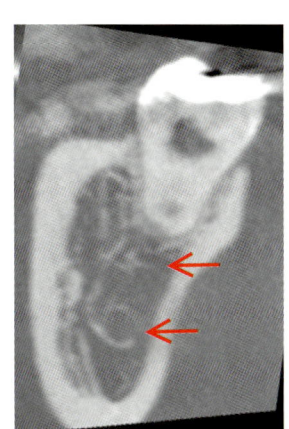

図1-3-4a，b a：全身用CT画像．b：歯科用CT画像の歯列横断像の比較．全身用CT画像でも，骨形態や下顎管の位置の診断に問題ないが，歯科用CT画像からは，下顎管壁や骨梁，歯槽硬線の形態（矢印）といった細かい硬組織構造が確認できる．

ノラマX線画像において前歯部の写り方の差が大きいのはこのためなのです（図1-3-2a，b）．また，上記のように適切に設定して撮影したパノラマX線画像であっても，部位により水平，垂直方向の拡大率が異なるため，距離計測に適さないことにも注意が必要です（近年では，フォトシンセス原理を用いた，歪みが少なく距離計測が可能なパノラマX線装置も開発されています）．

33

第1部　術前編

●インプラントの鼻腔への穿孔例

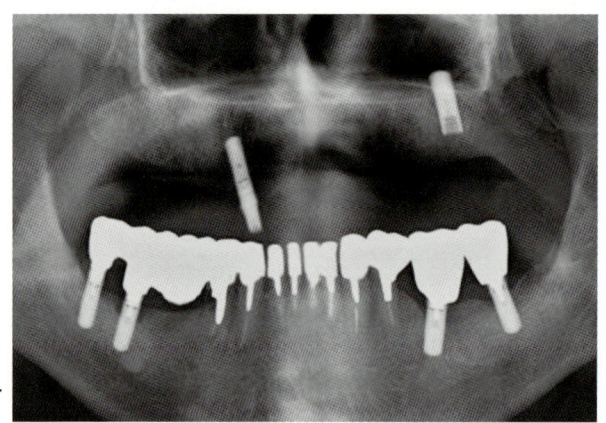

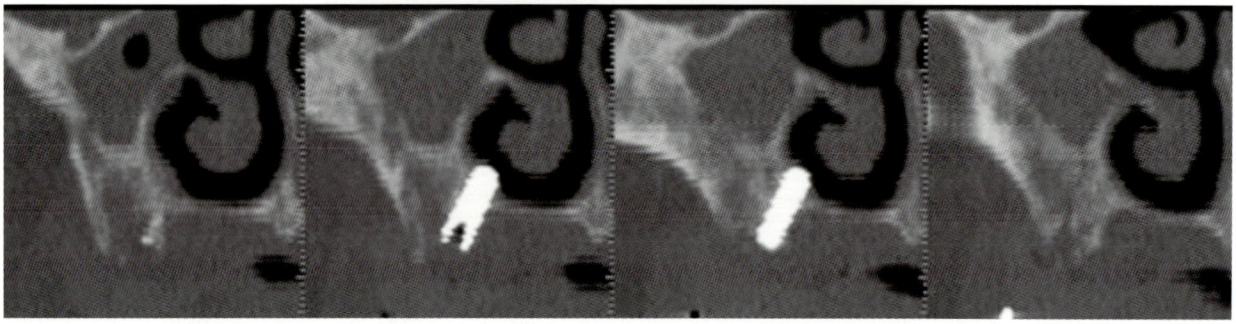

図1-3-5a, b　上顎左側インプラントの鼻腔への穿孔例(上顎歯列横断像での観察). 図aのパノラマX線画像では, 上顎左側臼歯部インプラントの上顎洞への穿孔が疑われるが, 上顎歯列横断像では鼻腔底への穿孔が確認された. 図bの左側歯列横断像では画像左側が頬(唇)側, 右側が舌(口蓋)側であるが, 歯列横断像を作成するソフトウェアや画像構築のしかたによっては頬(唇)側, 舌(口蓋)側が逆転するので, 画像観察時には注意が必要である.

III　歯科用CT

　顎骨や歯, 歯周組織の三次元的な形態, 位置関係の正確な把握にはCT検査が必須となります. 歯科に特化して開発された歯科用コーンビームCT装置(歯科用CT)は, 従来の医科用CT装置に比べて「低被曝線量(小照射野装置のみ)」で「高い空間分解能」を有することで, 顎骨内に限局した硬組織病変の診断に有用です.

　空間分解能とは, 空間または物体内で認識可能な2点間距離のことですが, どれくらい細かく認識できるかということです. たとえば, ピクセル(画素)とはデジタル画像を構成する正方形の最小単位のことで, 同一サイズの画像であればピクセル数が多いほど細かくみることがで

きます(図1-3-3a, b). ピクセルに高さをもたせたものがボクセルですが, 歯科用CTのボクセルサイズは最小で0.1 × 0.1 × 0.1 mmであり, 理論的には0.1 mmまでの物体を分解(認識)できます.

　しかし, 一般的に撮影範囲(照射範囲)が大きくなるほどボクセルサイズも大きくなるため, 歯科用CT画像は, 撮影範囲(照射野)を小さくし, ボクセルサイズを小さくすることで高い分解能を獲得し(図1-3-4a, b), さらに, 小照射野にすることで被曝線量を低減しています. 一方, 広範囲撮影が可能な歯科用CTでは, 全身用CTと同等, あるいはより高い被曝線量となる装置もあるので, 患者被曝線量の低減を考え, 検査目的に合わせた使い分けが必要です.

X線撮影法と読影法～正しい撮影法で，有益な写真を撮る～

● 下顎骨の頬舌的な傾斜例

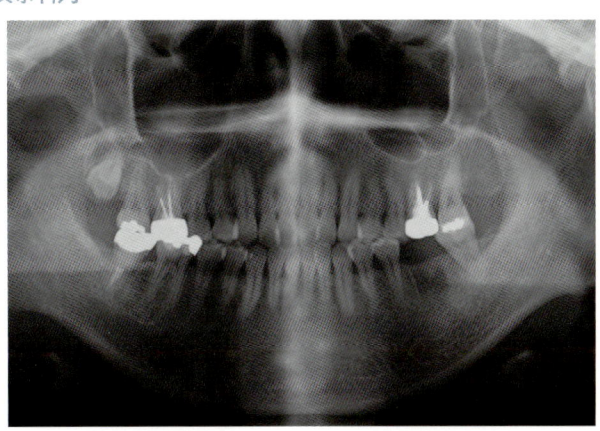
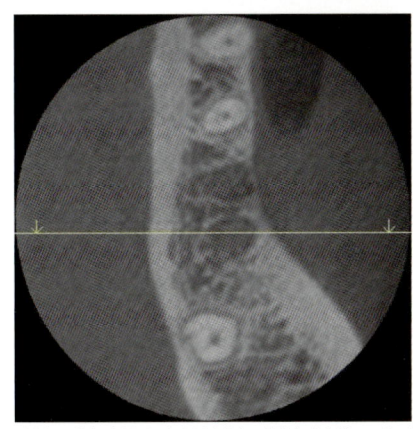
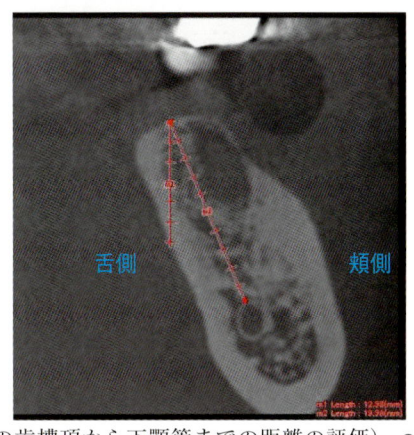

図1-3-6a～c　下顎骨の頬舌的な傾斜例（下顎左側第一大臼歯部の歯槽頂から下顎管までの距離の評価）．a：パノラマX線画像．b：歯科用CT軸位断像．c：歯科用CT歯列横断像（下顎左側第一大臼歯遠心根瘢痕部）．パノラマX線画像では下顎管までは十分な距離があるようにみえるが，歯科用CT画像から下顎骨体は頬舌的に傾斜していることがわかる．歯槽頂から下顎管までの距離は，顎骨の傾斜に沿って計測すると約19mmあるが，垂直方向の計測では約12mm下方で舌側皮質骨に到達してしまう．

IV　CT画像診断法―三次元画像観察のポイント―

　三次元的なボリュームデータとして得られた画像を，任意の断面に再構成した画像をMPR（Multi plannar reconstruction：多断面再構成）画像と言います．歯科領域では，軸位断（水平断）・前頭断（冠状断）・矢状断といった一般的な再構成画像に加えて，歯列に直交する断面の歯列横断像（頬舌方向の断面）の連続画像や歯列縦断像（Panoramic image）といったMPR画像を再構成し，歯を中心とした顎骨の三次元的解剖形態の観察を容易にしています．

　上顎の歯列横断像は断面により口蓋側に上顎洞や鼻腔，またはその両方が描出される画像となります（図1-3-5a，b）．これら解剖構造と歯との三次元的位置関係の解釈が必要で，連続的に観察することが重要となります．下顎の歯列横断像は，下顎骨形態や下顎管の位置情報が得られるためインプラント治療において必須となります．しかし，下顎管が存在する下顎骨基底部の骨梁密度は，歯槽部と比較して低く，また個体差が大きいため，症例によっては下顎管の確認が困難なことがあります．

　このような場合は，歯列横断像で下顎管壁が描出されている断面から連続的に観察したり，

第1部　術前編

● 上顎右側犬歯埋伏

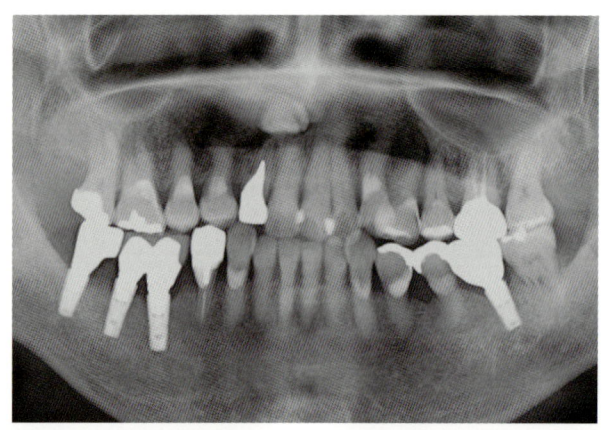

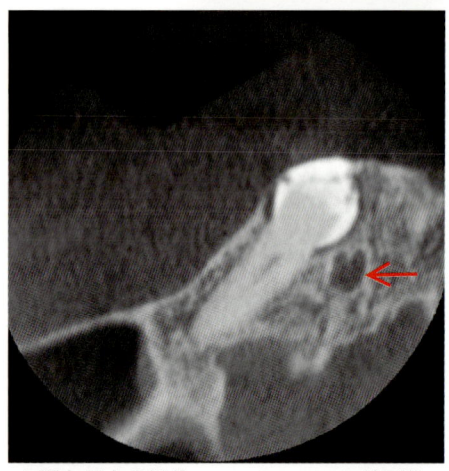
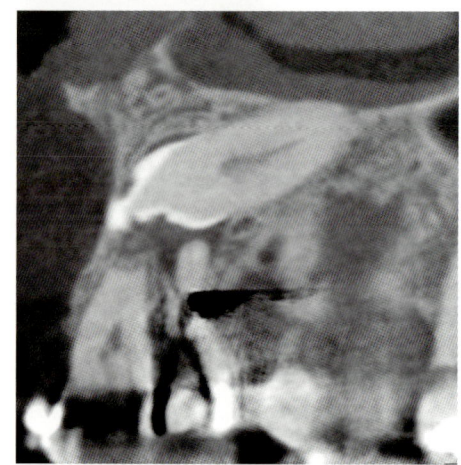

図1-3-7a〜c　上顎右側犬歯埋伏．a：パノラマX線画像．b，c：埋伏歯の歯軸に合わせた歯科用CT再構成画像．パノラマX線画像で右側鼻腔壁下方に埋伏歯を認める．歯科用CT画像で埋伏歯の歯冠は切歯管（図b矢印）に近接し，根尖は鼻腔壁に接している．また，埋伏歯の歯小嚢は確認できるが歯根膜腔は不明瞭で，歯冠部には外部吸収を疑う透過像を認める．これらの所見から埋伏歯の骨性癒着も疑われる．

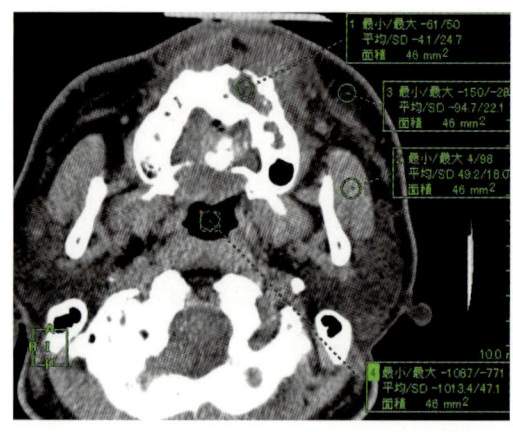

図1-3-8　上顎左側歯根嚢胞．全身用CT軸位断像（軟組織モード）．上顎左側前歯部から臼歯部の根尖を含む境界明瞭，辺縁不整な透過像を認める．病変のCT値は−4 HUを示し，嚢胞性病変を疑う．正常解剖構造のCT値はそれぞれ，頰部の脂肪層＝−94 HU，咬筋＝＋49 HU，咽頭腔＝−1013 HUを示す．

歯列縦断像による観察も合わせて下顎管の位置評価をすると良いでしょう．

　以上のように，CT画像では，歯や顎骨の三次元的な形態評価が可能で，周囲の解剖構造との位置関係を知ることができるほか，パノラマX線画像では予想していなかった脈管神経構

造や上顎洞隔壁，異物，残根などを発見することもあります．さらに，CTでは実寸に近似した距離や大きさの評価が可能で，インプラント手術にはきわめて有用な情報が得られます（図1-3-6a〜c）．また，空間分解能が高い歯科用CT画像では，歯の癒着や内部吸収，外部吸収の診断が可能な場合もあります（図1-3-7a〜c）．

ところでCT値とは，水を基準としたX線吸収係数の相対値であり，基準である水のCT値が0，空気が－1000，脂肪－100，筋肉＋50，皮質骨＋1000で表現されます．全身用CTの場合は，病変部のCT値から病変の質的評価がある程度可能です（図1-3-8）．しかし，歯科用CTでは，CT値の信頼性が低いためにCT値を用いた定量的な評価には適しません．

参考文献

1. Contemporary Oral and Maxillofacial Surgery 5th Edition James R. Hupp, Edward Ellis III, Myron R. Tucker ed., St. Louis, Mosby Inc and Elsevier Inc., 2008.
2. Arai Y, Tammisalo E, Iwai K, Hashimoto K, Shinoda K. Development of a compact computed tomographic apparatus for dental use. Dentomaxillofac Radiol1 1999 ; 28 : 245-248.
3. Ludlow JB, Ivanovic M. Comparative dosimetry of dental CBCT devices and 64-slice CT for oral and maxillofacial radiology. Oral Surg Oral Med Oral Pathol Oral Radiol Endod. 2008 ; 106 : 930-938.

Preoperative Edition 4

画像診断法
〜正しい情報解析により，事前に危険を察知する〜

I はじめに

ここでは口腔外科治療に際して注意すべき疾患，および口腔外科小手術前に押さえておくべき画像診断学的ポイントについて解説します．

撮影頻度の高い口内法X線画像（デンタルX線画像）とパノラマX線画像による診断のポイントを中心に，CT所見による解説を加えていきます．

II 悪性腫瘍

現在日本では，年間約7,000人が口腔癌に罹患し，年々増加の傾向を示しています．口腔癌の診断，早期発見に歯科医師の果たすべき責任は大きく，その診断能力が問われる時代となっています．しかし，歯肉癌などでみられる画像所見は歯周炎や骨髄炎などの炎症でもみられ，両者の鑑別が難しく，デンタルX線画像やパノラマX線画像所見のみでは，専門医でもその鑑別は困難です．臨床所見と合わせて画像検査を行い，悪性腫瘍が疑われる場合には早急に口腔外科専門医の在籍する医療機関へ紹介することが重要です．

悪性腫瘍にみられる代表的な画像所見には，虫喰い状骨破壊，舟底状骨吸収，浮遊歯があります．歯肉癌における虫喰い状所見は，骨髄炎の所見に比べて，連続的で，骨梁が残存する一塊のX線透過像として観察され，病変は垂直的に浸潤する傾向にあります（図1-4-1a〜c）．

舟底状骨吸収は，一見明瞭な歯槽骨陥凹を示しますが，拡大して観察すると表面に細かな骨

● 下顎左側歯肉癌

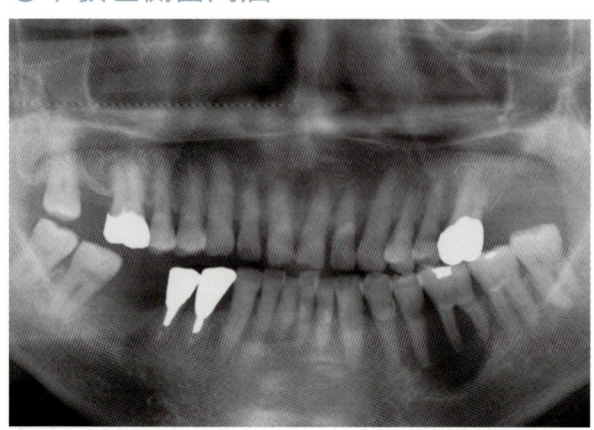

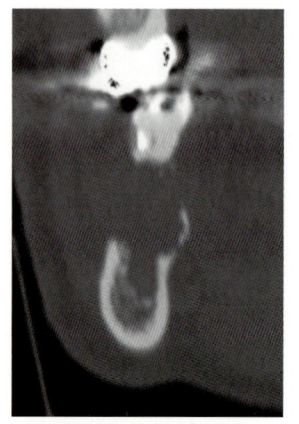

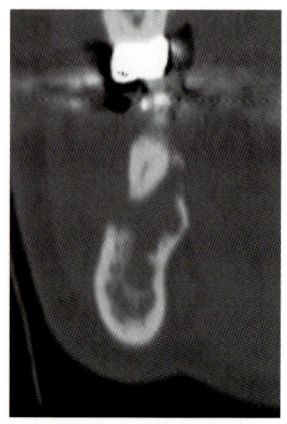

図1-4-1a〜c　下顎左側歯肉癌．a：パノラマX線画像．b，c：CT歯列横断像（下顎左側第一大臼歯部断面）．下顎左側第二小臼歯，第一大臼歯が浮遊歯状態である．透過像内部には骨梁が残存していることがわかる．パノラマX線画像上からも下顎管の断裂が示唆されるが，CT画像で下顎管壁の破壊，虫喰い状の骨破壊像が確認された．

a|b|c

画像診断法～正しい情報解析により，事前に危険を察知する～

第1部 術前編

● 下顎左側歯肉癌

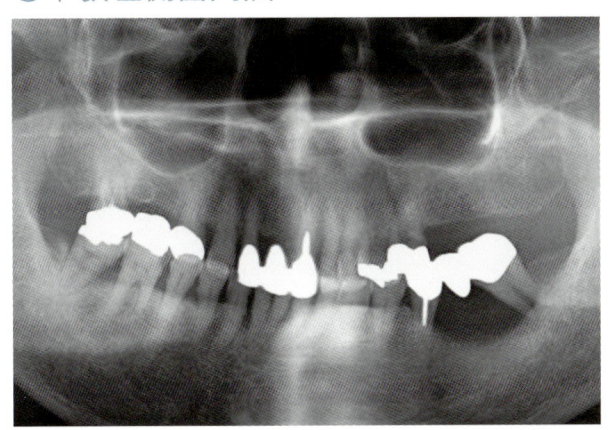

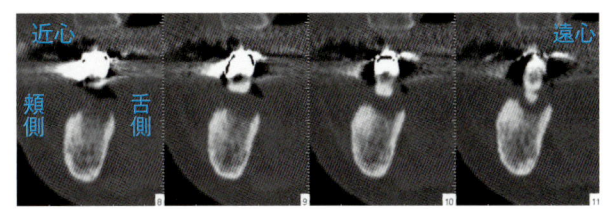

図1-4-2a, b　下顎左側歯肉癌．a：パノラマX線画像．b：CT歯列横断像（下顎左側第二大臼歯部断面）．下顎左側大臼歯部に舟底型の透過像を認める．一見歯槽頂はやや明瞭にみえるが，よくみると表面に細かな骨の不整が確認できる．CT画像からは下顎管の断裂は認めない．
a|b

● 上顎右側歯肉癌

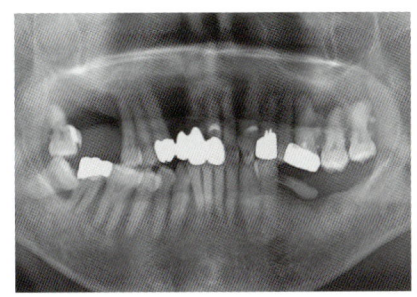

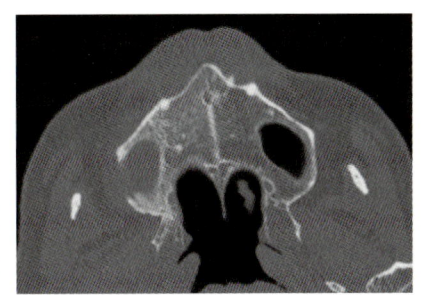

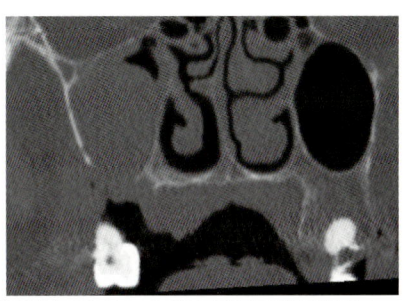

図1-4-3a～c　上顎右側歯肉癌．a：パノラマX線画像．上顎右側第二大臼歯は浮遊歯状態である．右側上顎洞下壁は消失し，下壁から後壁は一部不明瞭である．右側上顎洞の不透過性が亢進し，上顎洞内部には境界明瞭な不透過像を認める．b：全身用CT軸位断像．c：全身用CT前頭断像．CT画像では右側上顎洞下壁から後壁の破壊が明らかである．
a|b|c

不整を認めます（図1-4-2a, b）．歯の周囲が腫瘍組織で満たされて，あたかも浮遊しているような状態にある歯を浮遊歯といいます．高度歯周病でも確認される所見ですが，根尖より下方へ歯根長1/3以上拡大している場合は悪性腫瘍を疑います（図1-4-3a～c，図1-4-1参照）．また，下顎管壁の断裂，破壊（図1-4-1参照）や上顎洞壁の破壊（図1-4-3a～c参照）など周囲解剖構造の破壊像も悪性腫瘍を見分ける重要な所見です．

デンタルX線画像による歯や歯周組織といった局所所見だけではなく，パノラマX線画像による全体像や左右差をみたうえで判断する必要があります．

歯科医院において歯周病の診断のもと，抜歯や切開・排膿処置を受け，進行した状態で高次医療機関を受診する悪性腫瘍症例は後を絶たないのが現状です．かぎられた情報のみで鑑別診断を下すことは不可能ですから，"怪しい"と感じた症例は必ず口腔外科専門医を紹介することが肝要です．

III　抜歯に際して

抜歯の際には，その歯の解剖学的状態を十分に把握し，術中に起こると思われる事態を想定するために画像検査が必須となります．画像検査からは，顎骨内の情報として，歯根膜と歯槽骨の状態，歯根形態，埋伏歯の位置，上顎洞と

39

第1部　術前編

● 上顎洞内への突出

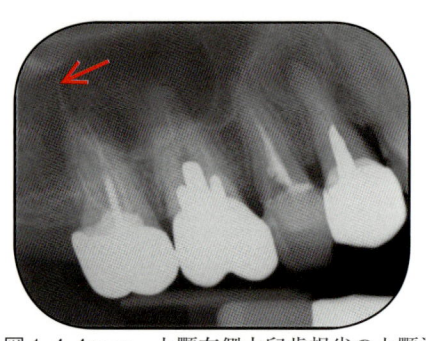

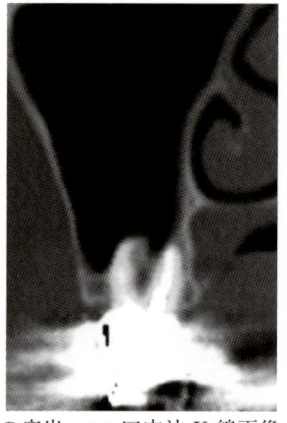

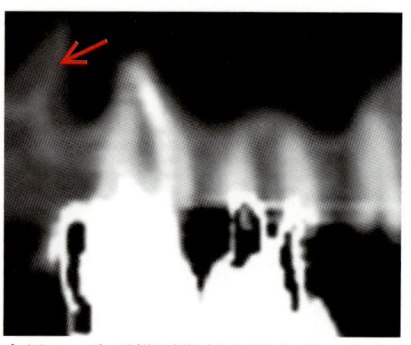

図1-4-4a～c　上顎右側大臼歯根尖の上顎洞内への突出．a：口内法X線画像．b：全身用CT歯列横断像（上顎右側第二大臼歯部）．c：全身用CT歯列縦断像．口内法X線画像では上顎右側第一，第二大臼歯根尖部の歯槽硬線は確認できない．また，上顎洞底部の隔壁（矢印）と歯槽硬線との鑑別に注意する．　a|b|c

● 下顎管の頬舌的位置の評価

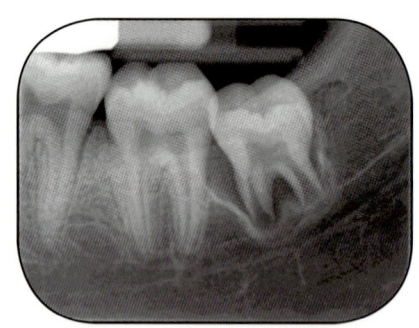

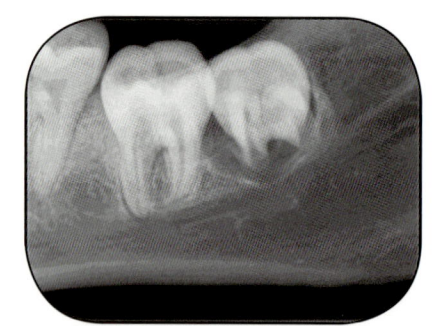

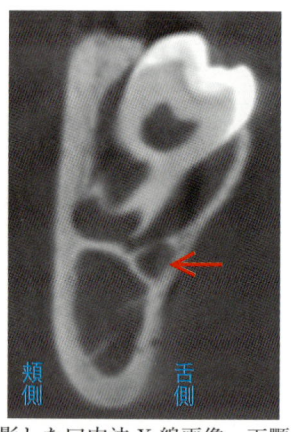

図1-4-5a～c　口内法X線撮影を用いた下顎管の頬舌的位置の評価（乾燥頭蓋骨）．a：平行法で撮影した口内法X線画像．下顎管と埋伏智歯根尖は重複している．b：下からあおって撮影した口内法X線画像．下顎管と埋伏智歯根尖が分離したことから，下顎管は舌側に存在すると考えられる．c：歯科用CT歯列横断像．下顎管（矢印）は埋伏智歯の根尖舌側に認める．　a|b|c

の関係，下顎管との関係などの情報が得られます．

歯根膜萎縮や歯根癒着は，長期間根管治療を受けた歯や，対合歯がない，萌出不全により咬合負担がなかった歯や中年以降の埋伏歯にみられます（図1-3-7参照）．この場合は，周囲歯槽骨の骨硬化をともなうことが多く，術中の歯槽骨削除，歯根分割の必要性を検討したり，術後の抜歯窩治癒不全やドライソケットの継発を想定しておく必要があります．

歯根形態は，歯根肥大，近遠心的な根離開

・湾曲であれば，単純X線画像で明確に把握できますが，頬（唇）舌的な根離開，湾曲には苦慮します．頬舌的湾曲は，歯根が短く写ることで予想がつきますが，根離開の把握にはCT撮影が必要となります．

上顎洞に突出した根尖は，デンタルX線画像による歯根膜腔と歯槽硬線の連続性の消失を確認することで，洞内への露出が予想できます（図1-4-4a～c）．このような場合は，上顎洞へ歯根を迷入させやすいので注意が必要です．

パノラマX線画像上で下顎埋伏智歯根尖と

画像診断法～正しい情報解析により，事前に危険を察知する～

● 圧排された右側下顎管

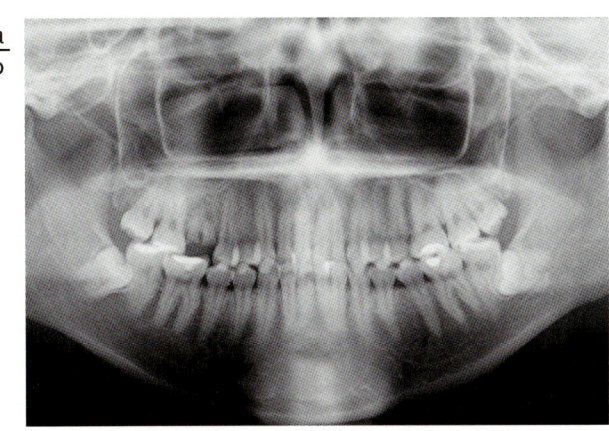

図1-4-6a, b　埋伏智歯により舌側に圧排された右側下顎管．a：パノラマX線画像．両側に根尖が下顎管と重複する水平埋伏智歯を認める．b：歯科用CT歯列横断像（右側：遠心から近心）．下顎管は埋伏智歯歯根と舌皮質骨間に圧排されている（矢印）．

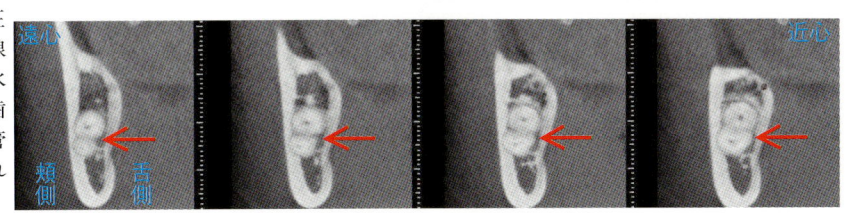

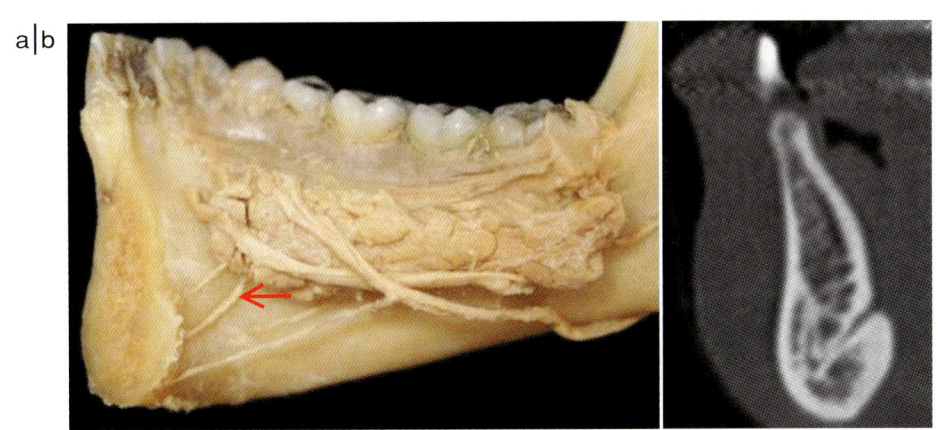

図1-4-7a, b　舌側孔に分布する舌下動脈とオトガイ下動脈の分枝．a：剖出した右側下顎骨の写真．下顎骨内面に舌下動脈とオトガイ下動脈の分枝の走行が複数確認される．b：aの下顎骨前歯部の歯科用CT歯列横断像．舌下動脈（図a矢印）の下顎骨への入口が確認される．

下顎管が重なっている場合には，三次元的な位置関係を把握する必要があります．デンタルX線画像でも，垂直的な投影方向を変えることで，下顎管と埋伏智歯の頬舌的な位置関係の把握は可能です（図1-4-5a〜c）．また，パノラマX線画像上で根尖が暗く写っている場合（darkness of the root）や，下顎管が狭窄したり，走行が偏位している場合，歯槽硬線が消失している場合などは接触している可能性が高いと考えます．しかしながら，これらは確実性に欠けるため，詳細な位置関係，根形態を三次元的に描出可能な歯科用CTが有用です（図1-4-6a, b）．

歯科用CTで，歯根と下顎管の間に皮質骨を介在せずに接している場合には注意が必要です．とくに，接している下顎管の形態が，円形や楕円形ではなく，ダンベル状の場合には，より下顎管損傷のリスクが高いと考えられます（図1-4-6参照）．

下顎管損傷の可能性が高いと想定され，適応

41

第1部　術前編

● 左側上顎洞の隔壁構造

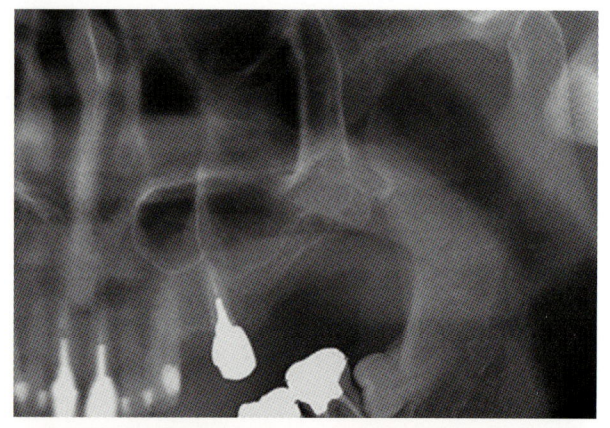

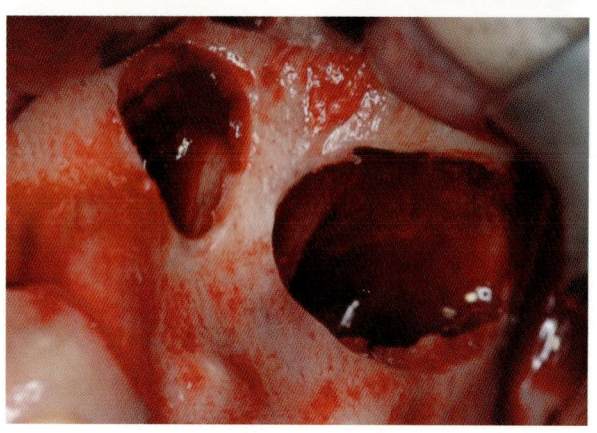

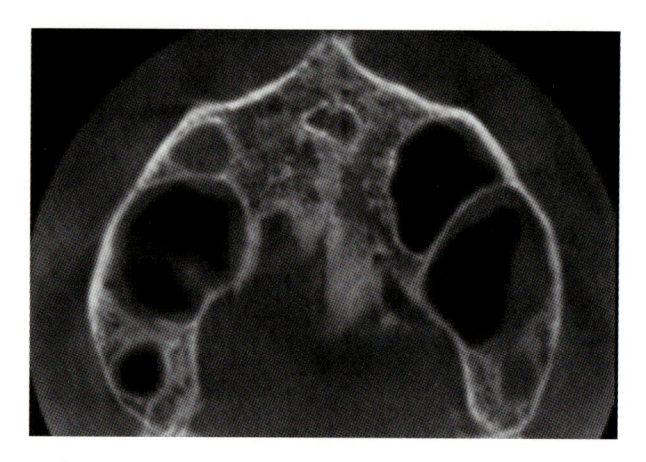

a|b
c

図1-4-8a〜c　左側上顎洞の隔壁．a：パノラマX線画像．b：歯科用CT軸位断像．c：インプラント埋入予定部位に隔壁構造を認める．

基準が満たされる場合は，歯冠部のみ切除し歯根を残存させる歯冠除去術（coronectomy）や，2回法による抜歯を検討するべきでしょう．

また，オトガイ孔に近接した下顎の埋伏小臼歯抜歯や歯根尖切除術では，歯肉弁の切開，翻転によるオトガイ神経の損傷に細心の注意を払わなければなりません．

IV　デンタルインプラント治療に際して

インプラントの埋入手術に際しては，手術部位の骨量，骨高径，骨密度，骨形態，隣接する血管，神経，解剖学的構造物を十分に把握する必要があり，口腔内診査，補綴学的診査のみならず画像診査がきわめて重要となります．パノラマX線画像は，初診時におけるインプラント治療の可否や治療計画の概略立案に有用ですが，詳細な治療計画や手術の安全性向上には，CTによる三次元的な顎骨形態，内部構造の把握が必須なものとなります．とくに，撮影範囲が狭い遊離端・中間および単独歯欠損症例には歯科用CTが最適です．

下顎臼歯部へのインプラント埋入の際には，下歯槽神経の走行以外に下顎骨体舌側の陥凹や下顎骨体の頬舌的な傾斜による解剖学的制限を受けます．パノラマX線画像では下顎管まで十分な骨高径があるようにみえても，歯科用CT画像では，埋入方向や深度を著しく制限せざるをえない所見が得られることがあります（図1-3-6参照）．

同様に，下顎前・小臼歯部では，理想的な歯軸方向と顎骨形態との不調和から，予期せぬ舌側への貫通と，これによるオトガイ下動脈や舌

下動脈，栄養孔損傷による口底出血の危険性があります．過去にこのような出血による窒息死の事例もあり，注意が必要です（図1-4-7a，b）．

上顎臼歯部においては，上顎洞の下方拡大（含気化）に対して上顎洞底挙上術を要することがあります．上顎洞内の炎症，腫瘍，囊胞などの病変は禁忌となりますが，隔壁や粘液囊胞の場合には，適切な処置により骨増生術は可能です．CTによる隔壁，粘液囊胞の三次元的形状を把握したうえで，隔壁を避けた上顎洞側壁の開窓や，粘液囊胞内溶液の吸引または摘出による対応が可能となります（図1-4-8a〜c）．

参考文献

1. Contemporary Oral and Maxillofacial Surgery 5th Edition James R. Hupp, Edward Ellis III, Myron R. Tucker ed. St. Louis, Mosby Inc and Elsevier Inc., 2008.
2. Arai Y, Tammisalo E, Iwai K, Hashimoto K, Shinoda K. Development of a compact computed tomographic apparatus for dental use. Dentomaxillofac Radiol. 1999 ; 28 : 245-248.
3. Ludlow JB, Ivanovic M. Comparative dosimetry of dental CBCT devices and 64-slice CT for oral and maxillofacial radiology. Oral Surg Oral Med Oral Pathol Oral Radiol Endod. 2008 ; 106 : 930-938.

第1部　術前編

Preoperative Edition 5

問診から得られる情報
～患者との対話から何を聞き出すか～

I　あなたのことをよく知りたい

　診療録は毎回の治療時に作成した歯科医師自身が読み返すためのファクトです．ていねいに漏れなく記載された診療録を再三読み返しながら診療を進めていくことが医療の質と安全を担保します．また患者に問診しながら診療録を記載する時間は，「あなたのことをよく知りたい」という気持ちを患者に伝える時間でもあります．

　臨床の現場では，既往歴にまったく問題のない患者であっても，歯科処置中に全身的様態が急変するといった偶発的な事象が発生することもあります．詳細な病歴聴取といった患者情報の収集を怠れば，偶発症や医療事故の発生の危険性も飛躍的に増大するのです．

II　病歴聴取の実際

　医療行為に先立つ患者との面談を医療面接と言います．このなかには患者の全体像の把握，主訴，現病歴，既往歴，家族歴，社会歴などが含まれます．医療面接と病歴聴取は，ほぼ同義で患者評価のための情報収集の過程です．

1. 主訴

　主訴を明らかにすることは病歴聴取の第一歩であり，「なぜ，今，ここに来院したのか？」という質問であり，患者の主な悩み，不安や心配，治療への心づもりを知る段階です．

　具体的にどのような症状なのか，どのような悩みがあるのか，治療に対してどのような希望をもっているのかを聞くことになります．

　主訴の記録は，患者自身の言葉のまま記録に残します．主訴は1つとはかぎらず，複数のこともあります．また治療経過のなかで，患者の主訴が変化していくこともありますから，主訴は初診時にのみ聴くのではなく，ときどき聴き直してみることが大切です．

　治療の進行にともなって隠れた主訴が浮かび上がることがあります．初診時とは違う主訴が現れたならば，必ず日付とともに病歴（カルテ）に記載しておきます．

2. 現病歴

　主訴に相当する出来事あるいは症状の経過を時系列的にすべて聞き出し，記録することを現病歴と言います．いつから，なにが，どこに，どのように，なぜ（なにがきっかけで）という5つの疑問詞の要素をすべて聞くことが基本です．

　対象となっている症状と部位に関する過去の医療歴，受診した医療機関などは詳細に記録しましょう．

3. 家族歴

　家族歴には，患者の両親，祖父母，兄弟姉妹，子，孫を含めます．家族の一人ひとりにつ

いて，健康状態と死亡原因を聴取します．とくに高血圧症，冠動脈疾患，高脂血症，脳卒中，糖尿病，癌，甲状腺疾患，関節リウマチ，精神疾患，自殺およびアルコールや薬物中毒などの有無についての質問も行います．

4. 社会歴

患者のおかれる社会環境について知っておくことは重要です．患者自身が語りたくない問題もあり，初診時（初対面）にすべてを聴くことができない場合もあるので，診療経過のなかで聴いていくことも必要となります．患者の職業・職種，学歴，生活不安の有無，職業上または家族間でのトラブルや精神的ストレス，信仰と宗教などもある程度聴いておきます．

生活習慣もこのなかに含めて聴くと良いでしょう．たとえば，1日の睡眠時間や不眠があればその原因，1日の食事回数，好きな食品，コーヒーなどの嗜好品，喫煙の有無などです．女性患者に対しては，必ず妊娠の可能性を聴いておきます．

5. 既往歴

既往歴では，患者が過去に罹患したすべての疾患とその経過を聴取し，時系列的に正確に列記します．過去の疾患が現症とは無関係に思えても必ず記載することが大切です．

小児期の病歴，たとえばリウマチ熱，ポリオ，麻疹，風疹，流行性耳下腺炎，水痘などの感染症の既往は確認します．

成人後の内科的既往では，診断名，入院歴，投薬期間など，外科的既往には診断名とともに手術施行年月日，手術術式，入院期間などを記録します．精神科または心療内科での治療の有無も重要です．

歯科の観血的処置では，その術前，術中および術後の患者管理上，聴き漏らしが許されない既往歴・治療歴項目があります．以下に代表的な疾患を略述します．

a．高血圧

高血圧は，脳卒中や心筋梗塞などの背景疾患と位置づけられ，とくに脳卒中では血圧水準が上がれば，その罹患率・死亡率が高くなります．

歯科外来処置中では，急激な血圧上昇がもっとも危険であり，高血圧の問診はすべての患者に必須です．わが国では，高血圧基準値である収縮期血圧 140 mmHg，拡張期血圧 90 mmHg 以上の人，および降圧薬服薬患者を合わせると 4,000 万人にもなります．30 歳以上の日本人男性の 47.5％，同女性の 43.8％が高血圧者です．このことからも 30 歳以上の患者では初診時，および施術直前の血圧測定を行うべきなのです．

b．狭心症

冠動脈疾患の主体は狭心症と心筋梗塞です．狭心痛（発作）は，運動や精神的興奮・緊張により心臓（心筋）の仕事量が増え酸素消費量が増大したとき，これに見合う冠動脈血流の増加が得られないために生じます．また慢性的に心筋の仕事量が増えている状況，たとえば高血圧や大動脈弁狭窄症による心筋肥大や肥大型心筋症の患者では狭心症が発生するリスクがあります．

循環器疾患以外でも甲状腺機能亢進症は，心臓仕事量が増大するため狭心症のリスクとなり，さらに貧血など心筋への酸素供給減少をきたす疾患も同様のリスクとなります．

狭心痛は一過性であり，冠動脈が拡張し血流が改善するか，心筋の酸素消費量（酸素要求）が減れば消失し，安静または硝酸薬（ニトログリセリンなど）の舌下服用により通常 1〜5 分程度で消失します．

歯科処置では患者の恐怖心による精神的緊張は，内因性カテコラーミンの分泌を増加し，心臓仕事量を増大させ，加えて局所麻酔薬に含まれるエピレナミン（アドレナリン）の影響なども付加され，狭心症を誘発しやすい状況をつくり

出します．狭心痛の発生状況が経時的に変化し，以前に比べ現在は軽い労作でも狭心痛が発生したり，狭心痛の回数が増えているようならば不安定狭心症と考えて良いでしょう．不安定狭心症は心筋梗塞への移行のリスクが高く，局所麻酔処置は基本的に避けるべきです．

c．心筋梗塞

　心筋梗塞は，冠動脈プラークの破綻によって冠動脈が閉塞することで突然に冠血流が途絶え，心筋が壊死に陥った状態を言います．壊死による心筋梗塞部は永久的な機能不全となります．心筋梗塞では心筋壊死にともなう激しい胸痛が自覚され，短くても30分，6～8時間持続する場合もあります．

　急性心筋梗塞での死因の多くは重症不整脈であり，発症時は救急搬送が求められ，自動体外式除細動器(AED)，体外式心マッサージなどの緊急処置を要することもあります．施術中の歯科ユニット上で急性発作が発生する事態はきわめて危険で，回避のための患者リスク評価の意義はとても大きいのです．

　心筋梗塞の既往のある患者は，再発性虚血の危険性以外にも心筋梗塞発症後の心臓合併症を有しています．とくに心房性不整脈，心室性不整脈，ならびに心不全といった予備力低下が潜在しています．

　心筋梗塞の既往のある患者では，一般的には，抗血小板薬であるアスピリン，心房細動，心室瘤合併例では抗凝固薬であるワルファリンの投与が行われていることから止血遅延を前提に治療計画を立てる必要があります．

d．心不全

　心不全では，一般的に歯科を受診できるのは慢性心不全患者です．慢性とはいえ心予備力は低下しており，急性心不全への移行のリスクもあります．

　急性心不全では呼吸困難，意識低下やショック状態に陥ることが多く，歯科処置中での発症はきわめて危険です．原則的に歯科処置中の心臓への負荷を可及的に減らすべく歯科口腔外科手術の適応は慎重でなくてはなりません．

e．糖尿病

　糖尿病は有病率の高い慢性代謝系疾患で，糖尿病とその合併疾患の存在は，歯科口腔外科手術の施術の障壁となります．糖尿病の診断基準は，血糖値の判定に基づき，空腹時血糖値および75g経口糖負荷試験(OGTT)2時間値の組み合わせによって，糖尿病型，正常型および境界型に区分されます．

　随時血糖値が200 mg/dL以上の場合も糖尿病型とし，またグリコヘモグロビンの1種であるヘモグロビンA1c(HbA1c)が6.1％以上の場合も糖尿病型と判定します．

　2007年の調査によれば，わが国の糖尿病保有者は890万人，糖尿病予備軍は1,320万人，合計2,210万人とされています．これらのなかで医療機関を受診している患者は，230万人前後といわれ，糖尿病保有者の1／4しか定期的な治療管理がされていません，つまり650万人以上は未治療で放置されていることになります．

　このような現況において，歯科受診患者に占める糖尿病保有者の割合は低くないと思われます．

　そのため問診上，過去の歯科治療において低血糖症状を起こしたことがあるかを聞くことは重要となります．血糖が低下すると交感神経系の活性化にともなう症状すなわち冷や汗，不安な気持ち，動悸および頻脈，手足の震え，空腹感，顔面蒼白などが初期症状となり，さらに視覚の低下，痙攣および意識低下または昏睡状態などへと移行することがあり，これらの経験の有無も質問してみると良いでしょう．

　糖尿病はむしろ慢性合併症が重大であり，3大合併症として糖尿病性網膜症，糖尿病性腎

症，および糖尿病性神経障害が挙げられます．そのほかに動脈硬化性疾患と易感染傾向が重要です．

　歯科外来における観血的処置では，動脈硬化性疾患の範疇となる高血圧や虚血性心疾患は，患者の術中管理上慎重な対応が求められます．糖尿病患者では，動脈硬化性疾患が内在していることを前提に心・血管系疾患の問診を合わせて行うことが重要です．易感染傾向も観血的処置の予後不良因子ですから，必ず聴取すべき項目となります．

f. 止血異常

　現在では，血友病をはじめとする血液疾患による血液凝固障害の保有者が，観血的処置によって初めて発見されるのはまれです．血液凝固異常のある人の多くは，医療機関における治療または管理下にあります．したがって，いかなる血液疾患を保有しているかは，患者から容易に聞くことができます．

　冠動脈疾患の患者，脳梗塞の患者，および透析中の腎不全患者では，抗凝固薬の投与がなされていることを念頭において，止血遅延が存在することを前提に治療計画を立案しなくてはなりません．

g. そのほか

　そのほかにも重要な既往疾患はたくさんあります．肝疾患では肝機能不全にともなう投与薬物代謝不全による副作用増強，肝硬変での止血困難，感染症としてのB型肝炎とC型肝炎などを考慮した問診が求められます．

　自己免疫疾患などでは，副腎皮質ステロイド薬の長期服薬による副腎機能低下をはじめとする合併症は観血的処置時の問題となります．アレルギー疾患として，リドカイン，抗菌薬，NSAIDsに対する薬物アレルギーの問題，さらに喘息なども観血的処置時の問題となります．

　消化器疾患では，胃・十二指腸潰瘍の既往のある患者へのNSAIDs投与の可否，大腸炎とセフェム系抗菌薬との関係などは問診上重要です．神経系疾患では脳卒中患者の取り扱いやてんかん患者の管理など，観血的処置を契機に増悪することが予見される疾患や既往疾患は多数あります．

　全身の多くの既往疾患のすべてについて，要点を押さえつつ，漏れなく聴いていくのには技術と修練が求められますが，努力と習慣づくりによって必ず優れた問診・病歴聴取ができるようになります．

Preoperative Edition 6

投薬歴を見逃すな　その1
〜歯科治療に影響を及ぼす薬剤(ワルファリン)〜

I 高齢化社会にともなう患者構造の変化

　わが国は現在，急速な高齢化を迎えるとともに疾病構造にも変化が現れています．死因別死亡率は悪性新生物が一貫して死因順位第1位ですが，50〜60歳でピークとなり，それ以降は心疾患，脳血管疾患，肺炎の占める割合が高くなっています．このような医療環境のもと抗血栓療法中の患者に対する歯科治療，とくに観血的処置に際しては出血のリスクと血栓塞栓症の継発のリスクをともなうため慎重な対応が必要とされます．

II 既往歴，投薬歴の聴取の重要性と難しさ

　口腔外科領域の疾患を治療するうえで，既往疾患や現在治療中の合併疾患に対し，その治療経過や治療内容を十分に把握することがきわめて重要です．
　循環器疾患を有する患者では投薬歴の把握，とくに抗血栓療法薬の服用について正確な聴取が必要です．現在，わが国の循環器疾患における抗血栓療法中の患者はワルファリン服用者が約100万人，アスピリン服用者が約300万人に上るといわれています．
　心房細動治療(薬物)ガイドライン(2008改訂版)では，心房細動患者に対しワルファリンの単独投与による脳梗塞合併予防がもっとも重要な治療法とされ，ワルファリン療法の普及拡大が急速に進んでいます．一方で，これらの患者のほとんどが高血圧症，高脂血症，糖尿病などの合併疾患を有し，結果として多数の薬剤を服用しているケースや，複数の医療機関で治療を受けているケースも多くみられます．
　したがって，患者からの既往歴や投薬歴の聴取のみでは誤った情報を得る危険性が生じます．治療前には必ず担当医師へ対診を行い，正確な病状，治療内容の情報提供を受けるとともに，治療中も絶えず連携をとることが重要です．

III 抗血栓療法とは

　循環器疾患を有する患者では，血管壁，血液成分，および血流が病的に変化しており，血栓が形成されやすい状態にあります．血栓によって血流が途絶すれば心筋梗塞や脳梗塞などの重大な臓器障害を惹起し，致死的となります．
　血栓が形成される過程では血小板と凝固過程の活性化の双方が関与しますが，どちらが主たる役割を果たすのかは病態により異なるため，各々の疾患に適した薬剤が選択されます(表1-6-1)．

1. 抗凝固療法

　フィブリン血栓(凝固血栓)の形成を抑制します．抗凝固療法には，血液凝固因子を直接抑制

表1-6-1 代表的な抗血栓療法薬

抗凝固薬	経口	ワルファリン（ワーファリン®）／ダビガトラン（プラザキサ®）
	非経口	ヘパリン／抗トロンビン薬アルガトロバン（ノバスタン®，スロンノン®）
抗血小板薬	経口	アスピリン（バイアスピリン®，バファリン81®）／塩酸チクロピジン（パナルジン®）／クロピドグレル（プラビックス®）／シビリダモール（ペルサンチン®）／シロスタゾール（プレタール®）／ベラプロストナトリウム（ドルナー®，プロサイリン®）／サルポグレラート塩酸塩（アンプラーグ®）／イコサペント酸エチル（エパデール®）／トラピジル（ロコルナール®）／リマプロストアルファデクス（オパルモン®）

表1-6-2 抗凝固薬ワルファリンの特徴

商品名	ワーファリン®
作用機序	ビタミンKの肝の代謝サイクルを阻害し，ビタミンKの肝における再利用を阻害 ・ビタミンK依存性凝固因子（Ⅱ，Ⅶ，Ⅸ，Ⅹ）の合成を阻害 ・フィブリノーゲンをフィブリンにする過程を抑制
効果発現	・効果発現は遅い（36〜48時間後） ・in vivo でしか効果を発揮しない
作用時間	48〜72時間
適応症	・心房細動における血栓形成抑制 ・僧帽弁膜症 ・人工弁置換術，弁形成術後 ・心原性※脳塞栓症※※ ・静脈血栓，塞栓症（肺塞栓症，深部静脈血栓症など）

※心房細動，左室内血栓症，急性心筋梗塞および人工弁置換術後など心内塞栓源となる病態を有するということ．
※※心原性脳塞栓症は全脳梗塞の25〜35％を占めるが，ほかの病型より再発率が高く，予後不良の傾向があり，再発予防のための抗凝固療法はきわめて重要である．

する薬剤，あるいは間接的に血液凝固因子の活性を阻害する薬剤が用いられます．前者の代表的な薬剤にはヘパリンがあり，後者の作用機序の代表的な薬剤がワルファリンです（表1-6-2）．

2．抗血小板療法

血小板血栓の形成を抑制します．抗血小板療法には，血栓形成過程において血小板の活性化を抑制したり，あるいは血小板凝集そのものを阻害する薬剤が用いられます．この作用機序の代表的な薬剤がアスピリンです（表1-6-3）．

IV 抗血栓療法患者に口腔外科治療を行う前に

日本では抗血栓療法中の患者に対し，抜歯をはじめとする観血的処置を行う際には，術中，術後出血が懸念されることから，抗血栓療法薬の減量，投与中断が慣習化されていました．

しかし，最近では，抗血栓療法薬の中断により脳梗塞や心筋梗塞などの血栓・塞栓症の発症リスクが高まる危険性が問題視されています．医科では2004年に日本循環器学会が発表した「抗凝固・抗血小板療法ガイドライン」で抜歯処置は抗血栓薬の内服継続下で行うことを推奨しており，この問題についての医科・歯科間の整合性は，十分に得られていませんでした．

また，患者のなかには出血が止まらなくなると思い込み抗血栓薬を自己中断するケースも認められます．これを受け，歯科の立場から医科との整合性を備えた「科学的根拠に基づく抗血栓療法患者の抜歯に関するガイドライン2010年版」が刊行され，抗血栓療法患者に対し安全に抜歯処置を行うための一定の指針が示されま

表1-6-3 抗血小板薬アスピリンの特徴

商品名	バイアスピリン®,バファリン81®
作用機序	血小板のシクロオキシゲナーゼ-1(COX-1)の酵素活性を阻害 ・トロンボキサン A_2 (TXA_2)の産生を抑制 ・血小板の血管壁への集積,活性化,凝集を阻害
効果発現	効果発現は急速(急性冠症候群にも適する)
作用時間	COX-1の酵素活性を阻害された血小板の細胞寿命(7～10日)に依存するが,服用を中止しても新たに産生された血小板が大勢を占めるまで薬効はさらに数日以上持続する
適応症	・急性冠症候群(不安定狭心症,非ST上昇型心筋梗塞,ST上昇型心筋梗塞) ・心筋梗塞の再発・進行予防 ・経皮的冠動脈形成術ステント留置例※ ・体外循環,冠動脈バイパス術後 ・心不全 ・非心原性脳梗塞および一過性脳虚血発作

※チクロピジンもしくはクロピドグレルとの併用投与が有効である.

した.

抜歯以外の口腔外科処置についても今後検討がなされるものと思われますが,抜歯のガイドラインで推奨された内容に準拠し,抗血栓療法患者に対し口腔外科治療を行う前には以下の内容を考慮することが必要です.

①原則とし抗血栓薬の減量,中断は行わず内服継続下で処置を行う.
②ワルファリン服用患者では,PT-INR値※の測定を行い,各々の循環器疾患の推奨治療域にコントロールされているか確認する(図1-6-1).PT-INR値は治療前24時間以内,少なくとも72時間前のものを参考にする.可能なら,処置当日に測定することが望ましい.
③PT-INR値が治療域に安定しており,3.0以下であれば,局所止血を十分に行うことによりワルファリン継続下に口腔外科治療は可能である.3.0以上であれば専門医療機関で行うことが望ましい.
④抗血小板薬服用患者では口腔外科治療前のモニタリングとしての適切な検査はなく,出血時間などを参考にし,異常値を示す症例では局所止血処置を慎重に行う.

なお治療前の対応の実際を図1-6-2にアルゴリズムで示します.

※:PT-INR値とは血液凝固能検査の1つであるプロトロンビン時間(PT)の国際標準比であり,ワルファリンの投与量,薬物効果の指標として用いられている.

IV 新たな抗血栓療法―新規抗凝固薬ダビガトラン(プラザキサ®)と問題点―

ワルファリンは頭蓋内出血をはじめとする出血性合併症が増加すること,効果に個人差があるうえ,食物や薬物との広範な相互作用があるため定期的なモニタリングが必要であり,安定した薬効が得られにくいなどの問題が指摘されていました.

これらの問題点を改善した新規経口トロンビン阻害剤であるダビガトラン(プラザキサ®)が2011年3月から販売され,ワルファリンに代わるきわめて有用な抗凝固薬として急速に普及し,8月現在で約6万4,000人に使用されています.しかし,本薬剤の服用中に因果関係の否定できない重い出血性の副作用で死亡例が複数報告されています.

現在のところ抜歯時にダビガトランの服用継続が可能か否かのエビデンスはなく,処置の24時間前までの投与中止が推奨されています.今後も新規の抗血栓薬が開発され,新たな治療法が普及することは十分考えられますので,投

投薬歴を見逃すな その1～歯科治療に影響を及ぼす薬剤(ワルファリン)～

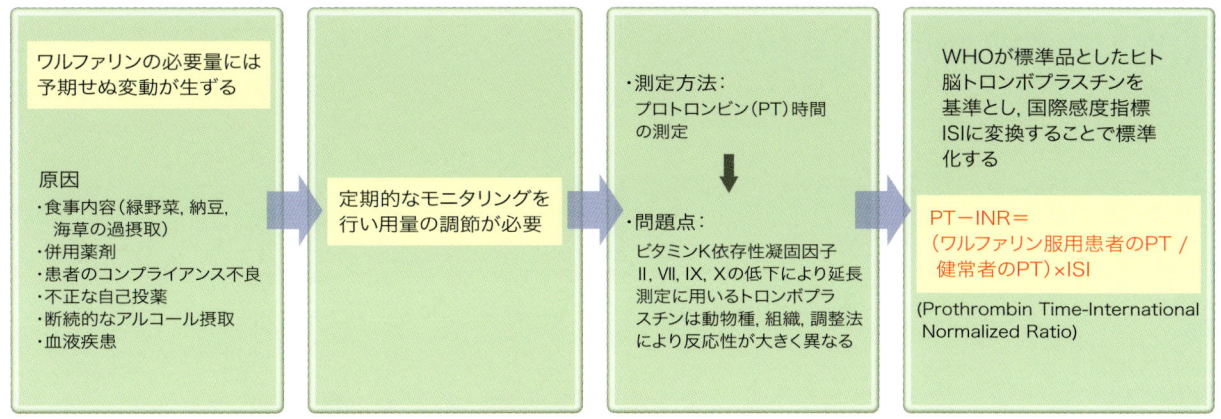

図1-6-1 ワルファリンの抗凝固効果のモニタリング.

ワルファリンの必要量には予期せぬ変動が生ずる

原因
・食事内容(緑野菜, 納豆, 海草の過摂取)
・併用薬剤
・患者のコンプライアンス不良
・不正な自己投薬
・断続的なアルコール摂取
・血液疾患

→ 定期的なモニタリングを行い用量の調節が必要

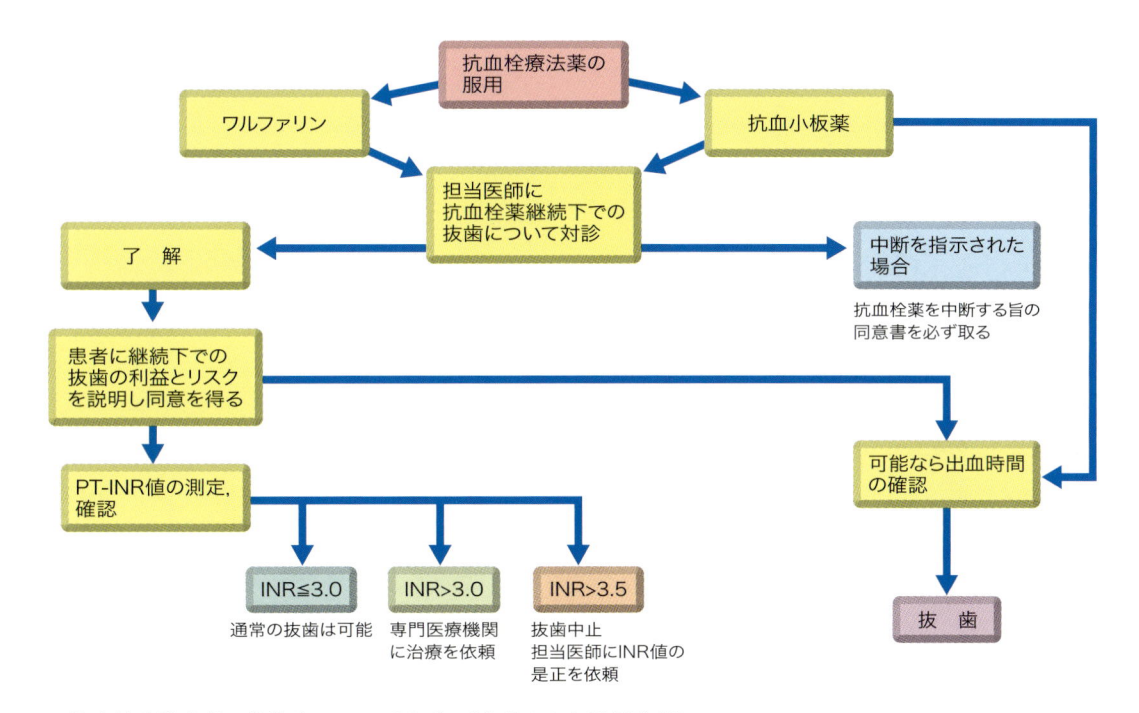

→ ・測定方法: プロトロンビン(PT)時間の測定
・問題点: ビタミンK依存性凝固因子 II, VII, IX, Xの低下により延長 測定に用いるトロンボプラスチンは動物種, 組織, 調整法により反応性が大きく異なる

→ WHOが標準品としたヒト脳トロンボプラスチンを基準とし, 国際感度指標ISIに変換することで標準化する

PT－INR＝(ワルファリン服用患者のPT / 健常者のPT)×ISI
(Prothrombin Time-International Normalized Ratio)

図1-6-2 抗血栓療法患者の抜歯時のアルゴリズム(文献2より引用改変).

抗血栓療法薬の服用
├ ワルファリン
└ 抗血小板薬
→ 担当医師に抗血栓薬継続下での抜歯について対診
　├ 了解 → 患者に継続下での抜歯の利益とリスクを説明し同意を得る → PT-INR値の測定, 確認
　│　　├ INR≦3.0 通常の抜歯は可能
　│　　├ INR>3.0 専門医療機関に治療を依頼
　│　　└ INR>3.5 抜歯中止 担当医師にINR値の是正を依頼
　└ 中断を指示された場合 抗血栓薬を中断する旨の同意書を必ず取る
→ 可能なら出血時間の確認 → 抜歯

薬歴の聴取, 医科との連携, 治療の整合性がますます重要となると考えられます.

参考文献

1. http://www.mhlw.go.jp/toukei/saikin/hw/jinkou/geppo/m2010/11.html 厚生労働省ホームページ.
2. 朝波惣一郎, 矢郷香ほか. これならわかるビスフォスフォネートと抗血栓薬投与患者への対応. 第1版：クインテッセンス出版, 東京, 2011.
3. http://www.j-circ.or.jp/guideline/pdf/JCS2009_hori_h.pdf 日本循環器学会ホームページ. 循環器疾患における抗凝固・抗血小板療法に関するガイドライン(2009改訂版).
4. 小川聡ほか. 心房細動治療(薬物)ガイドライン(2008改訂版). Circ J Vol.72 Supplement IV.
5. 日本有病者歯科医療学会, 日本口腔外科学会, 日本老年歯科医学会(編). 科学的根拠に基づく抗血栓療法患者の抜歯に関するガイドライン2010年版. 東京：学術社, 2010.

Preoperative Edition 7

投薬歴を見逃すな　その2
～注意しようBRONJ～

I ビスフォスフォネート系薬剤関連顎骨壊死

　近年ビスフォスフォネート系薬剤による治療を受けている患者に共通して顎骨の壊死，露出をともなう病変が認められることが報告され，ビスフォスフォネート系薬剤関連顎骨壊死（bisphosphonate related osteonecrosis of the jaw : BRONJ）と呼ばれています[1,2]．

　その診断基準と病期分類を図1-7-1に示します[2,3]．BRONJは慢性的に壊死骨が露出した状態で，疼痛をともない，一次または二次的に感染を起こします（図1-7-2）．この骨露出は自然に起こることもあれば，歯科的侵襲に続発して生じることもあります．この病変は難治性で，デブリードマン，抗菌薬投与，高圧酸素療法（HBO）などの標準治療に反応しないことがほとんどです[1]．

II ビスフォスフォネート系薬剤

　ビスフォスフォネート系薬剤は，骨粗鬆症や悪性腫瘍の骨転移の治療などに静注，あるいは経口投与で用いられています．ビスフォスフォネート系薬剤とは石灰化抑制作用を有する生体内活性物質ピロリン酸と類似の化学構造をもつ薬剤の総称で[4]，ピロリン酸のP-O-P構造がより安定なP-C-P構造に変えられています．ピロリン酸に結合する官能基にN，つまり窒素を含むか否かで窒素非含有ビスフォスフォネート（第1世代）と窒素含有ビスフォスフォネート（第2，3世代）に分けられます．

　BRONJを起こしやすいのは窒素含有ビスフォスフォネートです．ビスフォスフォネートは骨に選択的に沈着して骨のミネラルと強固に結合，破骨細胞に特異的に取り込まれ，アポトーシスの誘導により骨吸収を抑制し，その効果を発揮します[4]．ビスフォスフォネート系薬剤は1960年代後半から使用されるようになりましたが，BRONJに関する報告は2003年[5]以降にかぎられます．

　発症率は静注で100人当たり1～10人，経口では10万人に1人未満程度で[2,3]，経口で発症率が低いのは，ビスフォスフォネート系薬剤の小腸からの吸収率が低いこと（約0.7％）に関係すると考えられています．男性より女性，骨粗鬆症患者よりも進行性転移癌，乳癌や前立腺癌，多発性骨髄腫の患者で発生頻度が高いといわれています．また，発生頻度は投与量，投与回数，投与期間と比例するともいわれています[2,3]．

III BRONJの発症メカニズム

　BRONJの発症はほとんど顎骨に限定されています．また，顎骨の病変部では口腔内細菌の増殖が検出されることから，ビスフォスフォネート系薬剤が口腔内細菌の増殖あるいは感染

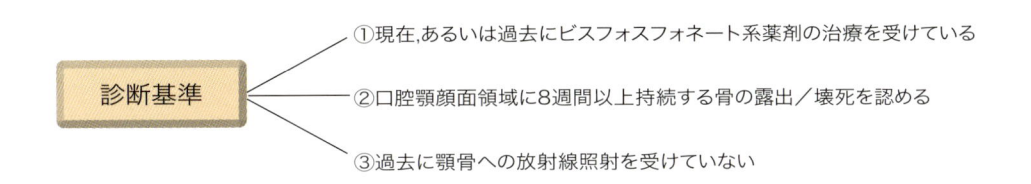

投薬歴を見逃すな　その2〜注意しよう BRONJ〜

診断基準
- ①現在,あるいは過去にビスフォスフォネート系薬剤の治療を受けている
- ②口腔顎顔面領域に8週間以上持続する骨の露出／壊死を認める
- ③過去に顎骨への放射線照射を受けていない

病期分類		病期分類に基づく治療法
ステージ0（注意期）	骨露出／骨壊死は認めない.オトガイ部の知覚異常（Vincent症状）,口腔内瘻孔,深い歯周ポケット,単純X線写真で軽度の骨溶解を認める.	顎骨壊死発生に関する患者教育と歯科検診・歯科予防処置.
ステージ1	骨露出／骨壊死を認めるが,無症状,感染をともなわない.単純X線写真で骨溶解を認める.	抗菌性洗口剤の使用,瘻孔や歯周ポケットに対する洗浄.局所的な抗菌薬の塗布・注入.
ステージ2	骨露出や骨壊死を認める.疼痛,発赤などの感染所見をともなう.排膿はある場合とない場合がある.単純X線写真で骨溶解を認める.	病巣の細菌培養検査,抗菌薬感受性テスト,抗菌性洗口剤と抗菌薬の併用.難治例では併用抗菌薬療法,長期抗菌薬療法,連続静注抗菌薬療法.
ステージ3	ステージ2に加えて皮膚瘻孔や遊離腐骨を認める.単純X線写真で進展性骨溶解を認める.	新たに正常骨を露出させない最小限の壊死骨掻爬,骨露出が認められる場合は壊死骨内の歯の抜歯,栄養補助剤や点滴による栄養維持.壊死骨が広範囲に及ぶ場合は辺縁切除や区域切除.

図1-7-1　BRONJの診断基準,病期分類とそれに基づく治療法.

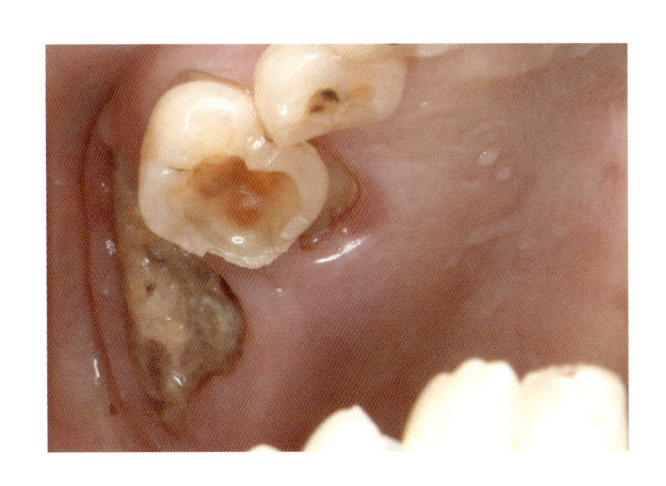

図1-7-2　BRONJにより慢性的に壊死骨が露出した状態.

の成立に何らかの影響を及ぼしている可能性[6]や,ビスフォスフォネート系薬剤のもつ血管新生抑制作用により創傷治癒が遅れることが原因である可能性[2,3]などが指摘されています.
　また,ビスフォスフォネートの作用機序である,破骨細胞のアポトーシスにより骨代謝回転

53

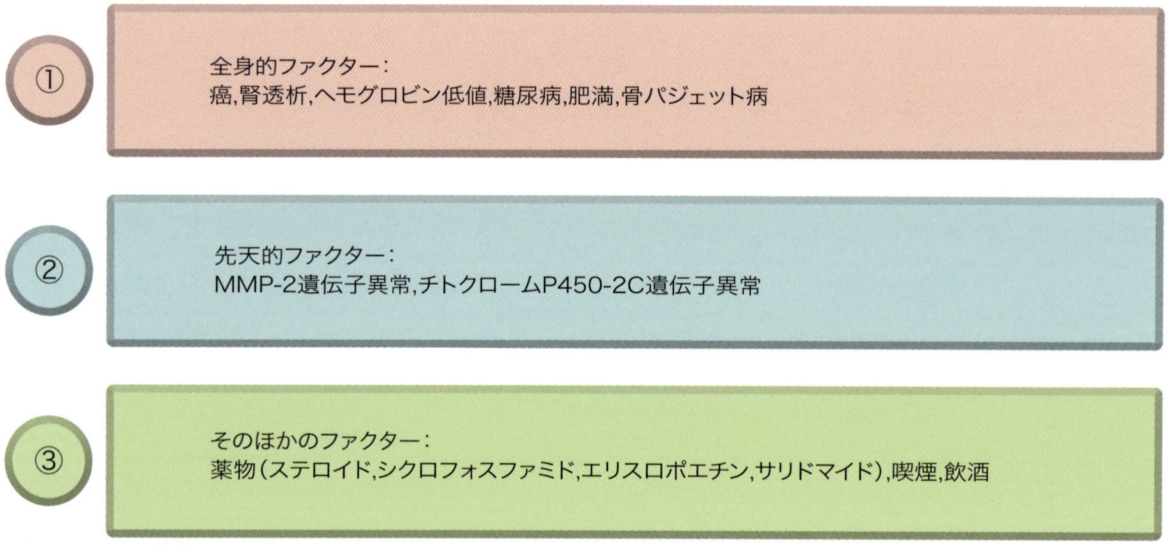

① 全身的ファクター：
癌,腎透析,ヘモグロビン低値,糖尿病,肥満,骨パジェット病

② 先天的ファクター：
MMP-2遺伝子異常,チトクロームP450-2C遺伝子異常

③ そのほかのファクター：
薬物（ステロイド,シクロフォスファミド,エリスロポエチン,サリドマイド）,喫煙,飲酒

図1-7-3　BRONJ発生のリスクファクター.

が抑制され生理的なリモデリングが行われなくなること[1]など，さまざまな要素が複合的に絡んでいると考えられますが，未だ正確な発症メカニズムは不明です．このことから，先にも述べたように，標準治療に反応しないこれらの症例に対しての治療方法は未だ確立されていません．なお現在推奨されている治療法を図1-7-1に示しています．

IV ビスフォスフォネート系薬剤による治療を受けている患者の口腔外科処置

ビスフォスフォネート系薬剤による治療を受けている患者の観血的口腔外科処置はどのようにして行われるべきでしょうか．まずはビスフォスフォネート系薬剤投与開始予定の患者について述べます．

BRONJの治療法が確立していない以上，発症させないことが第一です．投与開始前には口腔ケアを行い，保存不可能な歯は投与前または投与開始後初期のできるだけ早い時期に抜歯するべきです．また，可能であれば，抜歯などの侵襲的な処置後では，投与開始時期を骨が治癒するまで約4～6週間延期すべきとされています[1,2,7,8]．

つぎにビスフォスフォネート系薬剤投与中の患者について述べます．注射用ビスフォスフォネート系薬剤投与中の患者に対しては，その治療効果とリスクを勘案して決定しますが，原則的にビスフォスフォネート系薬剤投与を継続して，侵襲的歯科治療はできるかぎり避けることが望ましいと考えられます[1,2,7,8]．

経口ビスフォスフォネート系薬剤投与中の患者に対して侵襲的歯科治療を行う場合，投与期間が3年未満で，ほかにリスクファクターがない場合は原則として休薬は不要で，侵襲的歯科治療を行っても差し支えないと考えられます．

ここで言うリスクファクターとはステロイド投与などであり，ほかのリスクファクターを含めて図1-7-3にまとめています．しかし，投与期間が3年以上，あるいは3年未満でもリスクファクターがある場合には，処方医とともに主疾患の状況と侵襲的歯科処置の必要性を踏まえた検討を行ったうえで，リスクとベネフィットを考慮し慎重に決定される必要があります．

ビスフォスフォネート系薬剤休薬が可能である場合，その期間は長いほどBRONJの発生頻度は低くなるとの報告があり，骨のリモデリン

グを考慮した場合，休薬期間は3ヵ月程度が望ましいと考えられています．また処置後投与再開までの期間は，創部の治癒という観点から上皮が治癒するまでの2〜3週間か，骨の治癒期間である2〜3ヵ月後が望ましいと考えられています[1,2,7,8]．

いずれの場合にも，処方医との連携が重要であり，主疾患と口腔外科処置の必要性を鑑みたうえでの検討を十分に行い判断する必要があります．

判断に迷う症例は口腔外科専門医に相談することをお勧めします．治療法が確立していないからこそ，また発症メカニズムが不明であるからこそ，患者へのインフォームドコンセントは非常に重要です．休薬をしたからといって絶対にBRONJが起こらないわけではありません．

不幸にして口腔外科処置後にBRONJが発症してしまった場合も，口腔外科専門医に相談することをお勧めします．また，厚生労働省が発表している重篤副作用疾患別対応マニュアルのなかにビスフォスフォネート系薬剤による顎骨壊死についてまとめられています．厚生労働省のホームページより入手できますので，ビスフォスフォネート系薬剤による治療を受けている患者の治療にあたる際には，ぜひ一度目を通しておきましょう．

参考文献

1. Edward Ellis III. 16章．放射線療法・化学療法中の患者の管理．現代口腔外科学．原著第5版．東京：エルゼビア・ジャパン．2011；342-345.
2. 米田俊之．ビスホスホネートの有用性と顎骨壊死．歯界展望 2008；112．882-890.
3. Ruggiero SL, et al. American association of oral and maxillofacial surgeons position paper on bisphosphonate-related osteonecrosis of the jaws-2009 update. J Oral Maxillofac Surg 2009；67(5)：2-12.
4. Roelofs AJ, et al. Molecular mechanisms of action of bisphosphonates : current status. Clin Cancer Res 2006；12：6222s-6230s.
5. Marx RE. Pamidronate (Aredia) and zoledronate (Zometa) induced avascular necrosis of the jaws : a growing epidemic. J Oral Maxillofac Surg 2003；61：1115-1117.
6. Advisory task force on bisphosphonate-related osteonecrosis of the jaws, American Associations of Oral and Maxillofacial Surgeons : American association of oral and maxillofacial surgeons position paper on bisphosphonate-related osteonecrosis of the jaws. J Oral Maxillofac Surg 2007；65：369-376.
7. 米田俊之ほか．ビスフォスフォネートの有用性と顎骨壊死．大阪：大阪大学出版会，2010.
8. 社団法人日本口腔外科学会(監修)．ビスホスホネート系薬剤と顎骨壊死．2008.

第1部 術前編

Preoperative Edition 8

知っておきたい口腔病変
~生体染色で示す口腔粘膜疾患~

I 生体染色の意義

　生体染色法とは生体に各種の色素剤を散布し，反応する色調の変化を観察する方法を言います．一般的には早期癌や前癌病変（上皮異形成）の診断補助のために用います．すなわち早期癌の発見に応用する場合，癌の部分と周囲健常部の境界にコントラストを付与し，肉眼で確認しやすくするものです．

　これはかなり前から，主として食道領域で応用されている方法で，種々の色素剤が報告されていますが，口腔領域では図1-8-1に示した2つの方法が知られています．

　これら2製剤はいずれも口腔癌（扁平上皮癌）や前癌病変（上皮異形成）の診断に用いますが，ヨード生体染色法は前癌病変が，癌化に至るプロセスで異形上皮が中等度から高度の段階で描出するのに対し，トルイジンブルー濃染部は高度から発癌の段階で発現するものと考えられています（図1-8-2）．すなわち，チェアーサイドで染色を行う場合トルイジンのほうがより悪性に近い病変だけに特異的に染め分けることができます．ヨードについては診断法として用いるだけでなく，悪性病変を切除する際の切除マージンの設定にもよく用いられています．

II 生体染色の原理

1. ヨード生体染色法

　癌組織は正常組織と比べてグリコーゲンの含有量が少ないことが知られています．そこでヨード染色によるヨード・グリコーゲン呈色反応を発現させ，この染色性の差を利用して癌組織を描出する方法です．

　口腔粘膜にヨードを拭掃した場合，通常観察では病変の範囲がはっきりしないのに対し，コントラストが明瞭となり，病変の範囲が描出されます（これを不染部と称します）．現在筆者らの教室では3％ヨードを用いていますが，各施設によって調整濃度は異なり，一般診療室に常備しているヨード・グリセリンでも代用が可能であるといわれています．ただ刺激薬ですから相当にしみますので使用に際しては注意が必要です．

　図1-8-3a，bに示す症例は，白板症の診断で切除した結果，一部に高度上皮異形成（前癌病変）を認めたものです．

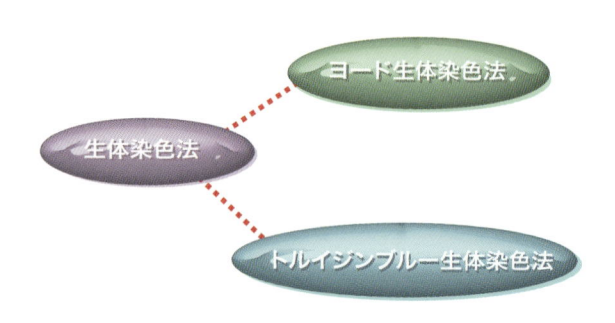

図1-8-1　口腔内に用いられる主な生体染色法．

知っておきたい口腔病変〜生体染色で示す口腔粘膜疾患〜

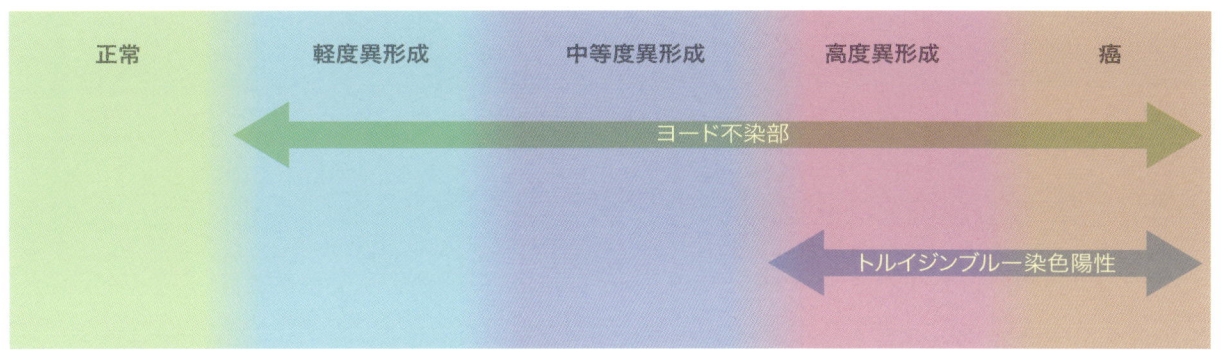

図1-8-2 各種染色法により描出される範囲.

● 高度上皮異形成(前癌病変)を認めた症例

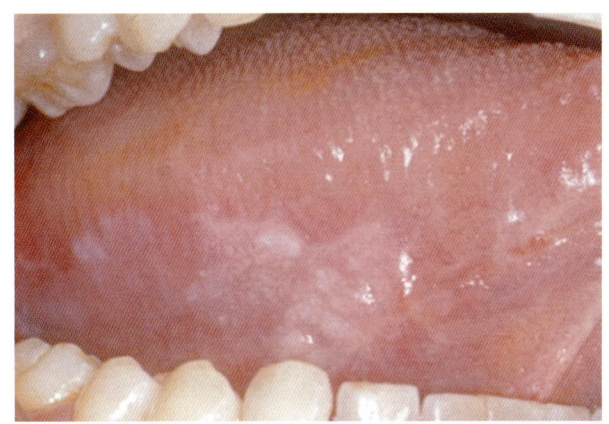

図1-8-3a 白板症に対してヨード生体染色を行った症例.

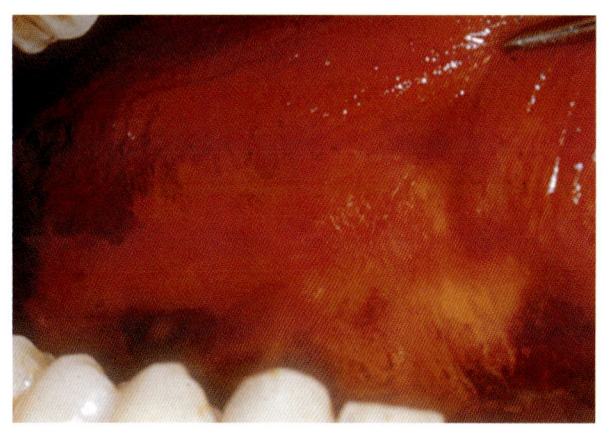

図1-8-3b ヨード生体染色施行後,ヨード不染部を認めた.病理診断では高度上皮異形成であった.

a|b

● 右側舌扁上皮癌の症例

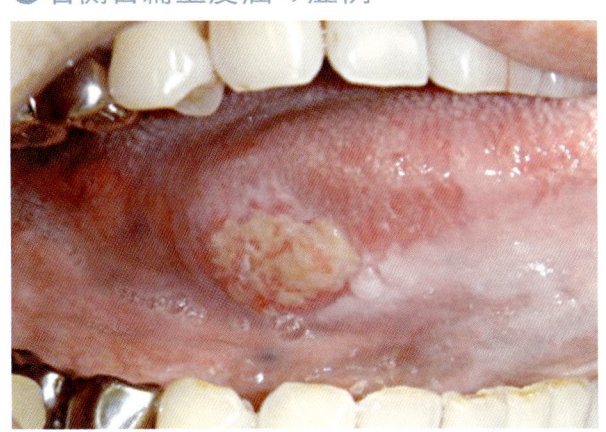

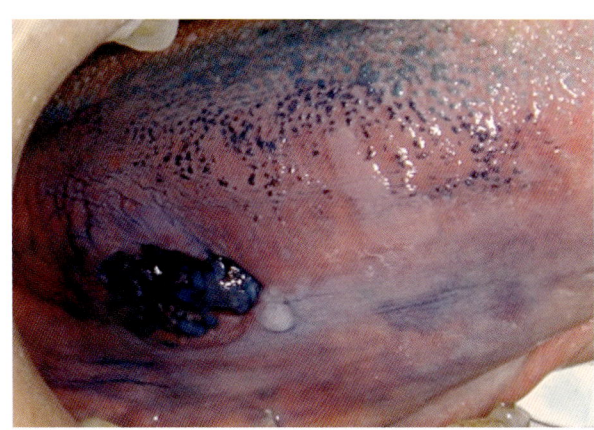

図1-8-4a, b 舌癌症例に対してトルイジンブルー生体染色を施行した症例. 右側舌縁部の癌病変がトルイジン濃染部として観察された. a:右側舌縁部舌癌. b:トルイジンブルー染色後の所見.

2. トルイジンブルー生体染色法

　トルイジンブルー液は青紫色の液体で,口腔粘膜に応用した場合,正常な粘膜上皮は染色されずに露出した腫瘍組織や異形上皮の細胞をメタクロマジー(異染色性)によって染め分けます. トルイジンブルーは発癌している部分に濃く青紫色に染色され,異形上皮には淡染または染まらないという特徴をもちます. 図1-8-4a,

57

第1部　術前編

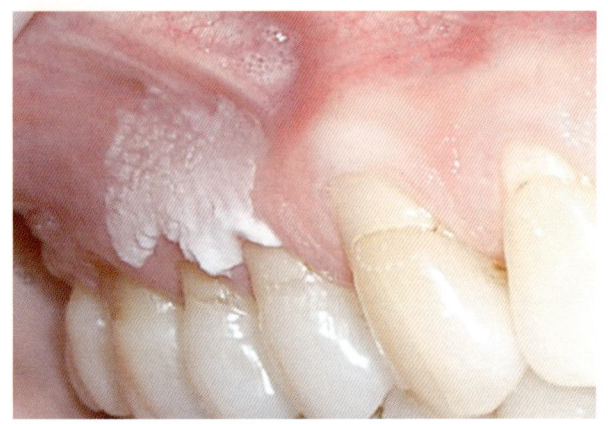

図1-8-5　口腔白板症（上皮異形成をともなわないもの）.

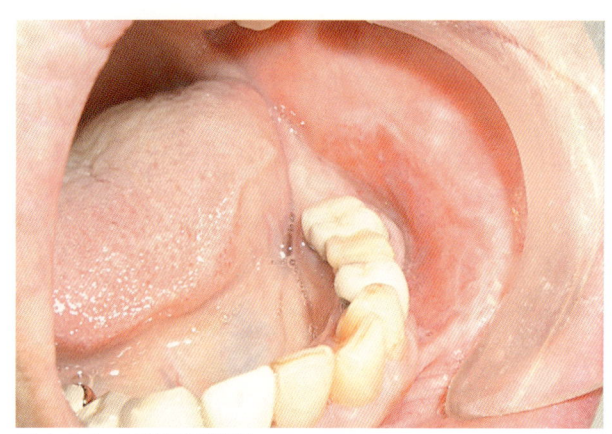

図1-8-6　口腔扁平苔癬.

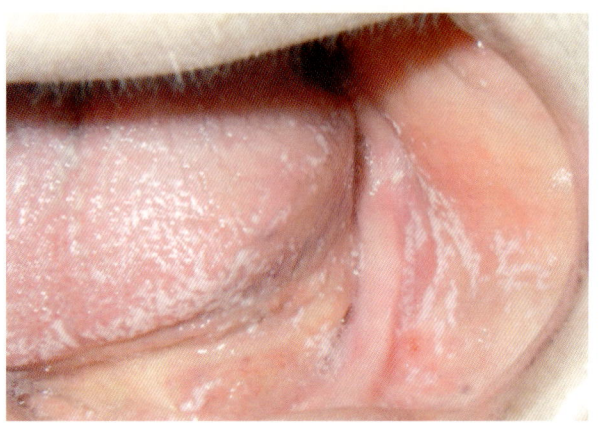

図1-8-7　口腔カンジダ症.

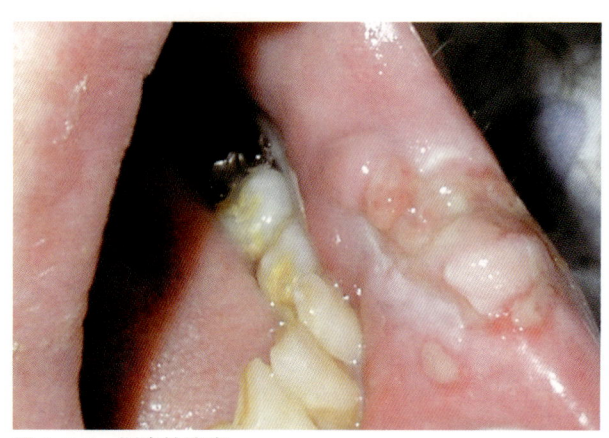

図1-8-8　褥瘡性潰瘍.

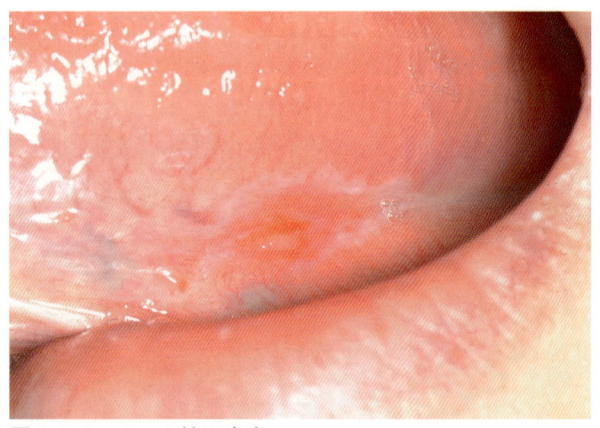

図1-8-9　アフタ性口内炎.

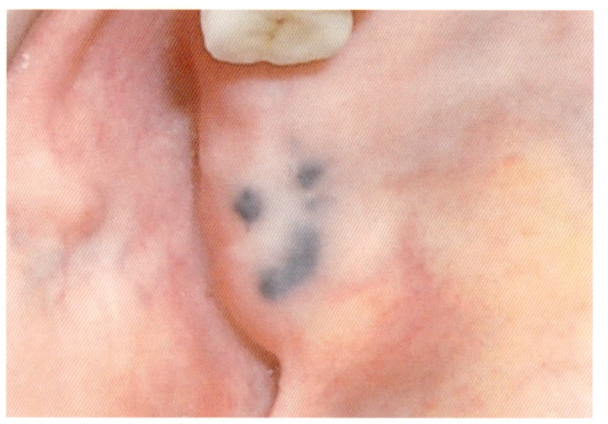

図1-8-10　色素沈着.

bに示したのは右側舌扁平上皮癌の症例です．

III 各種口腔粘膜疾患—早期癌や前癌病変との見極め—

　口腔内は病変を直接目でみることができるた め，消化管や内臓疾患にくらべ診断しやすい領域と考えられます．しかし実際には，口腔粘膜にはさまざま疾患が存在し，早期に治療が必要な癌との鑑別が難しいのが現状です．図1-8-5〜10に示す疾患はいずれも口腔癌との鑑別が難しい良性疾患です．また，これらの疾患はい

58

表1-8-1　ヨード生体染色の手順

①水または生理食塩水で病変部を洗浄する
②エアーで乾燥
③綿球でヨード染色液の塗布
④水または生理食塩水で洗浄
⑤エアーシリンジにて乾燥したのち，粘膜観察を行う

表1-8-2　3％ヨード染色の処方

①ヨウ素（局方品）＝15.0 g
②ヨウ化カリウム（局方品）＝30.0 g
③滅菌精製水（局方品）＝全量：500 ml

表1-8-3　トルイジンブルー染色法の手順

①水または生理食塩水で洗浄
②1％酢酸を綿球で塗布し前処理する
③乾燥
④0.5％トルイジンブルー染色液を綿球で塗布する
⑤その上から1％酢酸で脱色する
⑥粘膜観察

表1-8-4　0.5％トルイジンブルー染色の処方

①トルイジンブルー（局方品）＝0.25 g
②滅菌精製水（局方品）＝全量：500 ml

いずれも染色より描出されません．

IV　生体染色法の実際

1．ヨード生体染色の手順

ヨードはたいへん刺激が強く，咽頭に流れると強いむせを生じてしまうため必要最低限の使用にとどめます．通常ヨードは唾液によって洗い流され数分で染色性が失われるため，観察後はそのままでも大丈夫です．また，歯肉や口蓋といった角化上皮や炎症の強い部位では偽陽性の恐れがあるので，あくまで補助的診断として使用してください．

ヨード製剤は各施設によって調整はまちまちで，筆者らの教室では3％ヨードを薬局処方して使用していますが，市販のヨードグリセリン（JG）でも代用が可能です．いずれにせよ何層か塗布を繰り返し，粘膜の染色の程度に十分慣れておく必要があります．表1-8-1，2にヨード生体染色の手順と3％ヨード染色の処方を示します．

2．トルイジンブルー生体染色の手順

トルイジンブルーは染色性が強く，衣類に付着すると除去が困難であるため注意が必要です．また国内では販売されていないため，薬局調整が必要です．表1-8-3，4にトルイジンブルー染色法の手順と0.5％トルイジンブルー染色の処方を示します．

V 適応上の注意

　ヨード生体染色法の対象となる部位は舌，口底，頬粘膜，軟口蓋（被覆粘膜が良い．咀嚼粘膜は不向き）です．そして凹凸の少ない表在性の病変にもっとも適しています．これに対して一見してすぐに癌とわかるような大きな深い潰瘍をともなう進行癌では，物理的にヨードがたまり洗浄されにくくヨード不染部として現れにくくなります．

　またヨードは口腔粘膜には軽度の刺激を与えるにすぎませんが，ビラン，潰瘍の部位には強い刺激性を示し，疼痛などの不快症状を引き起こすので注意が必要です．

　さらにヨードが体内に吸収された場合，通常は大きな問題となりませんが，ヨード過敏症や甲状腺機能亢進症のある患者は，アナフィラキシーショックや過敏反応を示す可能性があるため，ヨード禁忌です．事前の問診で必ず確認することが大切です．

　一方トルイジンブルーはヨード染色と異なり，口腔粘膜のすべての部位に応用できます．しかし凹凸部の著しい部位では，酢酸を用いた脱色を十分に行わないと，物理的停滞による偽陽性の判定を下してしまうので，十分注意しなければなりません．

　注意すべき点はわずかに酸味，苦味などの刺激があることや，色素による衣服の汚染の危険性などです．

参考文献

1. 柴原孝彦，片倉朗（編）．口腔がん検診どうするの，どう診るの．早期発見・早期治療を目指して．東京：クインテッセンス出版，2007．
2. 野村武史，松原志津加，盧靖文，片倉朗，高野伸夫，柴原孝彦，瀬田修一．早期舌癌に対するヨード生体染色の有用性について．日口腔科会誌．2008；57：297-302．
3. 矢島安朝，野間弘康，横尾恵子，山本信治，野村武史，笠原清弘，畑田憲一，高野正行．舌癌 excisional biopsy におけるヨード生体染色の有用性．日口腔腫瘍会誌 2001；13：277-282．

Tea Time ① 一気にスパッと切る？ ―切開について―

　歯肉弁の切開は歯頸線以外では骨面が平坦な場合ではメスを骨膜下まで一気に入れて切離するのが原則です．この際には，骨面に直角にメスを入れます．斜めに入れると先端部の血流が悪くなります．

　しかし，骨面に凹凸がある場合には，粘膜切開のみを最初に行い，のちに深くメスを入れて骨膜を切開することがあります．この最初の切開をライニングと呼び，ライニングによる粘膜切開で外形線を正確に軽く形成したのちに行う切開をディープニングと呼びます．

　初心者では，骨膜下まで一気に切離する原則に必要以上にはこだわらず，骨膜下に確実に到達することが重要です．とくに，下顎智歯部の切開においては，舌側に深く切り込まないためにも，初心者は最初にライニングを行うのが良いでしょう．筆者は学生や研修医にライニングにはディセクター（YDM社製）を使用するように指導しています．

　メスの運び方の基本としては，骨に確実にあて，遠心から手前に引きます．このようにして，骨膜を確実に切開します．尖刀の刃先を上にして下方から跳ね上げるような切開では骨膜は確実には切開できないため，剥離の際にきちんとした粘膜骨膜弁にはなりにくいのは当然です．

　この跳ね上げるような切開はあくまでも特殊なもので，浅い膿瘍の切開法です．切開しにくい部位，たとえば下顎智歯部の遠心切開の一部や歯頸部切開の一部に使用する場合があります．しかし，このような切開をするよりはNo.12のメスを使用するほうが賢明であると指導しています．No.12のメスは用意しておくと便利です．ただほんの少しだけの使用で破棄するのは資源の無駄なような気がしてしまいます．

　下顎智歯部の遠心切開が短い場合の延長には，通常はメスで粘膜から骨膜までの切開を追加しますが，鋭端のはさみを骨膜下に挿入して粘膜まで切離する方法や粘膜切開を加えずに粘膜下組織と骨膜をメスで切開する方法もあります．

　あくまでも，歯肉弁は「一気にスパッと切る．何度も切らないようにする」ことは原則ですが，2度切りまでは許されると考えています．

明海大学歯学部病態診断治療学講座口腔顎顔面外科学第2分野教授／坂下英明

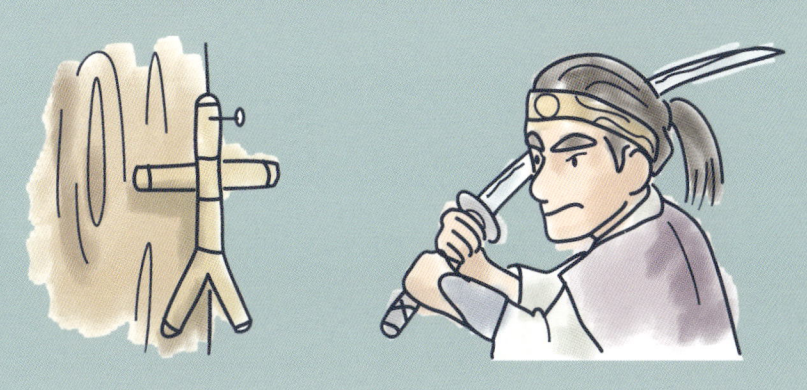

第1部　術前編

Preoperative Edition 9

生検（細胞診）の仕方と結果の見方

I　生検の実際

　生検（Biopsy）は，病変の一部を切除して病理組織学的に観察して診断を下す検査であり，確定診断を得るためには必須の検査と言えます．必要最小限の手術侵襲で，組織型診断のみならず，病変全体の性状に関する重要な情報が得られます．また，日常の小手術で摘出された病変が，たとえ良性であっても，確定診断を得るために病理標本として提出するのは重要なことです．

　このように病変全体を周囲健常組織も含めて切除して確定診断の目的で検査することを全摘生検（Excisional biopsy）と呼び，一部を採取する切除生検（Incisional biopsy）と区別しています．

1．生検を必要とする疾患

　生検を必要とする疾患は囊胞，良性腫瘍，悪性腫瘍，口腔粘膜疾患などが挙げられます．しかし，このうち血管腫と唾液腺腫瘍などは生検処置は禁忌であるので注意しなければなりません．この理由として血管腫は生検により大出血をきたす可能性が高いこと，唾液腺腫瘍などは生検により周囲健常組織に腫瘍を播種させる危険性が高いためです．

　一般的に軟組織に生じた病変は局所麻酔後にメスなどを用いて病変の一部を採取し検体とします．しかし顎骨内に生じた病変は，局所麻酔後に粘膜骨膜弁を形成し，病変に到達するまで顎骨を削去し，病変の一部を採取しなければなりません．この方法を開窓生検（Open biopsy）と呼び顎骨内囊胞や腫瘍性病変に対して行われます．

　いずれにせよ，生検を行う場合は問診，視診，触診あるいは画像検査などのほかの検査を十分に行い，ある程度の推定診断（臨床診断）を下すことが重要です．また生検といえども小手術であるため，一般的な全身状態や手術のリス

表1-9-1　生検の手順

①患部の消毒
②局所麻酔
③生検材料の採取（顎骨内病変の場合，骨を削去して病変を採取）
④縫合
⑤採取した材料は10〜15％ホルマリン水溶液で固定する
⑥「外注病理診断依頼書」を記載
⑦各基幹病院の臨床検査部（業者へ外注）へ郵送
⑧7日後抜糸

生検(細胞診)の仕方と結果の見方

表1-9-2　悪性腫瘍を疑う場合の注意事項

①思わぬ出血をする場合があるので，止血処置を十分に念頭におく
②病巣部と健常部を含めて採取する
③リンパの流れを考慮して必ず末梢側から採取する
④紹介(あるいは治療)の体制が整ってから行う
⑤明らかに臨床的に疑われ場合は専門施設に委ねる

● 生検の具体的手順

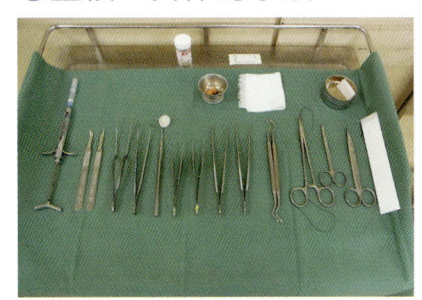

図1-9-1a　生検に用いる器具一式.

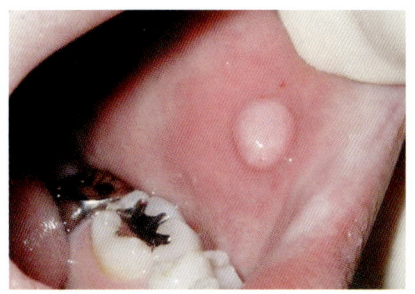

図1-9-1b　左側頬粘膜の腫瘤性病変 臨床診断は間葉系腫瘍．頬粘膜の腫瘤に対し切除を計画した．

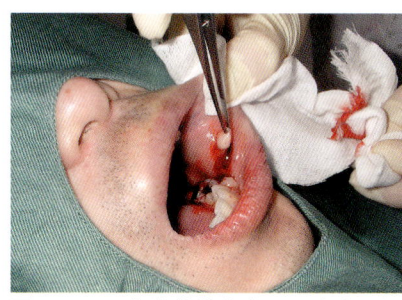

図1-9-1c　健常粘膜を含めて病変の切除を行い，これを検体とした(全摘生検)．

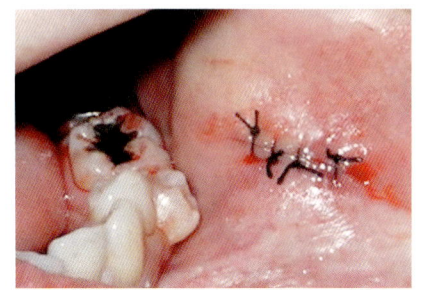

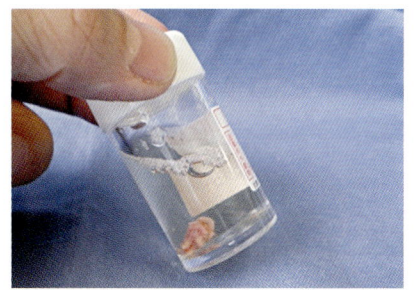

図1-9-1d　一次縫縮．
図1-9-1e　10％ホルマリン溶液に固定．

クを説明して安全に行う必要があります．確定診断が下せるからと言ってむやみに生検を先行させることは厳に慎むべきです．

　一般に悪性腫瘍を疑う場合は，生検後の播種を念頭におき，速やかに専門施設に送る体制を整えてから実施すべきです．通常は細胞診(後述)にとどめ，生検は専門施設に委ねたほうが安心です．

2．生検の具体的手順

　生検は局所麻酔の施行後，病変の一部を採取します．検体は十分な量(5×5mm程度)を採取する必要があります．採取後は縫合を行い，検体を10～15％ホルマリン溶液で固定します．

　そして病理検査科(もしくは外注)に依頼書を添付して送るのが一般的な手順(表1-9-1)となりますが，悪性病変を疑う場合には，さらに表1-9-2に示した注意が必要です．なお図1-9-1a～eに左側頬粘膜の腫瘤性病変に対する全摘生検の手順を示します．

　提出後は病理検査科でヘマトキシリン・エオジン染色(H-E染色)や各種免疫染色が行われ，顕微鏡による観察結果を病理報告としてまとめられ，後日報告書が到着します．

第 1 部　術前編

表 1-9-3　擦過細胞診の実施の手順

①採取部位をエアーで乾燥
②擦過して標本を採取
③容器に封入
④ 100％エタノールで固定
⑤「外注病理診断依頼書」に記載
⑥各基幹病院の臨床検査部へ郵送

表 1-9-4　細胞診の採取手技による分類

①病変の表面を鋭匙やブラシなどで擦過して細胞を採取する方法（擦過法）
②病変を穿刺して吸引により細胞を採取する方法（穿刺吸引法）
③病変に直接スライドを押しあて細胞を採取する方法（捺印法）

● 細胞診の具体的手順

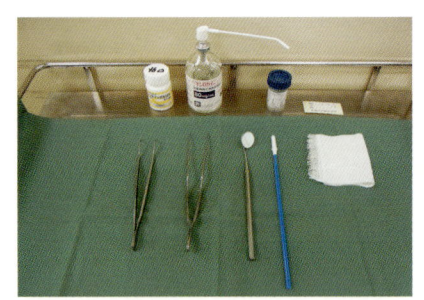

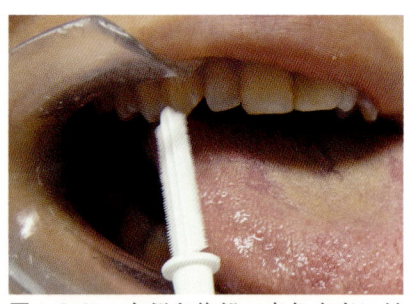

図 1-9-2a　細胞診に用いる器具一式.

図 1-9-2b　右側臼後部の赤色病変に対して擦過細胞診を施行．専用ブラシを用いて病変相当部を擦過する．

図 1-9-2c　100％エタノール容器にブラシの先端を入れる．

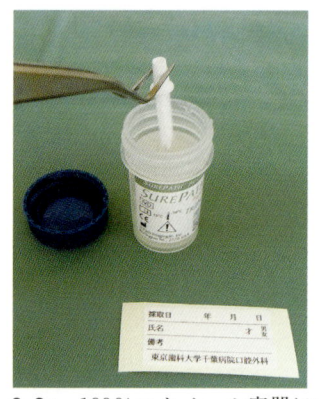

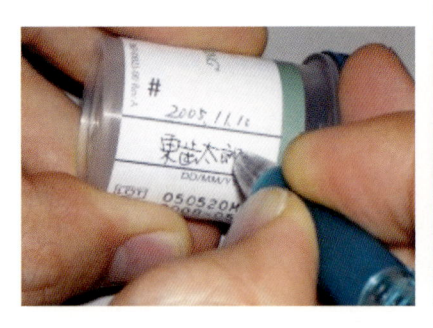

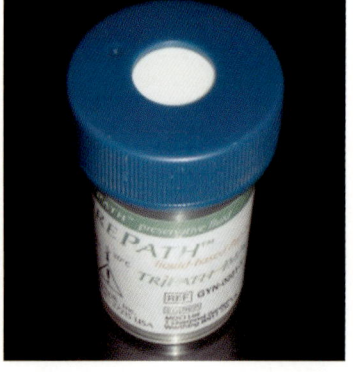

図 1-9-2d，e　蓋をしっかりと閉めてから，患者名を記入する．

II　細胞診の実際

　細胞診は，病変部の細胞を擦過もしくは吸引，捺印などにより採取し，細胞の異型性（悪性度）を観察し，その病変が良性か悪性かを診断することを目的とした検査です．表 1-9-3 に擦過細胞診の実施の手順を示します．また表 1-9-4 には細胞診の採取手技による分類を挙げておきます．なお図 1-9-2a〜e に示したのは

生検(細胞診)の仕方と結果の見方

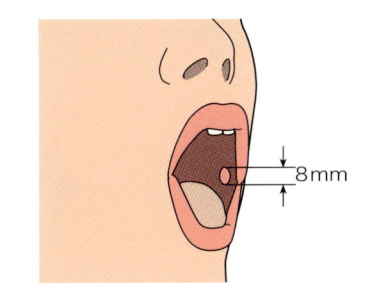

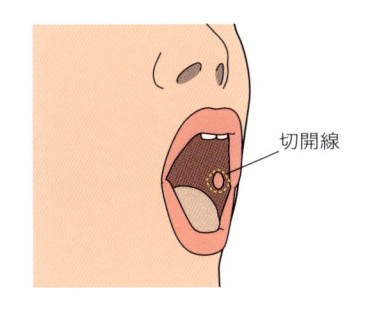

図 1-9-3 切除した頬粘膜腫瘤に対する申込用紙記載例.

右側臼後部の赤色病変に対する擦過細胞診の手順です.

今日では細胞診は疑わしい病変を迅速かつ簡便に診断し,かつ病巣を刺激しないとされており,広く実用化されています.ただし細胞診は悪性の有無を評価するものであって臨床診断は得られません.また採取部位の状況により適切な細胞が得られない場合があります.

III 病理診断依頼書の書き方

記載事項には,診断医に必要な臨床情報を漏れなく記載することが求められます(図 1-9-3).
採取日,氏名,年齢,目的は生検(組織診)または細胞診か,採取部位,臨床診断を記載します.ついで臨床経過も重要な情報ですので洩れなく記載します.

臨床経過では,いつ,どこに,どのような症状が発現したか,生検時の所見では大きさ,形,色調,硬さ,周囲組織との関係も記載します.

患者の自他覚症状の記載(疼痛,麻痺,出血など),ほかの検査の所見とし画像所見,血液検査所見基礎疾患,切除物の所見(内溶液の性状,健常組織と病変の癒着の程度など)も加えます.

たとえば,歯根嚢胞,骨髄炎などを疑う場合では,該当歯が失活歯であるかどうかなども重要な情報となるのです.

第1部　術前編

●●●：左側頰粘膜　　　　　　　　　　　　　　　　　　　　　　　診断臓器数（1臓器）

診断：線維腫

病理組織学的診断

　Fibrous polyp（線維性ポリープ）

所見

検体は左側頰粘膜より切除された組織で、1.1×0.8×03cm大のものです。

4分割して検索しました。

錯角化重層扁平上皮に被覆された線維性結合組織の比較的限局性の増生よりなります。

腫瘤内の結合組織は複雑化傾向を示します。線維束は深部の正常組織と移行的になっており、最深部には筋組織も観察されます。上皮直下にはリンパ球の軽度浸潤が認められます。

これらの所見から上記診断としますが、fibromaの可能性も完全には否定できません。

―No evidence of malignancy（悪性所見なし）―

図1-9-4　切除した頰粘膜腫瘍に対する病理報告例．

IV　検査結果の見方

　通常1〜2週間程度で病理診断名と病理組織学的所見を記載した報告書が返却されますが（図1-9-4），もし検体に骨組織が含まれていれば，さらに数週間待たなければなりません．

　病理報告書には確定診断とその根拠となる所見が記載されています．ある1つの疾患でも，病理学的にさまざまタイプが存在するものもあります．また切除生検の場合は採取した組織がその病変の全体像を代表していないこともあるので，つねにこの病理診断は正しいか，切除した部位が本当に的確だったのか，臨床症状と合わせて疑いの目をもつ姿勢が大切です．ケースによっては直接病理診断医とのディスカッションが必要となることもあります．

　生検，細胞診は病変からの情報ですが，100％正しいとはかぎりません．採取部位，炎症による修飾，壊死部など，さまざまな要因が関与してきて，絶対的な正診率を得ることは不可能です．決して細胞診を過信しすぎず，先生方の目と臨床的な勘も大事にしてください．

　腫瘍性病変の場合は悪性か否かの判定が重要で，その後の速やかな医療連携も求められます．そして病理結果のもつ意味（疾患の特徴，予後など）を十分に把握したうえで，患者に説明を行わなければなりません．あらためて医療面接の技術も必要とされることを認識しておきましょう．

表1-9-5 悪性病変の病理報告を読む際のポイント

①腫瘍の分化度
②細胞異型度
③細胞分裂指数
④腫瘍の浸潤様式
⑤浸潤の深さ
⑥腫瘍の脈管への侵襲
⑦リンパ球の浸潤度

　これは患者にその疾患のもつ意味を理解してもらう絶好の機会となると同時に，治療内容と予後を決定する重要な情報提供の場であることを肝に銘じる必要があります．

　表1-9-5に報告書から読み取るべき内容を列挙しましたが，これらをすべて患者に説明する必要はありません．

参考文献

1. 清水正嗣, 小浜源郁(監修). 口腔癌. 診断と治療. 東京：デンタルダイヤモンド. 1993.

第1部　術前編

Preoperative Edition 10

紹介状（照会状）の書き方

I　紹介にあたって

　近年，高齢者の増加，生活環境の変化により，健康にみえても何らかの医科的疾患を有している患者が増加してきています．このような患者に対して外科的処置を行う場合，医科への問い合わせが必要になります．

　また，診断が困難な場合や困難な処置・手術を行う際には，適切な設備・人員の整った医療機関に紹介したほうが，患者のみならず紹介した歯科医師にとっても安心，安全かつ有益であることは言うまでもありません．

　紹介にあたっては，書面，すなわち紹介状（照会状）を作成する必要があります．

　現在，「社会保険診療報酬歯科点数表の解釈」[1]では，診療状況を示す文書（別紙様式11）を添えて患者の紹介を行った場合，診療情報提供料（I）「250点」が算定できます（照会状の場合は不可）．それとともに，文書によって紹介された病院でも，紹介率により地域歯科診療支援病院歯科初診料（270点）が算定でき，文書での紹介が望まれています．

　書式としては「別紙様式11」が定められていて，これを基本として紹介状を作成することが一般的です．大学病院などでは，宛名が記載済みとなった病院独自の紹介状を配布していることが多いので，直接問い合わせると良いでしょう．

　紹介状および照会状について以下に説明していきます．

II　紹介状の記載内容

　紹介状は他院（他科）に患者の治療や検査を依頼する際に作成します．以下に記載内容の説明をしていきます（図1-10-1）．

1. 項目①紹介先医療機関名など

　紹介先の病院名，所属科は正式名称を用います．直接紹介する歯科医師・医師がいる場合は，その氏名を記載しますが，いない場合には，○○科（初診）担当先生，○○科外来担当先生，○○科御中などを使用します．記載年月日はすぐに受診しないこともあるので，紹介状を作成した年月日を忘れないで記載します．紹介元医療機関の担当医名，所在地および名称，FAX番号，メールアドレスなども記載しておきます．

2. 項目②患者欄

　氏名，性別，患者住所，電話番号，生年月日，年齢，職業などを記載しますが，読み間違いやすい氏名は，読み方がわかるように振り仮名を書き添えておきます．

3. 項目③傷病名

　診断名が得られる場合は正式病名，診断できない場合は疑い病名，疑いも診断できない場合

●紹介状(照会状)の書き方

(別紙様式 11)

紹介先医療機関名等

担当医　　　　科　　　　　殿

①　　　　　　　　　　　　　　　平成　年　月　日

紹介元医療機関の所在地及び名称
電話番号

医師氏名　　　　　　印

患者氏名 患者住所　②　性別　男・女 電話番号 生年月日　明・大・昭・平　年　月　日（　歳）職業	

傷病名	③
紹介目的	④
既往歴及び家族歴	⑤
症状経過及び検査結果	⑥
治療経過	⑦
現在の処方	⑧
備　考	⑨

備考　1. 必要がある場合は続紙に記載して添付すること。
2. 必要がある場合には画像診断のフィルム、検査の記録を添付すること。
3. 紹介先が保険医療機関以外である場合は、紹介先医療機関等名の欄に紹介保険薬局、市町村、保健所名等を記入すること。かつ、患者住所及び電話番号を必ず記入すること。

図 1-10-1　紹介状(照会状)の書式(別紙様式 11). 一般にこれが基本となり，各歯科医師会などで配布されている.

は，○○部の疼痛，○○部の腫脹などの症状記載でも良いでしょう．なお依頼の際，部位を間違えていないか再度確認しましょう．

4. 項目④紹介目的

この欄が重要となります．「お願いしたいこと＝どこに，何を，どう行ってもらいたいか」をわかりやすく書く必要があります．誤解をまねかないために普通の言葉で礼儀正しい文章を書くようにします．また，患者へ説明済みとなっている内容についても記載しておきます．

例文①「抜歯依頼の場合」

「上記診断にて抜歯が必要と考えています．患者は，現在心疾患にて投薬を受けております．ご精査のうえ，ご処置よろしくお願いいた

します．なお，術後に神経障害が後遺する可能性を説明しましたが，十分な理解は得られていません」．

例文②「そのほかの場合」
「上記と診断していますが，当院では対応困難です．ご精査いただき，ご加療のほどよろしくお願いいたします」．

紹介元の担当医が紹介先での処置が必要あるいは可能と診断しても，紹介先の判断でしばらく経過観察とする場合もありますので，この点に留意して紹介状を作成するとともに，患者にもその可能性についてあらかじめ説明をしておいたほうが良いでしょう．

5．項目⑤既往歴及び家族歴

全身疾患名，かかりつけ医などを記載します．とくになければ簡潔に済ませます．

6．項目⑥症状経過および検査結果

紹介元での検査結果などについて簡潔に記載します．また最近他医で検査（血液検査など）を行っていれば，患者にそのコピーあるいは原本も持参させます．

7．項目⑦治療経過

この欄もしっかり書きます．初診時からの所見と治療内容，経過などについて記載します．

8．項目⑧現在の処方

あれば記載します．

9．項目⑨備考

上記以外でとくに報告，連絡したいことがあれば記載します．たとえば，X線フイルムの添付あるいは患者持参の有無，抜歯後の後処置（抜糸，経過観察）を紹介先でなく，紹介元で行うことなどについてです．

III 紹介する側の注意事項

前もって電話などで連絡するか，診察日を調べておきます（紹介医が決まっている場合や特殊な診療を依頼する場合には曜日により診療していないことがあります）．患者には紹介の必要性をよく説明してから受診させます．

さらに，毎日服用している薬剤があれば，薬剤手帳や実物を持参させます．紹介のタイミングは対象疾患によっては，患者の生命予後にかかわることもあるので，いたずらに紹介日を遷延させてはいけません．早すぎて困ることはほとんどありません．

IV 照会状

他科疾患で加療中の患者の病状や歯科的処置の可否などを問い合わせる際に作成します．以下に紹介状と同様の記載の部は除いて，必要な項目のみ説明していきます（図1-10-1 参照）．

1．項目③傷病名

歯科的な専門用語や略号は使用しません．|8 Pericoは，下顎左側第三大臼智歯周囲炎．|6 Per＋WZは，下顎右側第一大臼歯慢性根尖性歯周炎＋歯根嚢胞などと記載します．

2．項目④照会目的

以下に例文を記載しておきます．
「上記診断にて，抜歯を予定しております．2％キシロカイン（1／8万エピネフリン含有）浸潤麻酔下で実施し，手術時間が約30分，出血量は少量．現在，貴院に通院中とのことですが，抜歯の可否，現在までの経過，手術時の注意事項などご教示いただければ，幸いです．ご多忙中恐縮ですがなにとぞよろしくお願いいたします」．

そのほか，必要に応じて，切開，縫合などの術式も記載しておきましょう．

V　そのほかの注意事項

1. 封書の記載

宛名は上記と同様です．医科や歯科では，宛名に「(御)侍史」「(御)机下」などの脇付が用いられてきましたが，最近ではあまり用いられなくなり，「先生」が一般に用いられ，「殿」「様」なども用いられています．紹介状と宛名の記載が異ならないようにしましょう．さらに患者に紹介状を渡す際も，病院を間違えないように再度注意を与えておきましょう．

2. 返事の読み方

医科からの返事には，特別な用語が用いられていることが多いので，理解するには医学略語辞典などが必要になることが多く，また判断に迷うこともあります．このような場合は，的確な患者情報が得られるまで紹介(照会)先に，書面，電話，eメールなども活用して連絡し，目的を達成する必要があり，その経緯，内容をカルテに記録しておく必要があります．ときには他医に診断・処置などをお願いすることもあります．

最後に紹介状(照会状)は，2通作成し，1通は患者に手渡し，もう1通はカルテの一部として取り扱い，保存，管理しておきます．

参考文献

1. 社会保健研究所(編)．歯科点数表の解釈．平成22年4月版．基本的診療料の施設基準等(様式)．東京：社会保健研究所，2010；673．
2. 雨宮義弘(監修)．長坂浩，深山治久，別部智司，中島丘(著)．診療情報提供書の読み方・活かし方．歯科治療を安心・安全に．東京：ヒョーロンパブリッシャーズ，2006．
3. 白川正順，石垣佳希．ピンポイントで読むチームのための有病者歯科治療．東京：クインテッセンス出版，2008；182-185．
4. 白川正順，伊東隆利，河村博(編)．有病者歯科治療．東京：医歯薬出版，2000；40-42
5. 古森孝英(編)．日常の口腔外科．はじめから．京都：永末書店，2004；2-7．
6. 和気裕之，天笠光雄，渋谷鑛，中久木康一(編)．有病者歯科ポケットブック全身疾患VS.歯科治療．東京：デンタルダイヤモンド，2009；232-239．

Tea Time ②　歯肉弁の剥離はどこから？

　一口に歯肉弁の剥離の最初はどこかと言ってもいろいろあります．まずは，袋状弁（蛇足ながら，縦切開をともなわない歯頸部切開）の場合には，切開中央部で歯間乳頭を最初に剥離する場合と歯頸部中央を最初に剥離する場合とがあります．前者では先端が小さな剥離子を，後者では大きな剥離子を使用します．

　また，縦切開をともなう歯頸部切開（two side flap または three side flap）の場合には，①縦切開を最初に剥離する，②縦切開直上の歯間乳頭を最初に剥離する方法があります．①の場合は，縦切開を全長にわたり剥離したのちに下方から約45°の角度で歯頸線を剥離する方法と縦切開の咬合面側を少し剥離してから直上の歯間乳頭を剥離し，咬合面方向から剥離を進める方法があります．

　②の場合には，この部の剥離から扇状の剥離を進めますが，下顎智歯部ではこれを行う方が多いと思います．筆者は下顎智歯部でも縦切開を全長にわたり剥離したのちに約45°の角度で歯頸線を剥離しています．頰側の平滑な骨面上を最初に剥離し，のちに歯頸線部を剥離する方法を行っており，これはきわめて楽な方法です．

　つぎに，不正形の骨吸収が存在する場合や病変の一部が骨外に進展して骨膜と癒着している場合には，これらの周囲で骨面が平滑な部分を剥離したのちに，このような部分を剥離します．

　さて，剥離子としては七浦型の粘膜剥離子（YDM社製）が便利です．また，先端が小さな剥離子が必要な場合には歯齦剥離子＃7B（同）を使用しています．さらに歯頸部をきちんと切開・剥離する必要がある場合には，歯根膜剥離用のメス（同）と左右のある＃1，＃2の歯齦剥離子（同）を使用します．初心者が歯科用粘膜剥離子を多用することはお勧めできません．

　これらのメス歯齦剥離子は抜歯の際の歯周靱帯剥離にも最適ですが，メスの代わりに，歯肉切除メスであるディセクター（同）を使用することもあります．

明海大学歯学部病態診断治療学講座口腔顎顔面外科学第2分野教授／坂下英明

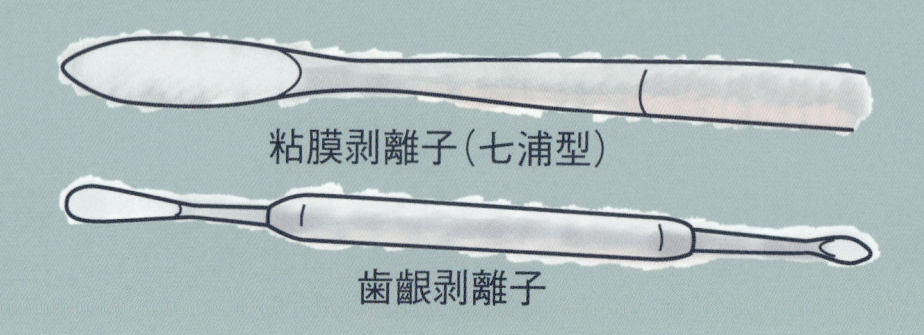

粘膜剥離子（七浦型）

歯齦剥離子

第2部

手術の基本編
(Basic Operative Edition)

　弓倉氏症状で知られる大正・昭和時代の歯科医学者・弓倉繁家先生の抜歯の原則の1項に「術者は常に泰然自若たれ」という言葉があります．この言葉はすべての処置に共通することですが，術中「泰然自若」であるためには手術の準備がきちんとされていることが重要です．

　第1部「術前編」では診断，治療方針の決定，術前の確認事項のチェックについて解説してきました．第2部「手術の基本編」では手術の基本的事項について確認します．ここでは手術の基本的手技についてできるだけわかりやすく解説しています．

　医療安全が叫ばれるようになった現代において感染予防は必須・不可欠となります．手指と術野および器具・機材の消毒では新しい手洗い法からスタンダードプリコーションに基づく感染予防法を解説します．

　必要な器具・器材の項目では，写真を多用し通常使用されるものから，これがあると便利だと思われるものまでを簡単に解説しています．口腔内の小手術に際しては器具の適切な選択で手術過程の半分は終了したと思っても良いでしょう．術前の器具の用意がしっかりしていると処置時間が短縮し，結果的に患者への負担も軽減できます．何より術者が落ち着いて処置を行うことができます．

　また一般歯科診療でも局所麻酔は頻用されていますが，この項目では表面麻酔，浸潤麻酔，伝達麻酔について，いかに奏功させるかの要点を解説しています．

　切開・剥離については手術部位の違いによるメス刃，剥離子の種類と選択を，縫合糸・結紮法・縫合法については縫合糸の種類のほかに，日常臨床でも用いられる代表的な縫合法をイラストで解説しています．持針器のもち方も確認しておきましょう．さらに出血に関しては，その際の術者の心構えと，出血原因の特定による適切な止血法選択の重要性が述べられています．

　手術の基本的手技は反復学習が原則です．確かに「習うより，慣れよ」や「百聞は一見にしかず」の世界があることは否めませんが，きちんとした知識も手術が上達するために必須です．

第2部　手術の基本編

Basic Operative Edition 1

口腔外科に必要な器具／器材
～これだけは揃えておこう～

I 一般的に口腔外科で必要な器材

①歯科用ミラー：口腔内診査に用います．
②ピンセット（組織鑷子，包帯鑷子）：歯科用，マッカンドー型（有鉤，無鉤），アドソン型（有鉤，無鉤），ルーチェ型などがあります．
③探針：口腔内診査に用います．
④注射器，注射針，局所麻酔薬
⑤吸引器
⑥舌圧子：舌を圧排し術野を確保します．
⑦ディスポーザブルシリンジ（試験的穿刺用），18 G 針
⑧ダイセクター：切開線のマーキングに使用します（図2-1-1a，b）．
⑨メス：円刃刀，尖刃刀，および湾刃刀があります（図2-1-2）．頸部郭清術などの皮膚切開には，大きな円刃刀（No.10，20～24）を用います．口腔内の粘膜や骨膜の切開にはNo.15あるいはNo.15cが用いられます．尖刃刀は細い刃先を用いて微細な切開を行う場合，皮膚と皮下組織を穿通して切開する場合，表在性膿瘍の切開などに使用します．湾刃刀は，歯頸に沿って歯周靱帯の切離に用いられる（図2-1-3a）か，または智歯の遠心部などで尖刃刀がうまく適合できない部位の歯肉切開に用いられます（図2-1-3b）．そのほかにNo.20～25まであります．
⑩電気メス：高周波電流（500 kHz～3 kHz）で組織の切開や切離，凝固を行う機器です．
⑪骨膜起子，骨膜剥離子，粘膜剥離子（図2-1-4）：粘膜骨膜弁の形成に使用します．
⑫歯齦剥離子（図2-1-5，6）：粘膜骨膜弁の形成に使用します．図2-1-6に示す#7Bは，歯間乳頭などの細かい部位の剥離に便利です．
⑬歯科用鋭匙：根尖病巣，炎症性肉芽組織の掻爬および抜歯窩内異物の確認や除去に使用します．スプーンの尖端を骨側にあてて使用します．
⑭骨鋭匙：スプーンのような形状の先端です．その縁は刃となり，海綿骨を削るかすくい取ります．軟組織の掻爬に用いる場合もあります．
⑮骨鉗子（図2-1-7a，b），骨ヤスリ：骨の鋭縁

●口腔外科で必要な器材

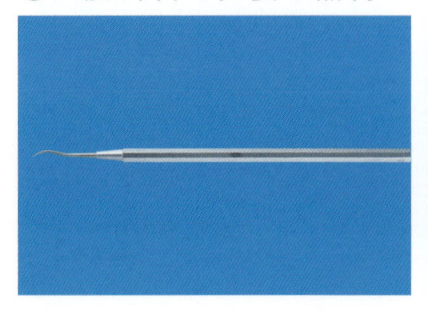

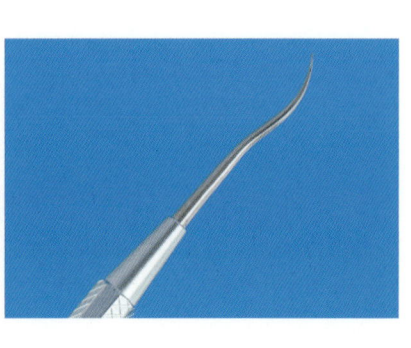

a|b

図2-1-1a，b　ダイセクター（YDM社製）．

口腔外科に必要な器具／器材～これだけは揃えておこう～

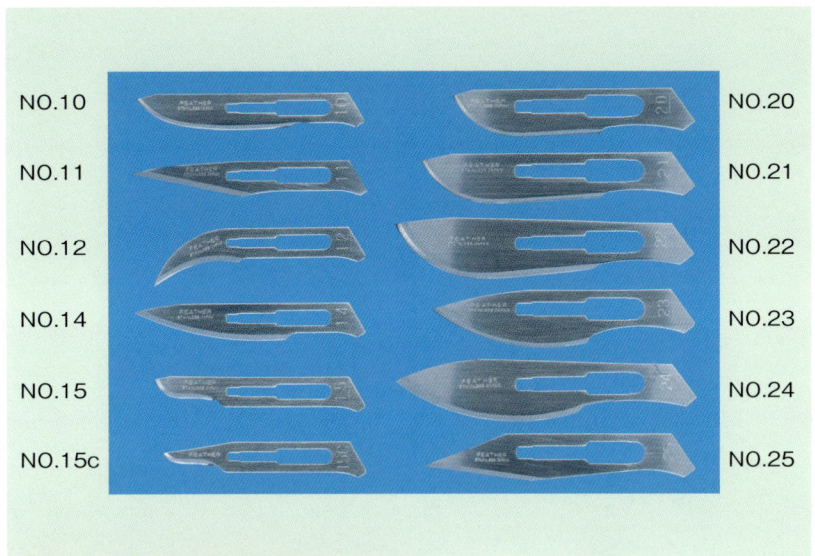

図2-1-2　メス(円刃刀，尖刃刀).

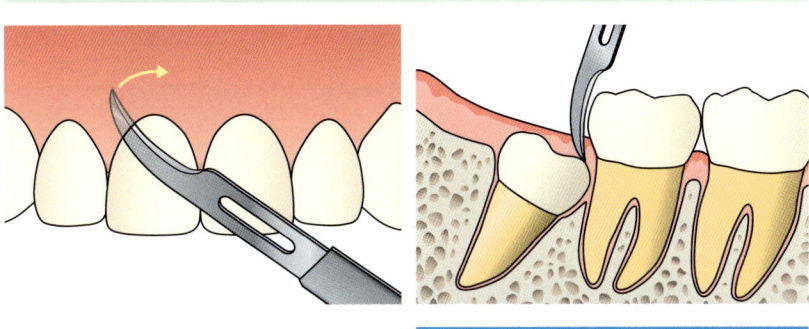

図2-1-3a, b　湾刃刀.

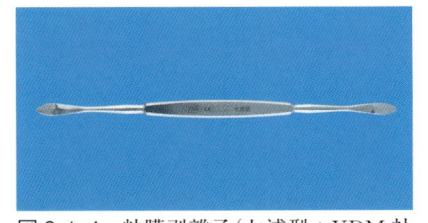

図2-1-4　粘膜剥離子(七浦型：YDM社製).　図2-1-5, 6　歯齦剥離子(YDM社製).

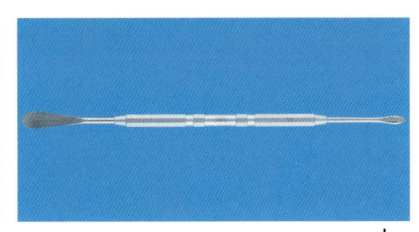

第2部　手術の基本編

を切除し，骨面を平坦にするために使用します．骨鉗子にはデリゲート型(図2-1-8a, b)もあります．
⑯マイセル(平骨ノミ，丸骨ノミ，両刃)：歯の分割や周囲骨の削除に使用します(図2-1-9)．平ノミにはインプラント手術に用いる小型で繊細な歯槽用ノミがあります．
⑰マレット：骨ノミを槌打する道具です(図2-1-10)．
⑱エアータービン，歯科用エンジン，5倍速エンジン，各種バー(ゼクレアバー，ダイヤモンドバー，ラウンドバー，フィッシャーバーなど)：歯の分割や，骨削除に使用します．歯冠分割や骨削除のためのエアータービンの使用やエアーシリンジにより皮下，または組織間隙に空気が侵入し，気腫を生じる可能性があります．短時間に周囲の軟組織の腫脹を認め，腫脹部位での捻髪音が特徴です．最近米国では，タービンの使用を禁止し5倍速のエンジンを用いるようになってきました．また日本でもその傾向が強くなってきているようです．
⑲鉗子：布，ガーゼ，器械を把持する鉗子として，覆布を固定する布鉗子，消毒のためにガーゼを把持する麦粒鉗子，ツッペル鉗子などがあります．組織を把持する鉗子としてモ

75

第2部 手術の基本編

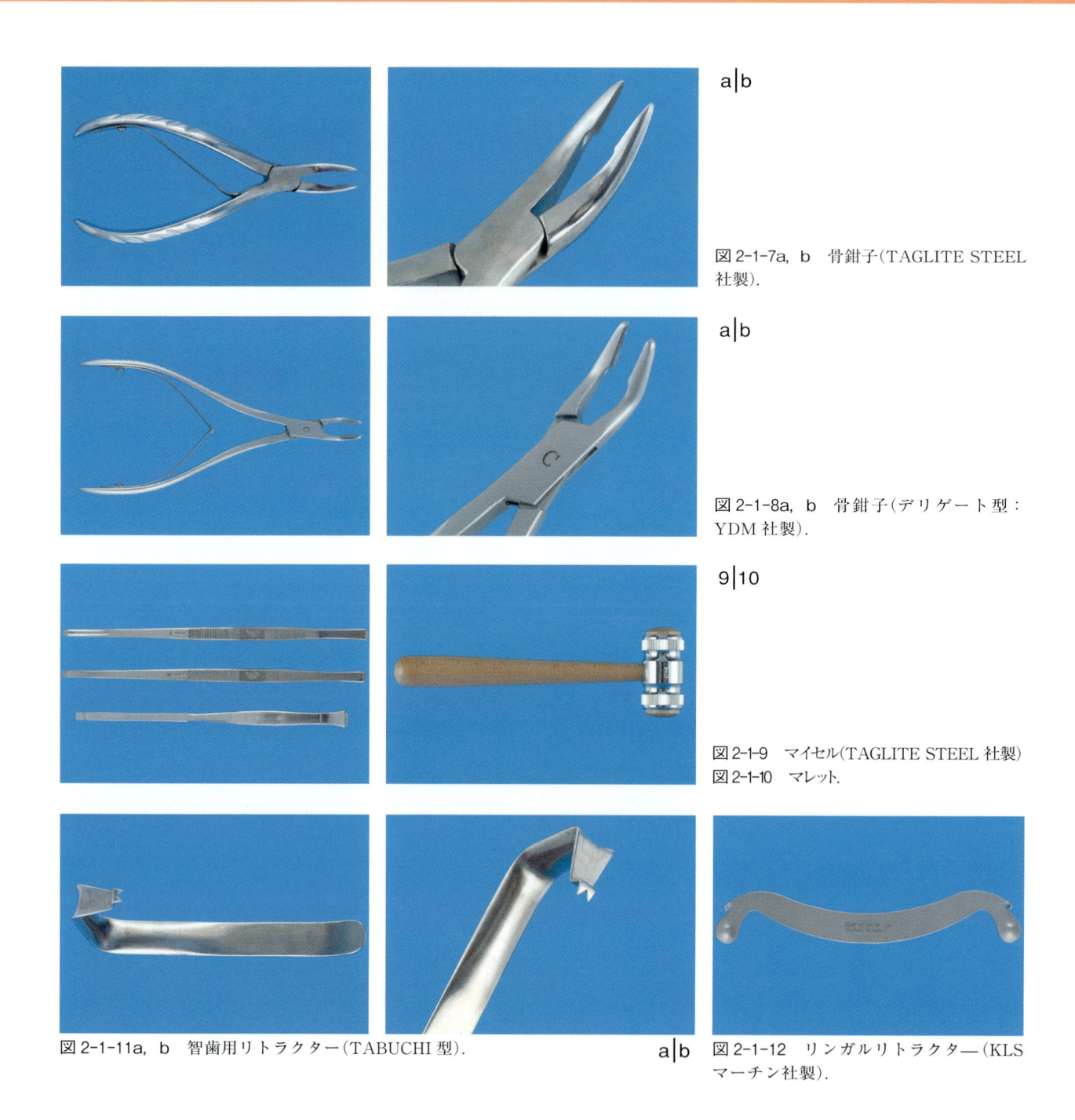

図2-1-7a, b 骨鉗子(TAGLITE STEEL社製).

図2-1-8a, b 骨鉗子(デリゲート型：YDM社製).

図2-1-9 マイセル(TAGLITE STEEL社製)
図2-1-10 マレット.

図2-1-11a, b 智歯用リトラクター(TABUCHI型).

図2-1-12 リンガルリトラクター(KLSマーチン社製).

スキート鉗子，コッヘル鉗子，ペアン鉗子，アリス鉗子などもあります．これらの鉗子は止血する，牽引する，はさむ，開く，遮断するなどに使用します．
⑳剪刀：糸切りや歯肉縁の切除に使用します．
㉑鉤類：鉤は手術野を広く，みやすくするために用います．手術部位，深さ，組織や臓器の硬さなどによって鉤の先端や全体の長さ，形状が異なりつぎのような種類があります．スキンフック，爪鉤(二爪鉤と三爪鉤があり，先端の鋭なものと鈍なものがある)，扁平鉤，単平鉤，智歯用リトラクター(図2-1-11a, b)，リンガルリトラクター(図2-1-12).
㉒持針器：マチュー型，ヘガール型，カストロビジョー型があります．糸付きの無傷針を使用する場合はヘガール型を用意します．カストロビジョー型は神経縫合や微細血管縫合などのマイクロサージェリーに用いられます．

口腔外科に必要な器具／器材〜これだけは揃えておこう〜

●抜歯に必要な器具

a|b

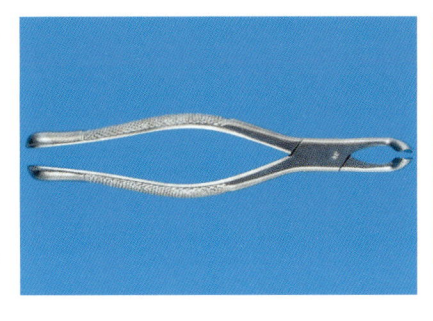

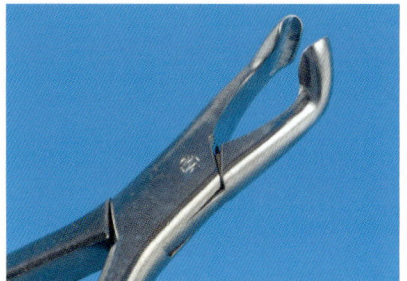

図2-1-13a, b 抜歯（智歯）鉗子（柄の長いもの：YDM社製）.

a|b

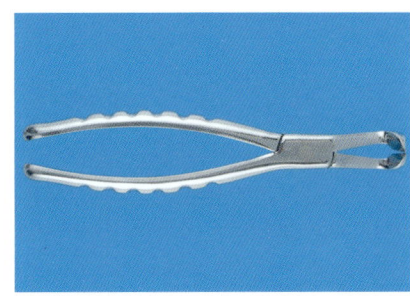

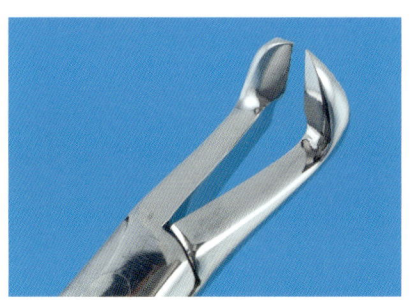

図2-1-14a, b 抜歯（智歯）鉗子（大川式：木村鉗子製作所製）.

a|b

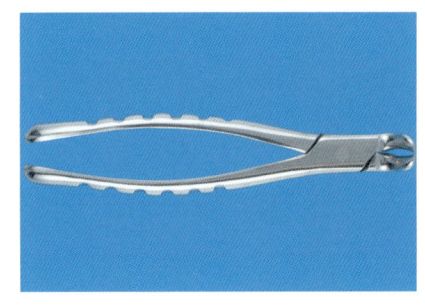

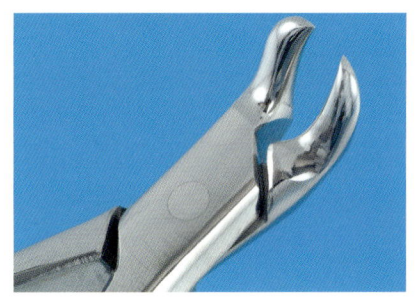

図2-1-15a, b 抜歯（智歯）鉗子（原田式：木村鉗子製作所製）.

第2部 手術の基本編

㉓縫合針：形状により直針，曲針に分けられます．曲針は湾曲の程度により強湾針，弱湾針に分けられます．一般的には曲針が用いられますが，歯間乳頭では直針のほうが，また硬口蓋のような凹面の強い部分には強湾針が便利です．先端の形状により丸針，角針に分けられ，角針は組織を通しやすいですが，裂けやすいです．皮膚および硬い組織に用いられます．逆に丸針は組織を通しにくいですが裂けにくく，口腔粘膜縫合に適しています．針孔には普通孔，弾機孔があり，そのほかに無傷針があります．

㉔縫合糸：非吸収性と吸収性がありますが，さらに糸の構成によりマルチフィラメントとモノフィラメントに分けられます．非吸収性には，絹糸とナイロン糸があります．絹糸は操作性が良く，結びやすくてほどけにくいのですが，糸に滲出液を吸収しやすく，食渣も付着します．したがって細菌が繁殖しやすいという欠点があります．ナイロン糸は弾力性に富み，食渣も付着しにくいのですが，結びにくく，結節がほどけやすいです．吸収糸はポリグリコール酸縫合糸が多く用いられ，比較的操作性は良好です．吸収までに2週間から約1ヵ月の期間を必要とします．

II 抜歯に必要な器具

①上記器具一式
②抜歯鉗子：通常使用する抜歯鉗子のほか，智歯用鉗子があります．智歯鉗子に関しては柄

77

第 2 部　手術の基本編

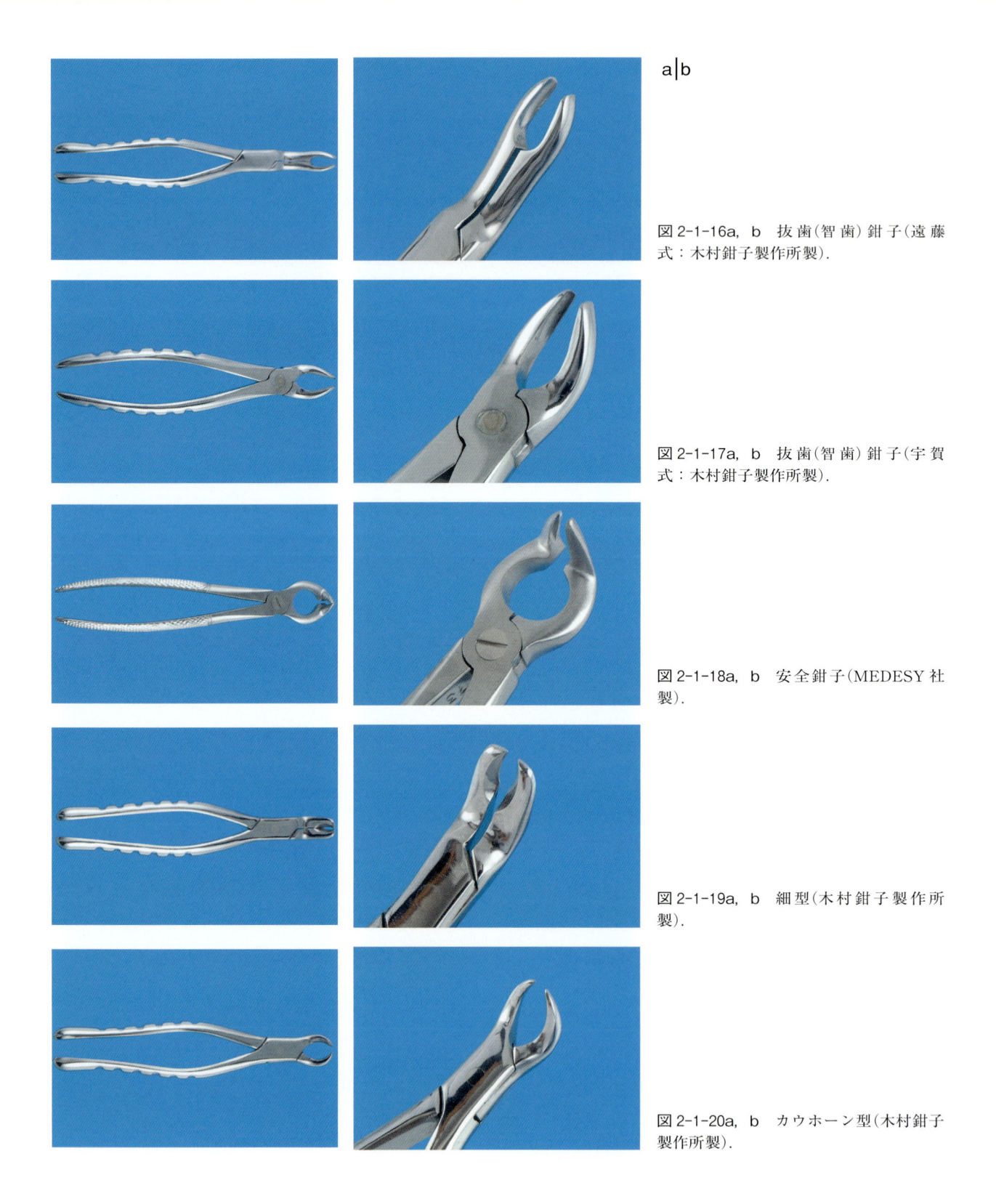

図 2-1-16a，b　抜歯（智歯）鉗子（遠藤式：木村鉗子製作所製）．

図 2-1-17a，b　抜歯（智歯）鉗子（宇賀式：木村鉗子製作所製）．

図 2-1-18a，b　安全鉗子（MEDESY 社製）．

図 2-1-19a，b　細型（木村鉗子製作所製）．

図 2-1-20a，b　カウホーン型（木村鉗子製作所製）．

の長いもの（図 2-1-13a，b），大川式（図 2-1-14a，b），原田式（図 2-1-15a，b），遠藤式（図 2-1-16a，b），宇賀式（図 2-1-17a，b）などの種類があります．さらに，安全鉗子（図 2-1-18a，b），細型（図 2-1-19a，b），カウホーン型（図 2-1-20a，b）もあります．カウホーン型は，分割鉗子としての代用が可能です．残根鉗子に関しては，前歯部用（図 2-1-21a，b），

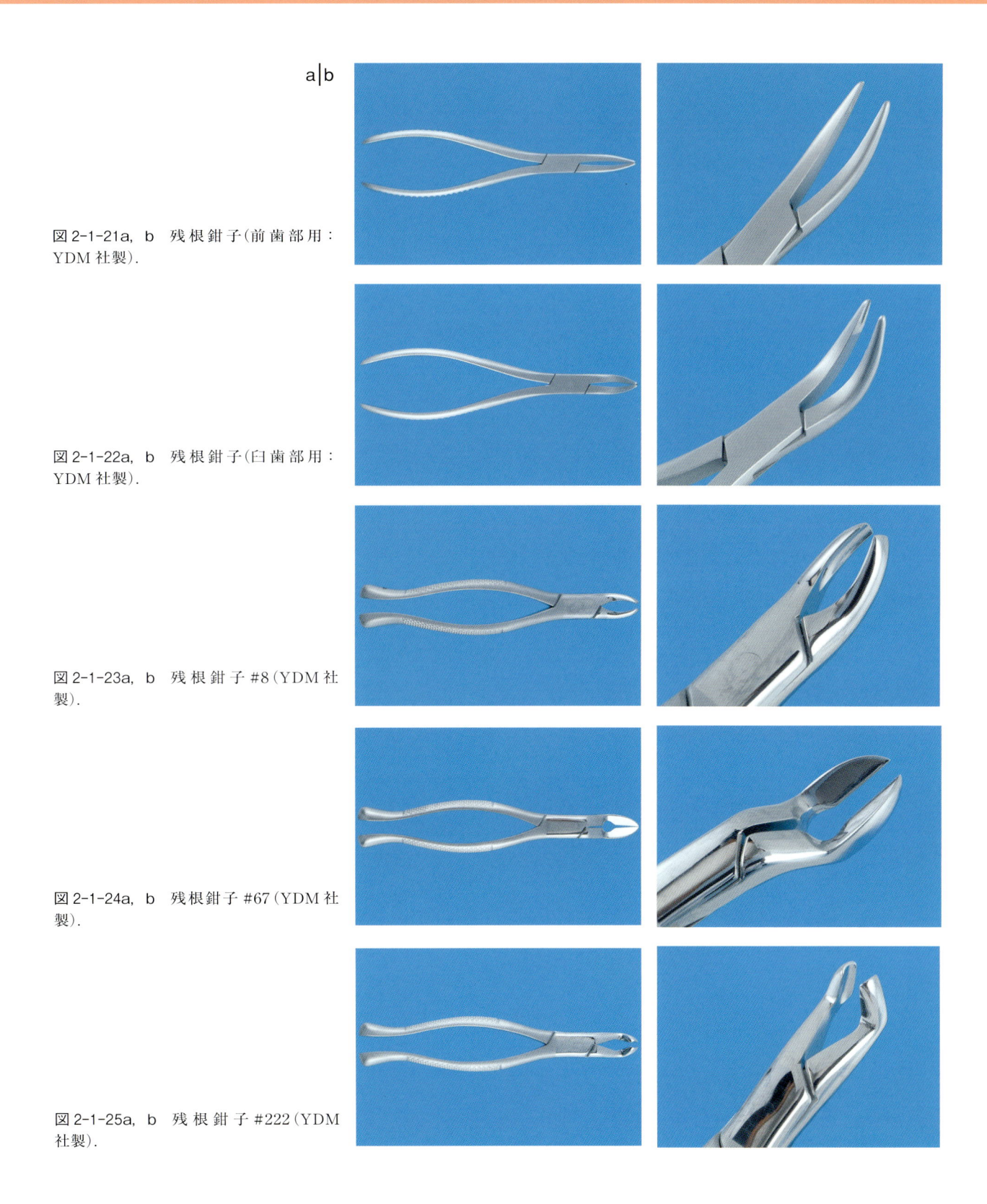

口腔外科に必要な器具／器材〜これだけは揃えておこう〜

図2-1-21a，b　残根鉗子（前歯部用：YDM社製）．

図2-1-22a，b　残根鉗子（臼歯部用：YDM社製）．

図2-1-23a，b　残根鉗子 #8（YDM社製）．

図2-1-24a，b　残根鉗子 #67（YDM社製）．

図2-1-25a，b　残根鉗子 #222（YDM社製）．

第2部　手術の基本編

臼歯部用（図2-1-22a，b）があります．また残根用として #8（図2-1-23a，b），#67（図2-1-24a，b），#222（図2-1-25a，b）などの鉗子がありますが，抜歯する部位に応じた選択が必要です．

③挺子（ヘーベル）：先端の形態により大きく「直型」と「曲型」があります．また智歯型（図2-1-26a，b：浅曲，図2-1-27a，b：舌側か

79

第2部　手術の基本編

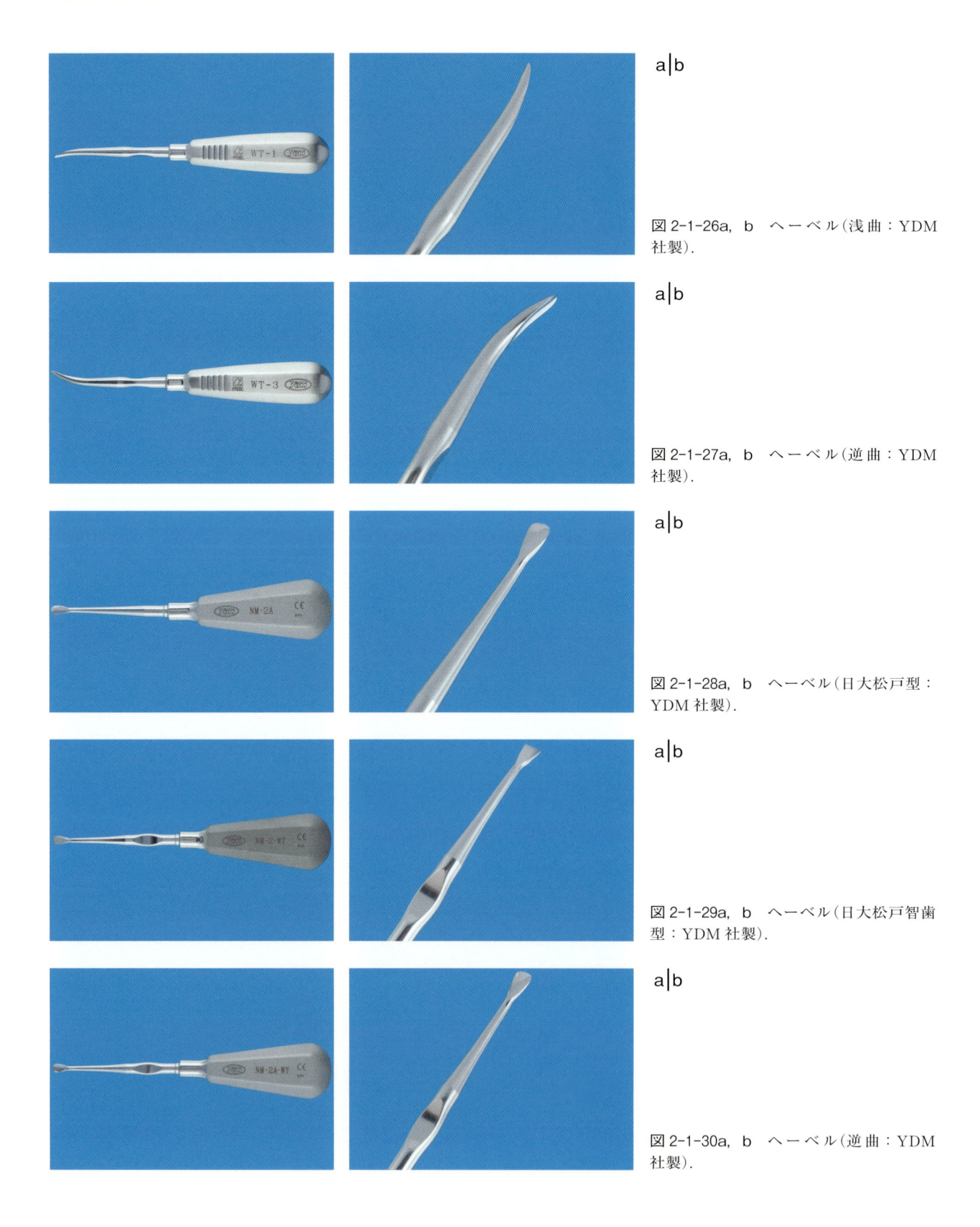

a|b

図2-1-26a，b　ヘーベル（浅曲：YDM社製）．

a|b

図2-1-27a，b　ヘーベル（逆曲：YDM社製）．

a|b

図2-1-28a，b　ヘーベル（日大松戸型：YDM社製）．

a|b

図2-1-29a，b　ヘーベル（日大松戸智歯型：YDM社製）．

a|b

図2-1-30a，b　ヘーベル（逆曲：YDM社製）．

らのアプローチに便利な逆曲）があります．そのほか，日大型，日大松戸型（図2-1-28a，b），日大松戸智歯型（図2-1-29a，b，図2-1-30a，bは逆曲）があり，先端のサイズも幅，厚みと多数種類がありますが，歯根の大きさ，形状に一致するヘーベルの選択が必要で

80

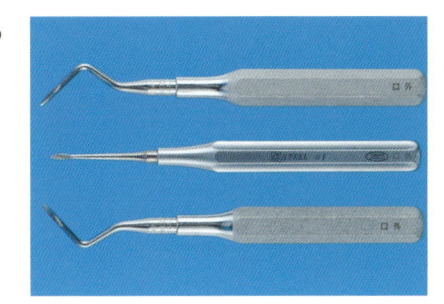

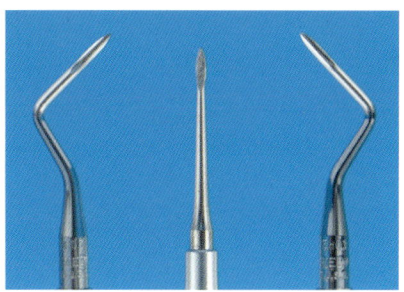

口腔外科に必要な器具／器材～これだけは揃えておこう～

図2-1-31a,b　ルートチップピック.

す.
④ルートチップピック：抜歯中に根尖部が破折残留した場合，これを除去するのに使用します（図2-1-31a，b）.

III　そのほか，あれば便利なもの

①開口器（万能開口器，ハイステル，ローゼル・ケーニッヒ）
②ゾンデ：管腔や瘻孔の内部のみえない部分の診査に使用します.
③スタンチェ：止血スタンチェ
④止血ノミ
⑤ボーンミル：採骨した骨皮質を移植に適したように粉砕する器具です.
⑥ボーンシェーバー：骨表面からシェービングにて採骨する器具です.

第2部　手術の基本編

81

Basic Operative Edition 2

手指の消毒，術野の消毒
～滅菌と殺菌，除菌はどう違うか～

I スタンダードプリコーションとは

　歯科医療の現場では，患者も術者もつねに多くの病原体にさらされる環境下にあります．わが国では2007年4月1日に改正医療法が施行され，無床診療所においても院内感染予防対策の充実・強化が義務づけられました．ただし実際には診療所において感染，汚染をゼロにすることはできないので感染，汚染をかぎりなく少なくする努力が求められます．そのためには感染予防対策を徹底して行うことが重要であり，この基本的な考え方がスタンダードプリコーション（標準予防策）となります．

　スタンダードプリコーションとは，全患者が感染症をもっているという前提で診療にあたるという概念です．すなわちすべての患者の体液，排泄物，血液（羊水，心嚢液，腹水，胸水，関節滑液，脳脊髄液，精液，膣分泌液，耳鼻分泌液，創からの滲出液，尿，便），病理組織（生検・手術材料・剖検臓器），胎盤，抜去歯は感染の可能性のあるものとして扱うと定義されています．

　この目的のためにわれわれ医療従事者は，つねに自身の衛生状態に注意して，自分自身が感染源にならないように十分注意することが重要となります．そのなかの中心的役割を担うのが，手指の消毒と術野の消毒です．

II 滅菌と殺菌，除菌の考え方

　手指や皮膚あるいは口腔粘膜は細菌で汚染されています．手術を行う場合，これら細菌感染が問題となるため，あらゆる手段を尽くしてこれを排除しなければなりません．しかし，手指や術野は使用できる薬剤に制約があるため，細菌数をゼロにすることは不可能です．

　表2-2-1に滅菌，消毒，そして除菌の概念を示します．滅菌は完全に無菌状態にする概念で，主として器具や器材に対して用いる考え方です．これに対し殺菌や除菌は手洗い，あるいは術野の消毒に用いる概念で，殺菌は文字通り菌を殺すことを言います．いわゆる消毒という

表2-2-1　細菌に対する考え方

滅菌	抵抗性の強い芽胞も含めてすべての微生物を殺滅し完全な無菌状態にすること
殺菌	すべての微生物を死滅させること
除菌	対象物から菌を除いて減らすこと

表 2-2-2　手洗いの種類

日常手洗い	日常生活において行う手洗いで，配膳の前やトイレの後などに行う簡易な手洗い（通過菌の一部を除去）．
衛生的手洗い	医療処置前後に行う手洗いで，手指を介した接触感染を予防することが目的（すべての通過菌を除去）．
手術時手洗い	手術など侵襲的な手技の前に行われる手洗いであり，術中感染予防が目的（通過菌と常在菌を可能なかぎり除去）．

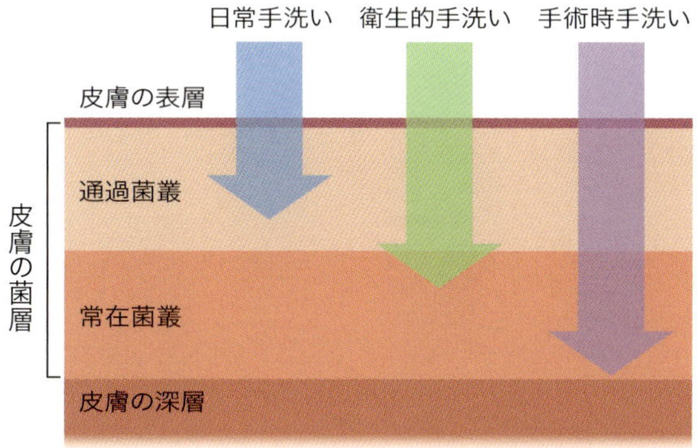

図 2-2-1　各種手洗いと除去可能な菌層．

考え方は衛生的手洗いあるいは手術時手洗い，そして術野の消毒にあてはめることができます．これに対して日常の手洗いは，物理的に菌を排除する，除菌という考え方に基づきます．

III　手洗いの種類

手洗いには，細菌の除去の程度によって表2-2-2のように分類されます．

手指には皮膚常在菌と皮膚通過菌が存在します．常在菌は，皮脂腺，皮膚の皺などの深部に常在しており，表皮ブドウ球菌などが含まれ，消毒薬による手洗いによっても除去しきれません．

通過菌は皮膚表面，爪などに周囲の環境より付着したもので，大腸菌などのグラム陰性菌や黄色ブドウ球菌などさまざまな微生物が含まれますが，抗菌成分を含まない石けんと流水でほとんど除去することができます（図2-2-1）．

IV　手洗いの実際

われわれ医療従事者はつねにスタンダードプリコーションを念頭におき，職場では手指の消毒に配慮しなければなりません．すなわち外出から職場へ戻ったとき，休憩が終わり控室から診療室に入ったときなど必ず行うのが日常の手洗いです．

また，通常の歯科処置，小手術を行うときなどは，そのつど衛生的手洗いを実践しなければなりません．

さらに手術室に入り，全身麻酔下に行うメジャーサージャリーなどは，手術時手洗いが必要となります．表2-2-3に手洗いの方法と使

第2部 手術の基本編

表 2-2-3 手洗いの方法と使用薬剤

	方法	薬剤	目的	必要持続時間
診察時の消毒	日常の手洗い	水と抗菌作用のない石けん	汚れと一過性微生物の除去	10秒
	衛生的手洗いもみ洗い	水と抗菌性の石けんクロルヘキシジン，ヨード，ヨードフォール，クロロキシレノール，トリクロサン	一過性微生物の除去または駆除，常在性微生物の削除	30秒
	衛生的手洗いラビング法	アルコールベースの速乾性擦り込み式手指消毒剤	一過性微生物の除去または駆除，常在性微生物の削除	薬剤が乾燥するまで手を擦り合わせる
外科処置時の消毒	外科用手指消毒	水と抗菌性石けんクロルヘキシジン，ヨード，ヨードフォール，クロロキシレノール，トリクロサン水と抗菌作用のない石けんその後アルコールベースの持続的効力のある外科用手擦り消毒剤	一過性微生物の除去または駆除，常在性微生物の削除（持続的効力）	2～6分製造業者の定めた用法に従う

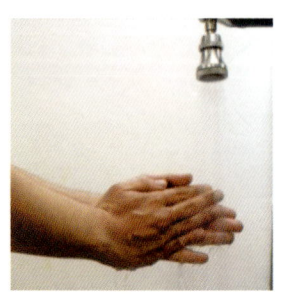

図2-2-2 素洗い．流水で手や腕に付着している汚れを洗い流すとともに十分に湿らし，手指から前腕まで順に洗っていく．

図2-2-3a, b もみ洗い．適量の薬剤を取り，両手の手掌でまんべんなく泡立てて，手掌をよく擦り合わせて洗う．

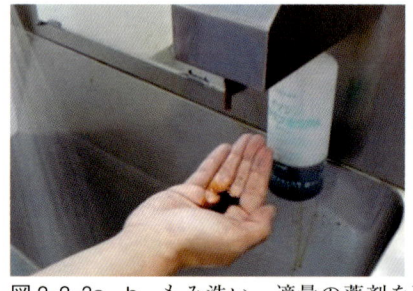

a｜b

c｜d

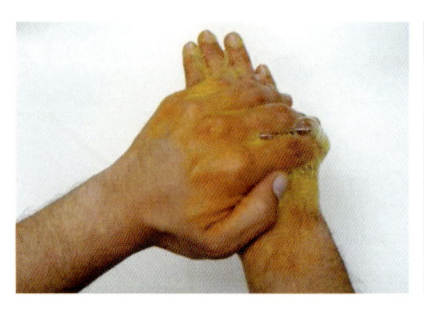

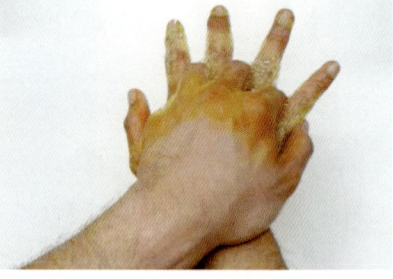

図2-2-3c, d 両手の手背をよく擦り合わせて洗う．

用薬剤をまた以下に衛生的手洗いの手順を示します．

1. もみ洗いとラビング法の併用

東京歯科大学口腔外科では，図2-2-2～5に示した手順に従い衛生的手洗い（素洗い，もみ洗い）を行っています．

2. ブラシを用いた手洗い

水道水を流したまま，手指，前腕1/3の順に素洗いを行います．素洗いののちにもみ洗いとして，適量の薬剤を手に受け，よく泡立ててからまず両手手掌，指，指間，手背の順に洗います．

ついで左手前腕末梢部から前腕中枢方向に前

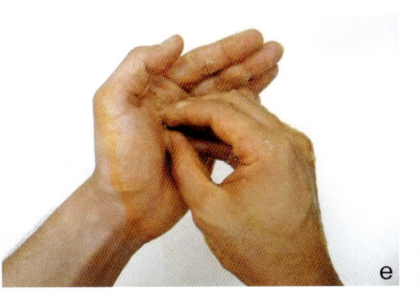

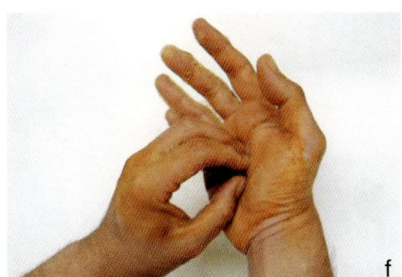

手指の消毒，術野の消毒〜滅菌と殺菌，除菌はどう違うか〜

図2-2-3e, f　指先，爪の間を入念に擦り合わせて洗う．

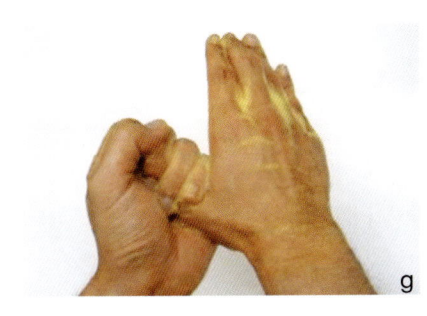

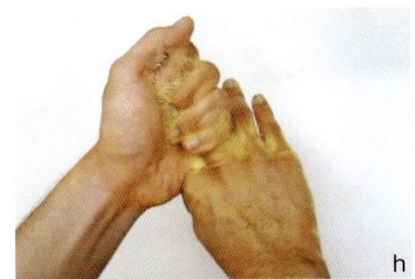

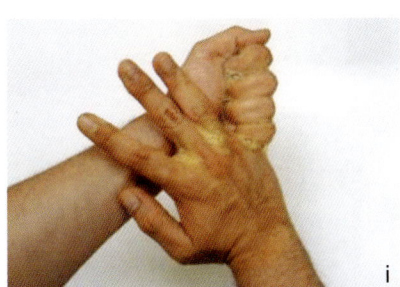

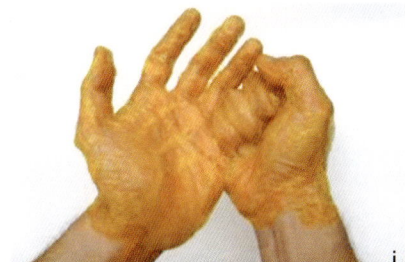

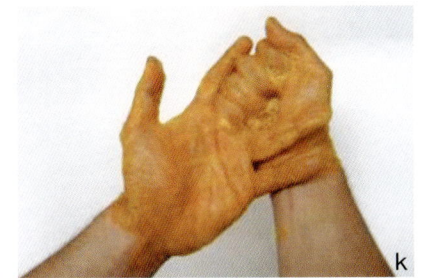

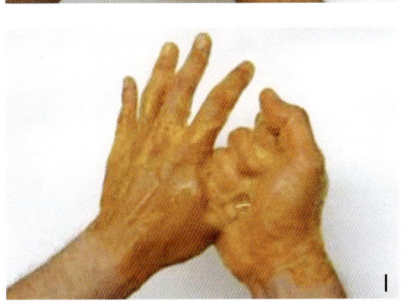

図2-2-3g〜l　各指と指間を手掌で十分に捻りながら洗う．

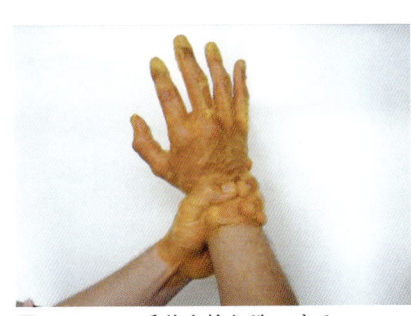

図2-2-3m　手首を捻り洗いする．

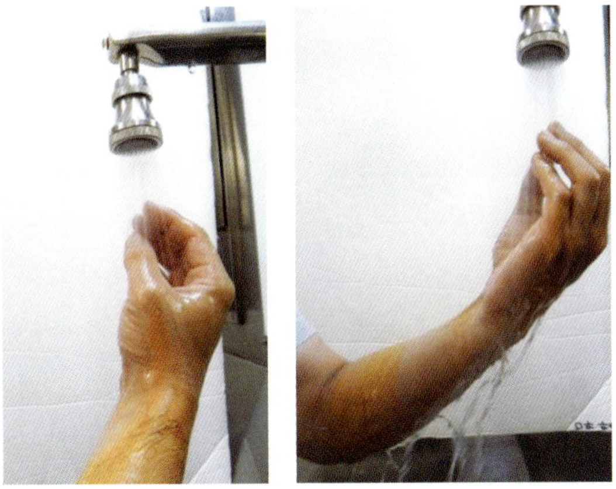

図2-2-3n, o　水道水で，指先を上に肘を低く保ちながら洗い流す．

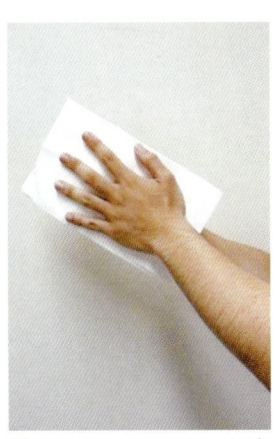

図2-2-3p　ペーパータオルを2枚取り，手指，手掌，手背を拭く．

第2部　手術の基本編

腕1/2まで右手でもみ込むように洗います．右手も左手同様に洗います．

最後にブラッシングを行いますが，滅菌したブラシに同一の薬剤を約5ml取り，つぎの順序で指先から前腕1/2までをスクラブ法で行います．左手の爪部から指の間，手背，手掌，右

85

第2部　手術の基本編

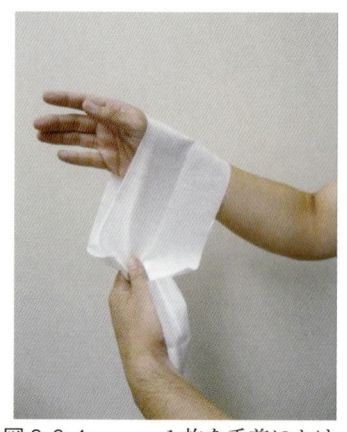

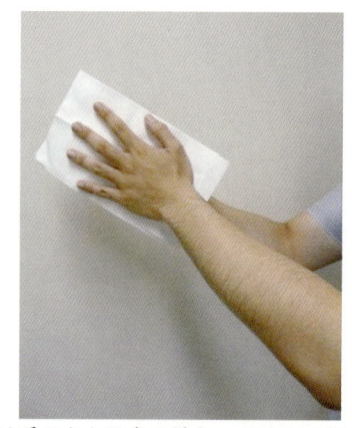

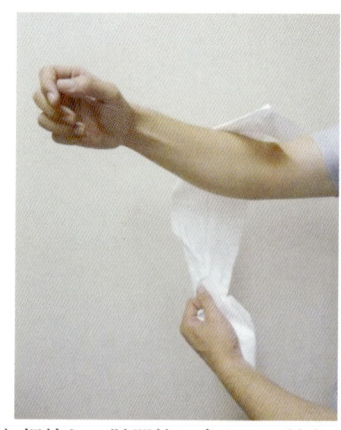

図2-2-4a〜c　1枚を手首にかけ，もう1枚は手のなかに丸め込む．タオルの両端をしっかり把持し，肘関節に向かって拭き，タオルの外側を引っ張り外す（内側に引くと逆の手につく可能性がある）．もう片方の手も同様に行う．

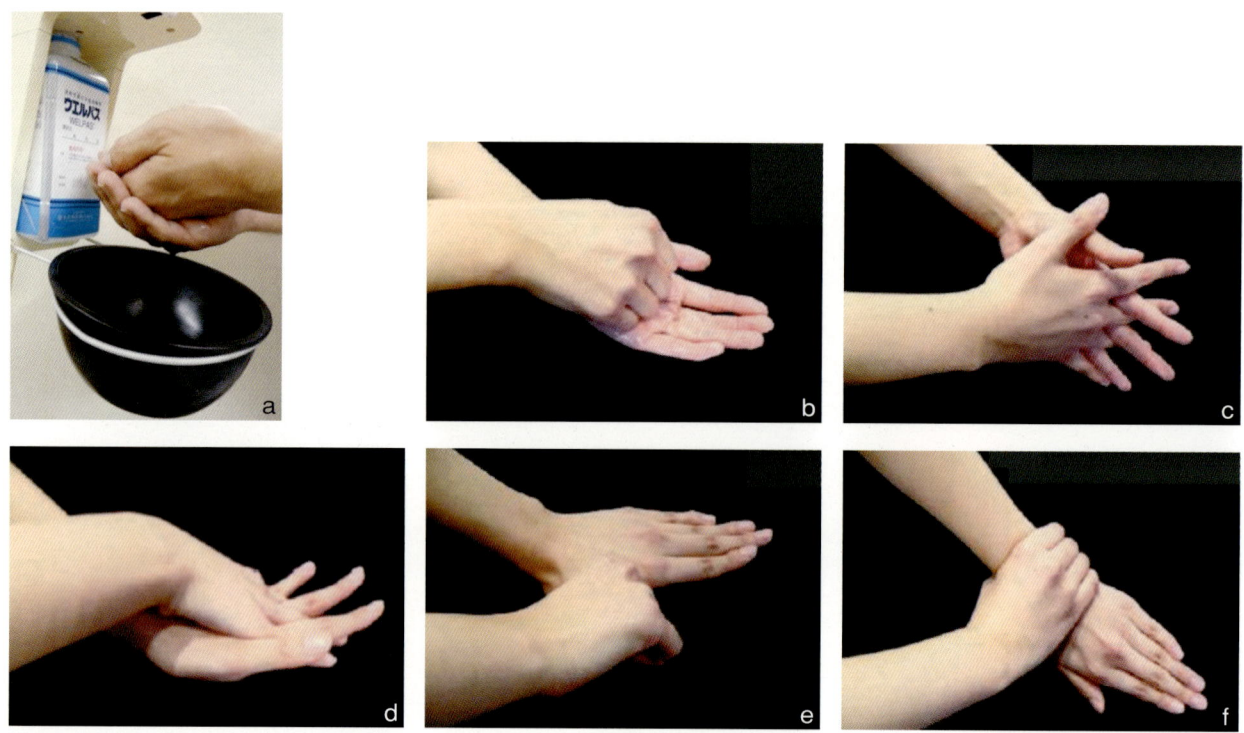

図2-2-5a〜f　擦式消毒（ラビング法）．a：速乾性擦式消毒薬を約3ml手掌に取る．b〜f：指先（爪の部分にも）から手掌，手背，指の間，手首の順に擦り込む．

手の指の間，右手の手背，右手の手掌，左右前腕1/2までを水道水の流水下で肘を低く保ちながら洗い流します．

なお最近のCDC（米国疾病予防管理センター）のガイドラインでは，皮膚の損傷を最小限にし，術者の手から出る菌の量を減らすために，ブラシを用いずに手指の汚染を除去することを勧告しています．

V　術野の消毒

1．口腔内の消毒

口腔内は粘膜で被覆され，唾液により湿潤しているため，完全な消毒は困難です．したがって術前に機械的な清掃（ブラッシングやスケーリングによるプラーク，歯石の除去）を行ってください．

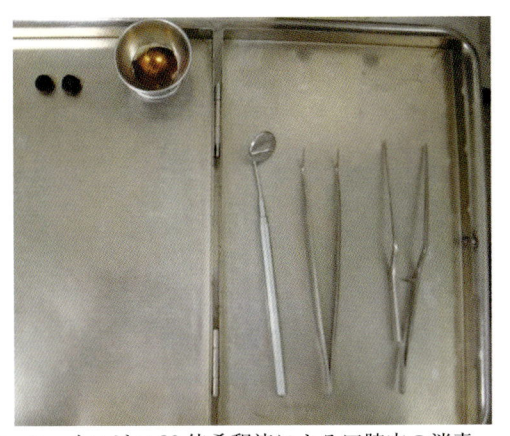

図2-2-6a, b　イソジン30倍希釈液による口腔内の消毒.

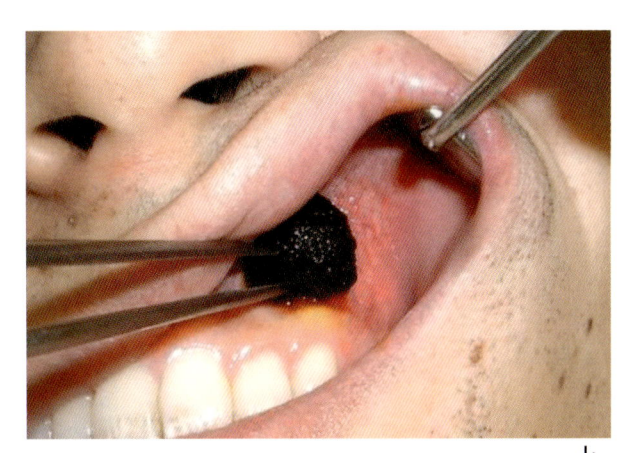

図2-2-7　10％ポピドンヨードによる皮膚の消毒.

含嗽にはポビドンヨードを有効成分とする含嗽剤が広く使用されています(図2-2-6).歯肉・口腔粘膜にヨードチンキ，咽頭炎，喉頭炎，扁桃炎に複方ヨードグリセリンを使用することができます．口腔粘膜の消毒，および口内炎・咽喉頭炎・扁桃炎など粘膜の炎症にはオキシドールを用いることができます．

扁桃炎・副鼻腔炎などの化膿性病巣局所の消毒にはアクリノール液を用いることができます．また，0.2％塩化ベンゼトニウム歯科用製剤が口腔内の消毒・抜歯創の感染予防用に市販されています．

2. 皮膚の消毒

Grossich氏法に準じ，10％ポピドンヨードを手術野の中心部から外方へ円弧を描くように広く塗布します．筆者らは，10％ポピドンヨードを用いた後，0.5％クロルヘキシジンアルコール(ヒビテンアルコール)溶液で拭掃します．

さらに2回目の10％ポピドンヨード，0.5％クロルヘキシジンアルコールによる拭掃を行い，最後にヨードの脱色のためハイポアルコールで拭去し乾燥させる方法を採っています(図2-2-7).

参考文献

1. 佐藤田鶴子(監修)，歯科における院内感染対策ガイドライン検討委員会(編)．最新歯科医療における院内感染対策CDCガイドライン．京都：永末書店，2004．

2. 吉野肇一，塩崎均，古山信明(編)．新版手術室研修医マニュアル．東京：診断と治療社，2006．

Basic Operative Edition 3

チェアーサイドでできる器具・機材の消毒
〜殺菌と滅菌処置〜

I 器具・機材の滅菌法

　口腔外科処置に用いられる器具・機材の滅菌法は信頼度が高く，実用的で，器具に対して安全なものでなければなりません．このことから，医療現場において多用されている器具・機材の滅菌法としては，乾熱滅菌法，高圧蒸気滅菌法，エチレンオキサイドガス滅菌法などがあります．

　このうち乾熱滅菌と高圧蒸気滅菌は熱を利用した滅菌法です．100℃では，多くの芽胞やウイルスは生き残っていることから，単に沸騰水中に浸漬したり，水蒸気にあてることは，滅菌ではなく消毒となります．乾熱滅菌は通常160〜190℃で行われます．簡単で使用しやすく，ガラス類や錆びやすいものの滅菌に適しています．一方欠点として，熱に弱い器具を損傷する可能性があること，さらに長時間を要することから，診療室で行うには数多くの治療器具を用意することが必要となり，実用性を考えるとチェアーサイドで用いるには一定の制限があります．

　高圧蒸気滅菌は，より低い温度かつ短い時間で行えます．加圧下で飽和水蒸気を供給できるオートクレーブは高い滅菌効果とスピードからもっとも用いやすい滅菌装置であると言えるでしょう．欠点としては水蒸気により刃先が錆びたり鈍くなったりすることが挙げられます．高圧蒸気滅菌は表2-3-1および表2-3-2に示すようなガイドラインに則って行われます[1]．

　これら2つの熱を用いる滅菌法以外に，医療現場でよく用いられているものにガス滅菌があります．もっとも汎用されているのはエチレンオキサイドガスで，50℃で3時間以内に芽胞を含むすべての微生物を死滅させることが可能ですが，エチレンオキサイドガス自体に変異原性がありきわめて有毒であるため，滅菌後に50〜60℃で8〜12時間または室温で4〜7日間通気して，ガスを完全に取り除く必要があります．特殊な装置が必要であることや，滅菌にかかる時間が長く，通気にも時間がかかることから，チェアーサイドで日常的に用いるのは難しいかもしれません[2,3]．

II 器具・機材の殺菌法

　口腔外科処置の際に用いる器具・機材のなかには，加熱滅菌に必要な高温に耐えられないものも多くあります．しかし，前述したようにガス滅菌はチェアーサイドで気軽に用いることができないことから，絶対的無菌が必要でない器具・機材に対しては化学的殺菌を行います．

　殺菌効果を有する薬剤を用い，それぞれの殺菌力と対象となる器具・機材の性質や使用方法を総合的に判断し，どの薬剤を用いるのか決定します．グルタールアルデヒド，ホルマリン，消毒用エタノール，イソプロパノール，ポピドンヨード，次亜塩素酸ナトリウム，クレゾール

表 2-3-1　ISO 高圧蒸気滅菌条件（ISO/TS 17665-2）

温度	滅菌時間
121℃	15 分
126℃	10 分
134℃	3 分

表 2-3-2　局方の高圧蒸気滅菌条件（第十五改正：日本薬局方）

温度	滅菌時間
115～118℃	30 分
121～124℃	15 分
126～129℃	10 分

石けん液，グルコン酸クロルヘキシジン，塩化ベンザルコニウム，塩化ベンゼトニウム，両性界面活性剤などが挙げられます[2,3].

III　無菌状態の維持

以上のように適切な殺菌と滅菌を行った器具を無菌状態で維持することも重要です．滅菌バッグを適切に取り扱い，滅菌状態を維持します．また使い捨ての器具・機材はすでに滅菌されていますので，取り出す際に汚染しないことが重要です．そして，適切に扱われた器具・機材を準備する台の清潔域を維持することが肝要です[1].

IV　歯科診療室の消毒，殺菌

診療室を滅菌することはできませんが，診療室では患者の血液や分泌物が飛散している可能性があります．診療室の消毒，殺菌は，消毒液ですべての面を清拭することにより行い，また診療ユニットの汚染防止は患者ごとに交換できる防護シールなどで覆うことで行います．

この際，塩素化合物やグルタールアルデヒドを含む消毒液を適切な濃度で用い，定期的に行う必要があります[2].

参考文献
1. 日本医療機器学会．医療現場における滅菌保証のガイドライン 2010. 2010.
2. James R Hupp．4 章．外科における感染対策．現代口腔外科学．原著第 5 版．東京：エルゼビア・ジャパン，2011；39-50.
3. 白砂兼光，古郷幹彦（編）．第 13 章．手術総論．口腔外科学．第 3 版．東京：医歯薬出版，2010；489-495.

第 2 部　手術の基本編

Basic Operative Edition 4

奏効する局所麻酔

I　局所麻酔

　局所麻酔は一般歯科診療から口腔外科手術まで，もっとも頻用されている麻酔方法です．

　以下に述べる麻酔術式により無痛下で的確な小手術を行うことができます．

II　表面麻酔

　歯肉頬移行部には歯頸部歯肉に比べて痛点が多く存在します．この部位に表面麻酔を頬側と唇側に行い2〜3分待ちます．そして表面麻酔の効果を得たら，その部位に浸潤麻酔針を刺入します．

●浸潤麻酔法での麻酔薬を注入する部位

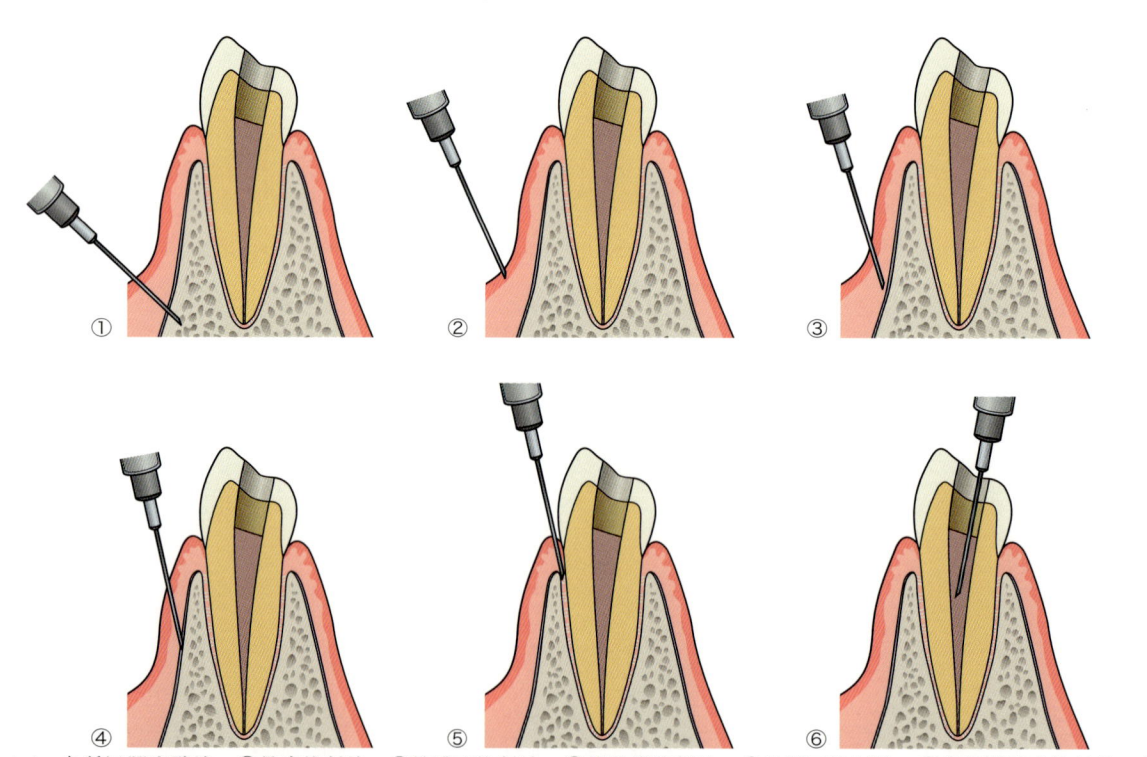

図 2-4-1　各種浸潤麻酔法．①骨内注射法．②粘膜下注射法．③傍骨膜注射法．④骨膜下注射法．⑤歯根髄腔内注射法．⑥歯髄腔内注射法（参考文献 1 より引用改変）．

奏効する局所麻酔

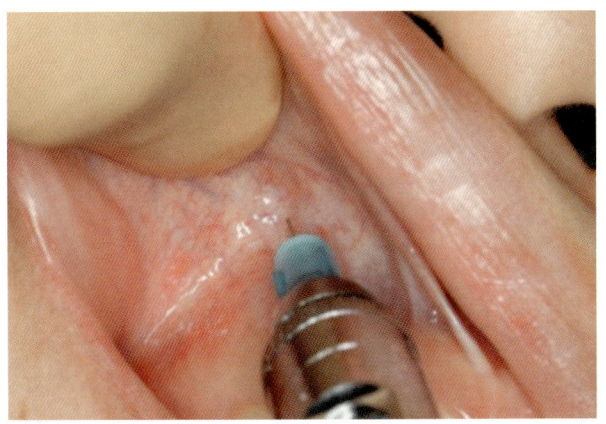

図 2-4-2　眼窩下孔注射法.

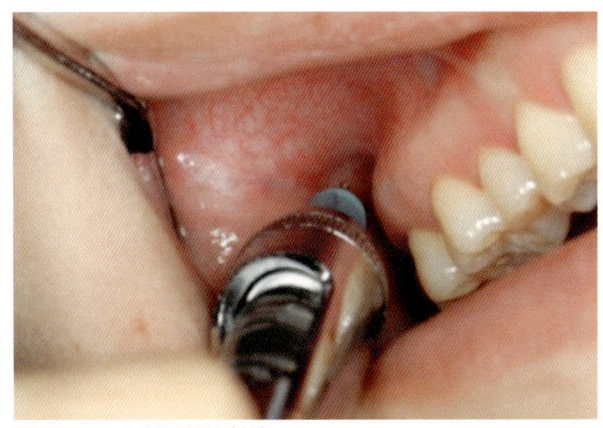

図 2-4-3　上顎結節注射法.

III　浸潤麻酔

　局所の知覚神経を麻痺させる方法です．浸潤麻酔法は麻酔薬を注入する部位により，6種類に分けられています（図 2-4-1）．このなかでも，頻用されている粘膜下注射法（図 2-4-1 の②）について以下に解説します．

　粘膜下注射法は表面麻酔の効果を得た粘膜部に浸潤麻酔針を刺入して，粘膜下に局所麻酔薬 0.3～0.5 ml をゆっくり注入する麻酔法です．しかし，強圧で注入すると粘膜下で薬剤が急速に組織内に進展するために，患者から疼痛を訴えられます．さらに 3～5 分経過したら，骨膜下注射法（図 2-4-1 の④）を用いて歯頸部歯肉付近の骨膜下にゆっくりと麻酔薬を注入します．

　骨膜下へは強圧でないと麻酔薬注入ができないために，注射器をしっかりと把持して時間をかけて 0.5 ml 程注入してください．同様に舌側・口蓋側にも麻酔を行います．確実に骨膜下に注入されたなら，通常 5 分後には十分な麻酔効果を得ることができます．

IV　伝達麻酔

　知覚神経の神経幹または神経叢を麻酔して，その神経の支配領域を広く麻痺させます．口腔内の小手術には有用です．

1.　眼窩下孔注射法

　麻酔範囲は上唇，上顎前歯および唇側の歯肉・骨膜です．注射方法は通常は口内法で行われます．口を閉口させて左側拇指を歯肉頰移行部において上唇を挙上させます．

　示指を眼窩下孔部皮膚におき，左側中切歯部の歯肉頰移行部から注射針を刺入し，示指頭直下まで進め麻酔薬を 0.5～1.0 ml 注入しますが，無理をして眼窩下孔内に注入する必要はありません（図 2-4-2）．

2.　上顎結節注射法

　麻酔範囲は上顎大臼歯の歯髄・歯根膜・歯槽骨です．注射方法は約 1 横指開口させ，デンタルミラーで頰粘膜を挙上します．

　上顎第二大臼歯の歯肉頰移行部から刺入し，咬合面と矢状面に各々 45°の角度で針を後内方に進めます．1.5～2.0 cm 刺入し，麻酔薬を約 1.0 ml 注入します（図 2-4-3）．

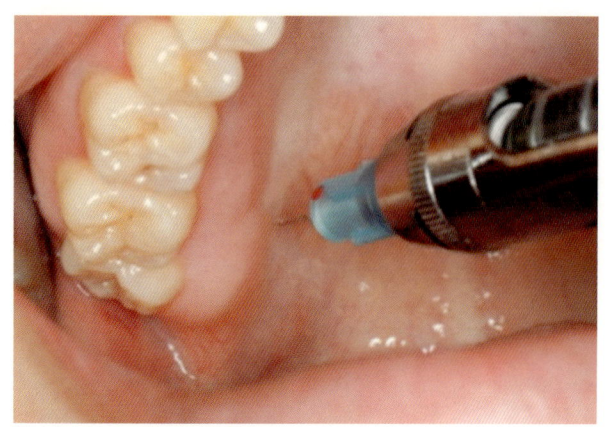

図2-4-4　大口蓋孔注射法.

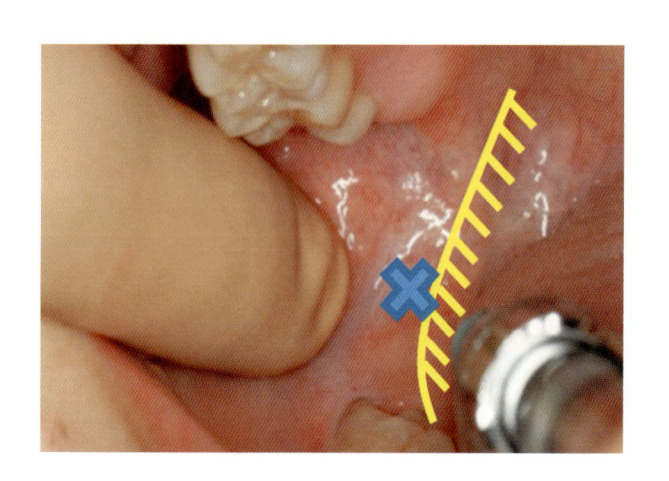

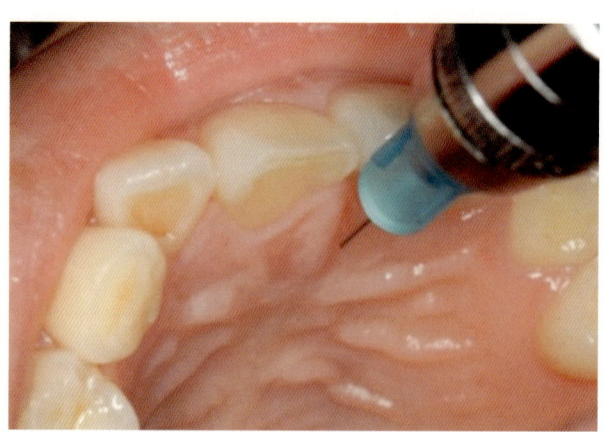

図2-4-5　切歯孔注射法.

図2-4-6　下顎孔注射法（×印は刺入点，斜線は翼突下顎縫線）.

3. 大口蓋孔注射法

麻酔範囲は上顎臼歯部の口蓋粘膜です．注射方法は口を開口させて，反対側の口角または下顎犬歯方向からは第二大臼歯口蓋側1.0～1.5 cmに針を刺入します．針先が口蓋骨面にあたったところで，麻酔薬を約0.5 ml注入します（図2-4-4）．

4. 切歯孔注射法

麻酔範囲は上顎前歯部の口蓋粘膜です．注射方法は口を開口させて，注射針は中切歯歯軸に平行に約0.5 cm刺入させます．無理をして切歯孔内に刺入しなくても良いでしょう．麻酔薬は約0.5 ml注入します（図2-4-5）．

5. 下顎孔注射法

麻酔範囲は下歯槽神経領域（下顎歯髄・歯根膜・歯槽骨，唇側歯肉・骨膜，下唇粘膜・皮膚）および舌神経領域（舌側歯肉・骨膜，口底部粘膜，舌前方2/3）です．

注射方法は患者に最大開口位にさせ，下顎大臼歯部の歯肉頬移行部の後方で外斜線を触知します．さらに指先を内側に反転して内斜線を触知します．この指先と内側翼突筋前縁である翼突下顎縫線の中間点で，大臼歯咬合平面より約1 cm上方の交点が刺入点となります．

刺入方向は，反対側の下顎犬歯・第一小臼歯方向から咬合面に平行に刺入します．伝達麻酔針の長さは25～30 mmあるため，下顎枝内側骨面に到達します．骨面に針先が接触したら，ゆっくりと1 ml注入します．注入後，約5 mm

注射針を抜き，舌神経麻酔のため0.5 ml注入して注射針を抜きます．

一方，下顎枝内側骨面に針先をあてると下歯槽神経を損傷して知覚障害を生じることがあるので，ショート針（16〜21 mm）を用いることで神経損傷の危険性を回避することができます．ショート針は注射針基部まで刺入しても骨面にあたることはなく，翼突下顎隙に麻酔薬を満たすことで確実な麻酔効果を得ることができます（図2-4-6）．

参考文献
1. 松浦英夫，廣瀬伊佐夫，城茂治ほか（編）．臨床歯科麻酔学．新訂版．東京：永末書店，1999；135．

Basic Operative Edition 5

チェアーサイドでの精神鎮静法

I 精神鎮静法とは

　精神鎮静法は，患者の意識を失わせない程度に中枢神経を抑制して適度の鎮静状態と疼痛閾値を上昇させることで，患者の不安・ストレスを軽減させ，円滑な歯科治療が行われることを可能にする管理方法です．

　さらに内因性カテコラミンの分泌を抑制することで，循環動態を安定させ，循環器疾患（高血圧・虚血性心疾患）患者などの全身合併症を予防することができます．この精神鎮静法は，薬剤の投与経路から，笑気吸入鎮静法と静脈内鎮静法があります．

　静脈内鎮静法は，笑気吸入鎮静法に比べて，効果発現が速やかで，健忘効果が期待できるため，歯科治療恐怖症，小手術（囊胞摘出術，埋伏歯抜去術など），インプラント埋入術，循環器疾患患者などに応用されるようになってきています．ただし静脈内鎮静法により疼痛閾値を上昇させることができても，除痛の主役は局所麻酔であり，その術式を確実に習得することが肝要です．

II 静脈内鎮静法の適応と用途

　静脈内鎮静法の適応が好ましい患者は①歯科治療恐怖症の患者，②神経質な患者（脳貧血，神経原性ショックを起こしやすい），③咽頭反射（嘔吐・絞扼反射）の強い患者です．また循環器疾患患者のストレス軽減や局所麻酔の補助的な手段として用いると良いでしょう．

III 静脈内鎮静法の禁忌症

　絶対的な禁忌症はないとされていますが，注意を要する疾患をもつ患者を以下に挙げておきます．

　①気道確保が困難な患者，②治療に協力を求めることが困難な患者（障害者，乳幼児など），③妊婦，④精神科領域の薬剤常用者，⑤重度な全身疾患患者，⑥急性隅角緑内障，⑦重症筋無力症の患者などです．

IV 使用薬剤

　日帰り歯科外来患者への適応にはさまざまな制約があるため，現在，もっとも多く用いられている薬品は，ベンゾジアゼピン系向精神薬のミダゾラムと静脈麻酔薬のプロポフォールです．

　後者は低用量での持続静脈内投与が行われますが，注入量によっては呼吸抑制，血圧低下が起こることがあるので，熟練した管理者と専用の器材が必要となります．

　したがって，ここでは比較的扱いやすいと考えられるミダゾラムを用いた静脈内鎮静法につ

いて述べていきます.

　本剤は，脳内の抑制伝達物質であるGABAのうちの，GABA$_A$受容体との親和性が高まり，中枢抑制作用(抗不安，鎮静，催眠，健忘，筋弛緩，抗痙れん)を出現させます.

　このベンゾジアゼピン受容体拮抗薬にフルマゼニルがあり，ミダゾラムの薬理作用である中枢抑制作用に拮抗します．術後も呼吸抑制，意識消失が認められた際には，投与されることがあります.

V　準備するもの

1．準備薬品・器具

　薬品は，ミダゾラム，フルマゼニル，昇圧剤，降圧剤，ボスミン，抗不整脈剤，硫酸アトロピン，副腎皮質ホルモンなどです．また血管確保に用いる生理食塩水や維持液の500 mlを用意します．救急薬品は必ず準備しましょう．

　器具としては，駆血帯，点滴セット，三方活栓，延長チューブ，静脈留置針22G(院内感染予防から逆流防止弁付き)，皮膚消毒用アルコール綿，固定用テープ，酸素吸入用鼻カニュラ，麻酔記録用紙(5分ごとに血圧・脈拍数などを記載できるもの)，ディスポーザブル注射器5 ml・10 ml，19G注射針などです.

2．モニター

　血圧，脈拍数，心電図，動脈血酸素飽和度(SpO_2)を測定し，印刷できる機能がついている機種をお勧めします.

3．笑気酸素吸入器

　酸素，笑気のボンベが搭載され，各々の流量，混合比を調節できる機種が必要です．酸素ボンベは予備として別に必ず1本準備しておくことが重要です．上顎前歯部の治療の際は，処置および口腔周囲の皮膚消毒の障害になるために，鼻カニュラを用いることをお勧めします.

4．点滴台

　診療台周囲に余裕があれば，キャスター付きの可動性点滴台が便利ですが，両面テープ付きのフック(加重負荷1 kg)を診療台のライトのアームの裏側に張り付けて利用すると便利です.

VI　静脈内鎮静法の前準備

1．術前検査

　鎮静法を安全に管理するために，術前検査として血圧測定，血液一般検査(赤血球数，白血球数，Ht値，血色素量，血小板数，肝機能，腎機能，血糖値)，心電図検査などを行います．手術内容によっては，ほかの臨床検査が必要となることもあります.

　基礎疾患の常用薬剤の確認は，薬剤の相互作用の問題もあるので，通院医療機関に必ず確認しましょう.

2．術前の説明

　手術前夜は飲酒を避け，十分な睡眠時間をとらせましょう．当日は来院の4時間前から飲食を禁止し，帰宅時，自動車・バイク・自転車を本人が運転することのないよう患者に注意します．休薬できない常用薬剤は，少量の水で定時の服用時間を指示します．しかし，空腹時での処置が必要なため，血糖降下剤の服用は注意してください.

VII　静脈内鎮静法の実際

1．当日の確認

　飲食・服用薬剤の確認，来院時の交通手段の確認を行います．体重，体温を測定，指のマニ

第2部　手術の基本編

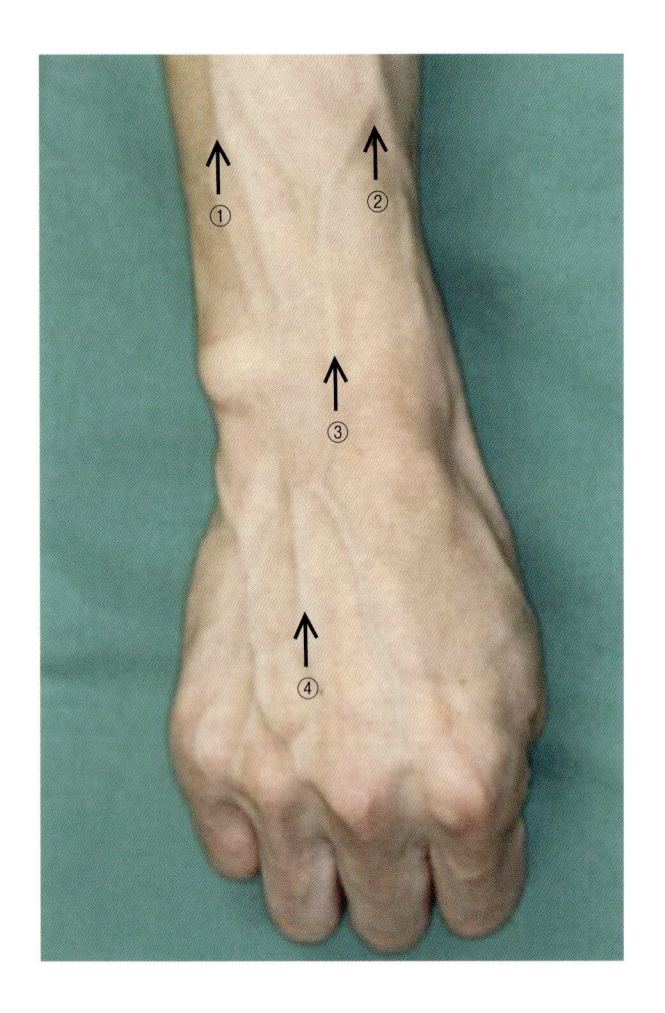

図2-5-1　静脈注射部位．①尺側皮静脈（血管確保中に腕を動かせる．穿刺時疼痛が強い）．②橈側皮静脈（血管確保中に腕を動かせる．手根関節のところで橈骨神経と交差している）．③手背静脈網（手根関節を動かすと針先端が動く）．④手背中手静脈（穿刺が容易で，手根関節を動かしても針は動かない）．

キュア・下肢のストッキングの確認（必要であれば除去），深呼吸を抑制するような服装（スーツなど）であれば，術衣に着替えさせます．装飾品はすべて外してもらいます．

　術者と鎮静法管理者を兼ねることは，全身状態が変化した際の対応が遅れ，医療事故につながるので，絶対に避けなければなりません．

2. 血管確保

　輸液剤，点滴セット，三方活栓，延長チューブを気泡が残留しないように接続します．22G留置針により静脈を穿刺し，血管を確保します．静脈注射部位は，神経損傷がなく，留置針先端が関節部にならない部位を選択します（図2-5-1）．

3. モニター装着

　マンシェット，心電図電極，酸素飽和度センサーを装着後，約10心拍程を印刷記録しておきます．この記録は術中に異常を認めた際に比較をするために大切なことです．

4. 鼻カニュラ

　鼻カニュラをテープで固定装着後，口腔周囲の皮膚消毒を行い，酸素を約4L/minで吸入を開始します．覆布をかけ，吸引器を装着し，口腔内を過酸化水素水などで清拭します．

5. ミダゾラムの投与

　ミダゾラムは1A（10 mg/2 ml）のため，ディスポーザブル注射器10 mlに生理食塩水8 mlを吸引し，ミダゾラム1Aを加えて，1 mg/ml

として使用します．

初回投与量は，0.03 mg/kg を約1分間かけて投与しますが，鎮静の状態を確認しながら0.06 mg/kg まで投与します．適正な鎮静状態は指示に従える状態です．追加投与は，バイタルサインの状態，内容を考慮して行いましょう．

年齢，全身状態により適用量に個人差があり，画一的に投与すると意識がなくなり，呼吸抑制を起こすことがあるので注意しましょう．

全身状態を評価したのち，局所麻酔を行います．術中に疼痛を訴えた際は，鎮静を深くするのではなく，局所麻酔薬を追加するよう鎮静法管理者は術者に進言します．術中のミダゾラム追加投与は，必要最低限の量を注入します．

術後，覚醒状態が良ければ酸素吸入を中止して，5分程経過して SpO_2 低下のないことと歩行状態(起立的調整感覚：位置感覚，運動感覚など)の確認を行います．呼吸抑制や傾眠傾向を認めたら，フルマゼニル0.2 mg を静脈内投与し，5～10分後に望まれる覚醒状態が得られなかった場合には，0.1 mg を追加して経過観察を行います．さらに待合室で約1時間経過観察しましょう．

6. 帰宅の条件

患者に対して再度，呼吸状態，起立的調整感覚などを確認し，当日は帰宅後も車などの運転を行わないことを指導して帰宅させます．

参考文献

1. 丹羽均，渋谷徹，城茂治，深山治久(編)．臨床麻酔学．第4版．京都：永末書店，2011；172-191．

第2部　手術の基本編

Basic Operative Edition 6

切開・剥離・骨削

I　3種類のメス刀

　ここでは，歯槽部の手術における切開・剥離・骨削，軟部組織の手術（舌・口唇・頬粘膜・口底）における切開と剥離について説明します．

　口腔内の手術では，No.11，12，15の3種類のメス刀を用いますが（図2-6-1），骨膜の切開もできるNo.15メスを頻用しています．湾曲したNo.12メスは，歯冠遠心部や上顎結節部の切開に用い，鋭利なNo.11メスは，軟部組織の粘膜切開に用います．

II　歯槽部の手術

　No.15メスはペングリップで把持してレストをおき，メス先が滑ったり予定切開線から外れないようにします（図2-6-2）．メスの刺入角度は可及的に粘膜に対して垂直です．斜めに切開を加えると，薄くなった粘膜断端の血流が悪化し，術後の創哆開や治癒遅延を起こしてしまいます．また切開を骨膜までしっかり行わないと，粘膜骨膜弁の剥離挙上が上手くいきません．

　粘膜骨膜切開のコツは，一気に骨膜まで切開せずに，まず骨膜上切開を加え，再度同じ切開線に沿って骨膜をしっかり切開することです．また，歯肉縁切開はメスを歯に沿わせながら行い，とくに縦切開との境界をきちんと切離すると，剥離操作が容易に行えます．

　剥離操作には骨膜剥離子を用います．付着歯肉部分など，粘膜骨膜弁と骨との結合が硬く，剥離が難しいところから始めると良いです．図2-6-3a〜dに示すように，歯頸部切開と縦切開でできる粘膜骨膜弁の角から始め，Partch（パルチ）の切開などは端から剥離します．まず幅の狭い骨膜剥離子を骨面にあて，梃子のように組織をもち上げて剥離挙上のきっかけをつくり，少し剥離を進めたのち，幅広の骨膜剥離子でより広い範囲を挙上します．

　骨削では，骨削範囲の設定が重要です．埋伏歯抜去では歯冠の最大膨隆部が視認できるまで，顎骨内嚢胞摘出では嚢胞の75％ほどの大きさの開窓が目安の1つです．また，埋伏歯抜去では皮質骨の骨削が最小限になるよう歯冠周囲の骨削を行い，ヘーベル挿入の足場となる操作の支点を確保します．

　嚢胞摘出では，まず小さい範囲でバーを軽くあてながら骨削を始め，嚢胞壁に達したら骨膜

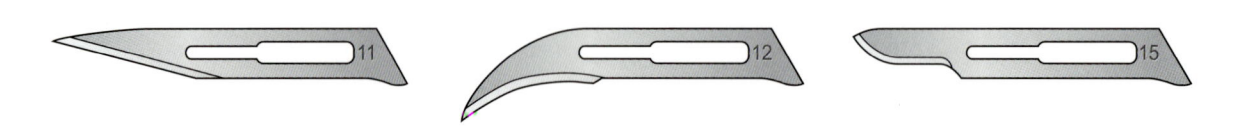

図2-6-1　口腔外科手術で用いるメス刃．No.11，No.12，No.15（左から）．

切開・剥離・骨削

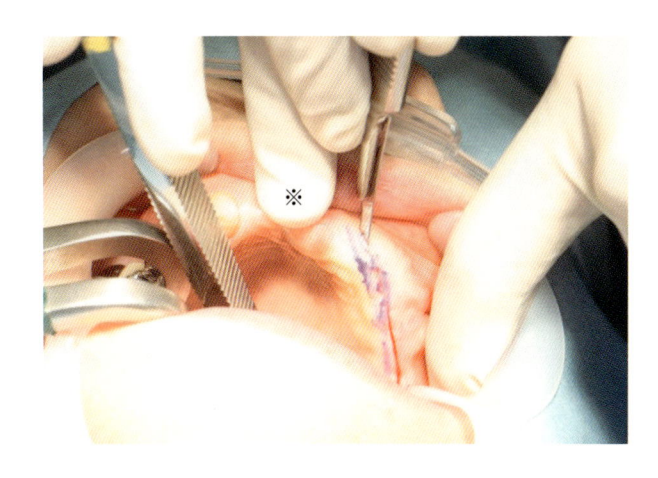

図2-6-2 レストをおき（※印），可及的に骨面に対して垂直に切開を加える．1回目は粘膜層，2回目は骨膜を切離する．

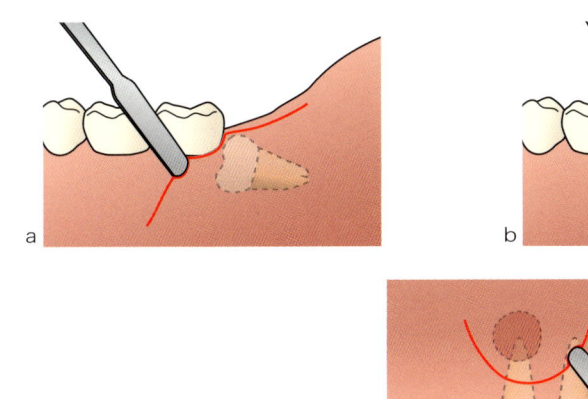

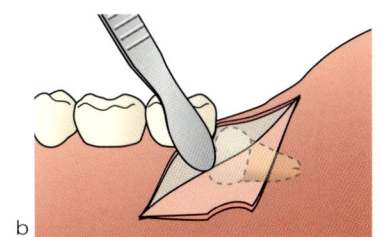

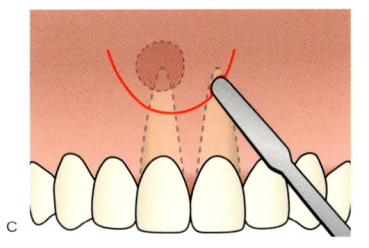

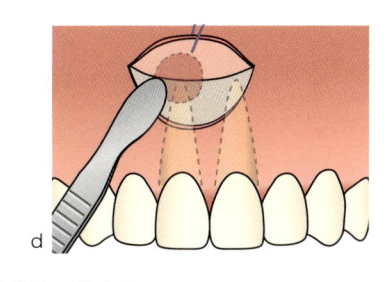

図2-6-3a〜d 剥離法の違い．a, c：小さめの剥離子で剥離開始．b, d：幅広の剥離子で進める．

剥離子や鋭匙を用いて囊胞壁と骨の間を剥離します．それから開窓部分を拡げます（図2-6-4a〜c）．

III 骨削用の器具

骨削のための器具は下記のように数種類があり，各々の特性を踏まえて選択します．

1. ハンドピースとバー

骨削効率と患者の忍耐度を勘案すると，ハンドピースとバーを用いた骨削が最適です．5倍速エンジンのハンドピースに，ラウンドバーやフィッシャーバーなどのカーバイドバーをセットし，3,000〜5,000 rpmで回転させます．骨削は必ず注水下で行い，切削によって生じる熱で骨に為害作用が生じないようにします．

2. マイセル（骨ノミ）とマレット

骨ノミには片刃と両刃がありますが，一般的に骨削には片刃を用います．丸ノミは主に抜去予定歯周囲の歯槽骨や囊胞摘出の骨削などに，角ノミは骨隆起など比較的大きな骨削を行う際に用います．

あらかじめ小さめのラウンドバーで骨表面にガイド溝を形成し，そこから少しずつマレットを打ち込み骨削します．骨削用の骨ノミは片刃構造なので，刃の進行方向をよく見極めることが重要です（図2-6-5）．なお骨削の方法は可及的に一塊として骨塊を切除・摘出する方法もあります（第3部口腔内処置編：Oral Operative

第2部 手術の基本編

第2部　手術の基本編

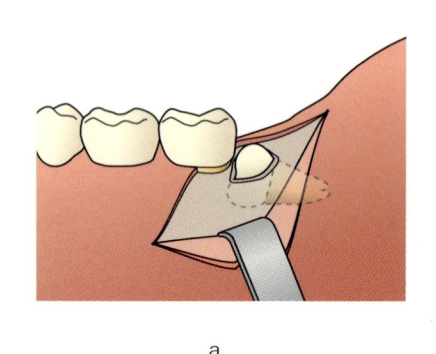

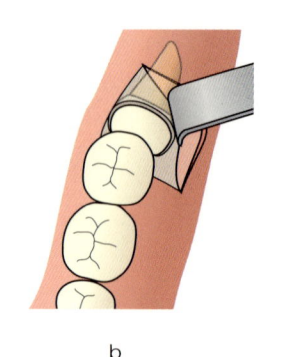

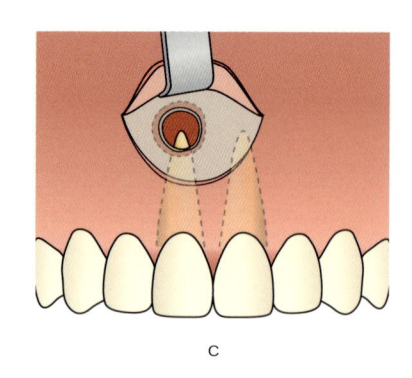

図2-6-4a〜c　埋伏歯抜歯は歯冠の最大豊隆部まで骨削．a：頬側面観．b：咬合面観．C：嚢胞では75％程度の開窓を行う．

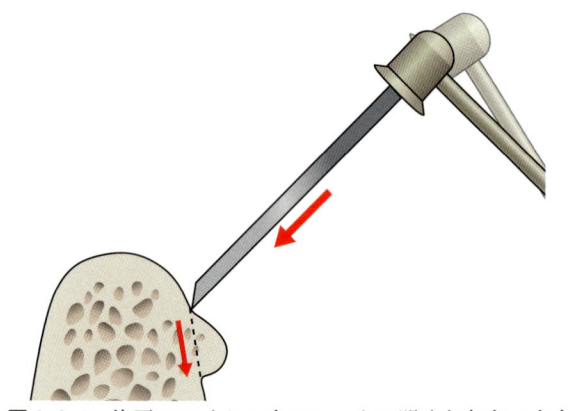

図2-6-5　片刃のマイセルをマレットで叩くと矢印の方向へ進む．刃を逆の向きにする場合は，内側へ深く入らないように注意する．

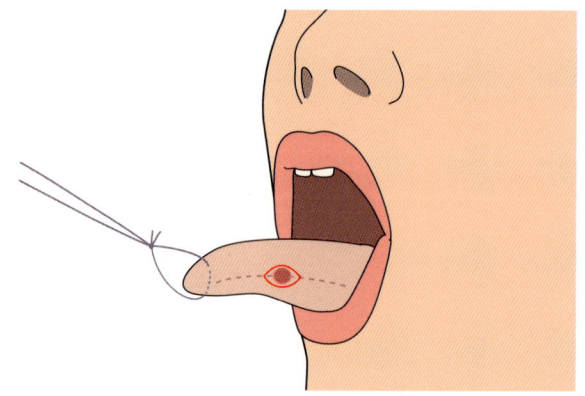

図2-6-6　舌の手術は，図に示したように舌尖部に糸をかけて牽引し，ある程度の固定が得られた状態で行う．

Edition 14・図3-14-4参照）．

3. 破骨鉗子と骨ヤスリ

　おおむね骨削が終了した時点で，必ず骨の鋭縁の有無を確認します．骨の鋭縁が残存すると，骨棘が歯肉から露出したり，歯肉粘膜が義歯との間にはさまれて疼痛を生じるためです．破骨鉗子で骨の鋭縁を少しずつ削除，骨ヤスリで仕上げます．

IV　軟部組織の手術（舌・口唇・頬粘膜・口底）

　口腔内軟部組織の手術を行う際には，血管や神経・唾液腺導管など，留意すべき解剖学的構造をよく認識し，不用意に損傷しないように心がけることが重要です．

　外来での手術は，表層の嚢胞や腫瘍・小帯形成術などにとどめ，血管や神経の処理が必要な症例は口腔外科専門施設に紹介すべきです．以下に部位別の注意点を挙げ，つぎに切開剝離操作について述べます．

　舌の場合は，術中，患者が無意識に動かさないように，舌の先端を介助者がしっかり保持するか，舌尖部に3-0絹糸などを通して牽引し，ある程度の固定が得られた状態で行います（図2-6-6）．

　口唇の場合は，両側から流入する口唇動脈とその枝からの出血を押さえるために，口唇の両端を介助者が手指で圧迫し，出血防止とともに

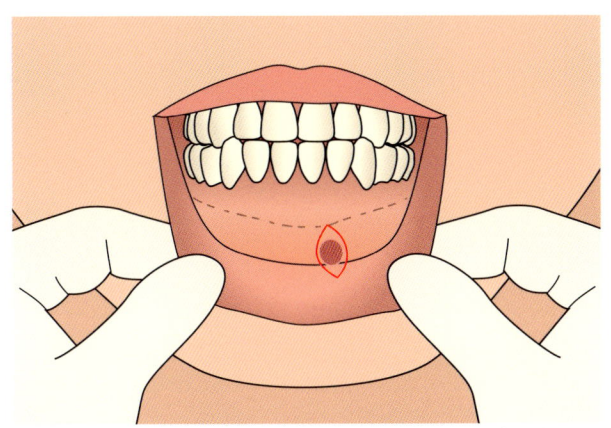

図2-6-7 口唇の手術は，介助者が指で口唇の両脇を指で圧迫し，口唇動脈からの出血を抑えるとともに口唇の固定を行う．

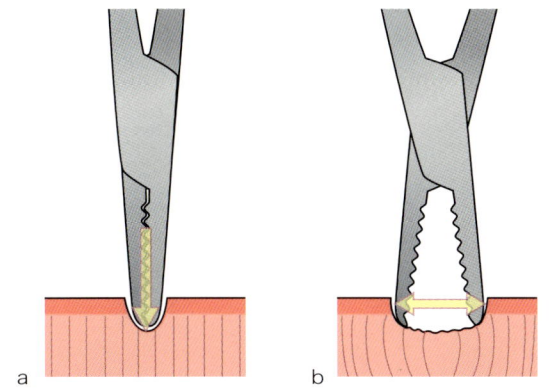

図2-6-8 鈍的軟組織の剥離．a：先を閉じたまま組織に押し付ける．b：つぎにそのまま拡げて剥離する．

口唇の固定を行います（図2-6-7）．また，切開の方向は可及的に口唇線に合わせます．

つぎに頰粘膜の場合は，耳下腺開口部を損傷しないように切開線を設定することが重要です．耳下腺ブジーを挿入して導管の走行を確認することも重要です．口底では，薄い口底粘膜の下に舌神経・ワルトン管・舌下動静脈が走行し，出血させると止血処置は非常に困難です．これらのことを踏まえて切開・剥離操作を行います．

切開は，軟組織を筋鉤や鑷子で牽引したり，手指などで適切に緊張させた状態で行います．メスはNo.11を選択し，粘膜に対して可及的に直角に刺入します．切開の深さは粘膜層にとどめ，それより下層の組織は鈍的に剥離します．

切開部の辺縁を有鉤鑷子やスキンフックで挙上させながら剥離すると効率的ですが，辺縁断端を有鉤鑷子で挫滅させたり，スキンフックによる裂創を生じさせないように軽くもち上げるのがコツです．

剥離操作に用いる器具は，①剥離剪刃，②モスキート鉗子，③粘膜剥離子が代表的です．

図2-6-8に示すように，分離する組織を左右に引きながら切離を進めていきます．線維性組織が少し細分されたら，それを切断して空間を拡げて，さらに剥離を進めます．

また，剥離を進める過程で結合組織のなかを走行する血管・神経・導管を剖出し，明視下におくことが重要です．粘膜剥離子は，組織間の境界が明瞭な筋層と脂肪層の間や血管周囲，摘出予定物周囲の被膜と周囲組織の間などの剥離に用います．

粘膜剥離子をそれらの境界に滑り込ませ，手前に軽く押しながら空間を拡げて剥離しますが，盲目的に深く滑りこませて血管や神経を損傷させないように注意が必要です．

参考文献

1. Contemporary Oral and Maxillofacial Surgery 5th Edition, James R. Hupp, Edward Ellis III, Myron R. Tucker ed., St. Louis, Mosby Inc. and Elsevier Inc., 2008.

Basic Operative Edition 7

縫合糸，結紮法，縫合法

I 縫合糸と縫合針

1. 縫合糸

縫合糸は大きく分類すると，非吸収性（抜糸しないかぎり永久に残る糸）と吸収性（時間が経つと体内で吸収される糸）に分けられ，縫合糸の太さは，0の数が増えるほど糸は細くなります（たとえば 5-0（00000）は 3-0（000）より細い）．

口腔内の縫合では 3-0〜5-0 が多用されます．また，縫合糸は単一線維であるモノフィラメントと多数の線維からなるマルチフィラメントの2種類があり，マルチフィラメントはブレイド（編糸）とツイスト（撚糸）に分けられます．

モノフィラメントは組織通過性が良く，汚染の心配も少ないですが，柔軟性に欠け，結節性に難があります．マルチフィラメントは抗張力があり，操作性も良いですが，モノフィラメントに比べると血液や滲出液が停滞しやすく，その結果，汚染の可能性があります（表 2-7-1）．

2. 縫合針

縫合針は曲針と直針に分けられます．通常の縫合には曲針が用いられ，直針は長さが 15〜20 mm 程度のものが歯間乳頭を頰舌的に縫合する際などに用いられます．曲針は湾曲の程度により弱弱湾（1/4 円），弱湾（3/8 円），強湾（1/2 円），強強湾（5/8 円）に分けられます（図 2-7-1）．

口腔内では強湾針，弱湾針が多く用いられますが，縫合する組織によって適切に選択する必

表 2-7-1 合成縫合糸の分類（Ethicon 製品名による）

		材質	Ethicon 製品名	生体内抗張力保持期間	吸収期間
非吸収	モノフィラメント	ナイロン	エチロン®	—	—
		ポリプロピレン	プロリーン®	—	—
	ブレイド	ナイロン	ニューロロン®	—	—
		ポリエステル	エチボンド®	—	—
吸収	モノフィラメント	ポリディオキサノン	PDS II®	6 週間後　約 60%（3-0 以上）	約 6〜7 ヵ月
		ポリグリカプロン 25	モノクリル®	1 週間後　約 50〜60%	約 91〜119 日
	ブレイド	ポリグラクチン 910	バイクリル®	3 週間後　約 50%（6-0 以上）	約 56〜70 日
			バイクリルラピッド®	5 日後　約 50%	約 42 日

縫合糸，結紮法，縫合法

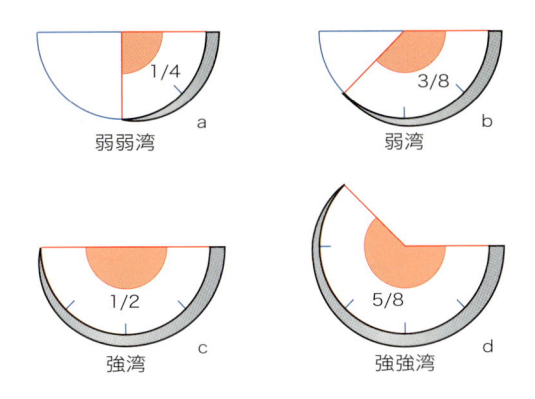

図2-7-1 曲針の分類．a：弱弱湾(1/4円)，b：弱湾(3/8円)，c：強湾(1/2円)，d：強強湾(5/8円)．口腔内は強湾針，弱湾針が多く用いられる．

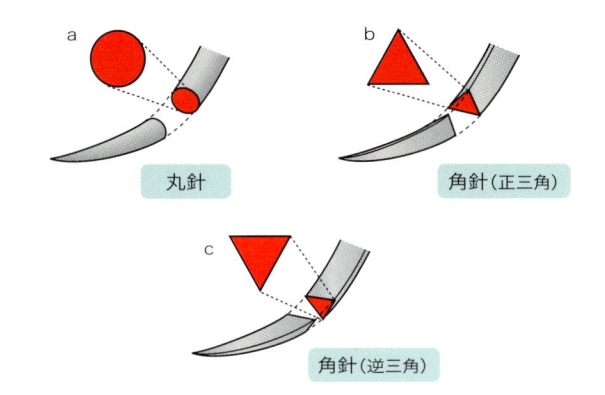

図2-7-2 針の断面図．a：丸針．b：角針(正三角)．c：角針(逆三角)．丸針は口底，頰粘膜，口唇などに用い，角針は粘膜骨膜弁や硬口蓋粘膜などに用いる．

要があります．長さ(大きさ)は10〜20 mm程度のものが使用しやすいです．

断面の形状からは角針(正三角，逆三角)と丸針に分けられます．角針は組織の通りは良いのですが裂けやすいので，粘膜骨膜弁や硬口蓋粘膜のような厚い組織や硬い組織に用います．丸針は組織損傷が少ないため，口底，頰粘膜，口唇などの薄い組織や脆弱な組織に用います(図2-7-2)．

また縫合針には針の後端に糸を通す孔(単に孔が付いている普通孔や孔が2分したバネになっている弾機孔)があるものと，糸付きのものがあります．糸付きのものは糸のない針に比べ，針孔部がなく糸の返しも必要ないため，針糸の通過による組織障害が少ないのですが，手指による結紮ができません．また特殊な糸付き針としては，一定の力をかけると糸から針が簡単に外せるデタッチタイプのものがあります(コントロールリリース針など)．

持針器には，ヘガール(Hegar)持針器，マチュー(Matteu)持針器，カストロビジョー(Castroviejo)持針器，丹下持針器などがあります．口腔内ではヘガール持針器が使いやすいと思われますが，口蓋など凹部は丹下持針器が有用です．カストロビジョー持針器は5-0より細い糸付き針を用いるためにつくられたものです．

II 結紮法

以下に基本的な結紮法であるこま結び(おとこ結び)，縦結び(おんな結び)，外科結び，三重結びについて解説します．

1. こま結び(おとこ結び)

第1結節と第2結節とを異なる順序に結ぶため，第1結節と第2結節の糸の方向が平行になる結び方です．糸が緩まないため，もっともよく用いられます．

2. 縦結び(おんな結び)

第1結節と第2結節とを同順序で結ぶため，第1結節と第2結節の糸の方向が直交する結び方です．緩みやすいため用いられることはあまりありません．

3. 外科結び

第1結節をつくるときに糸のかけ方を二重にする方法です．第2結節をつくる際に第1結節が緩みにくいため，創縁の緊張が強い際に用いられます．

第2部　手術の基本編

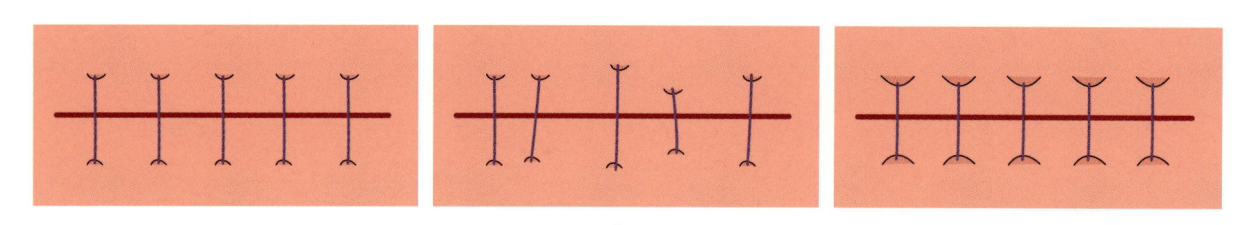

　　　　a　　　　　　　　　　　　b　　　　　　　　　　　　c
図2-7-3　a：均等な距離での縫合．b：不均等な距離での縫合．c：過剰な張力での縫合．

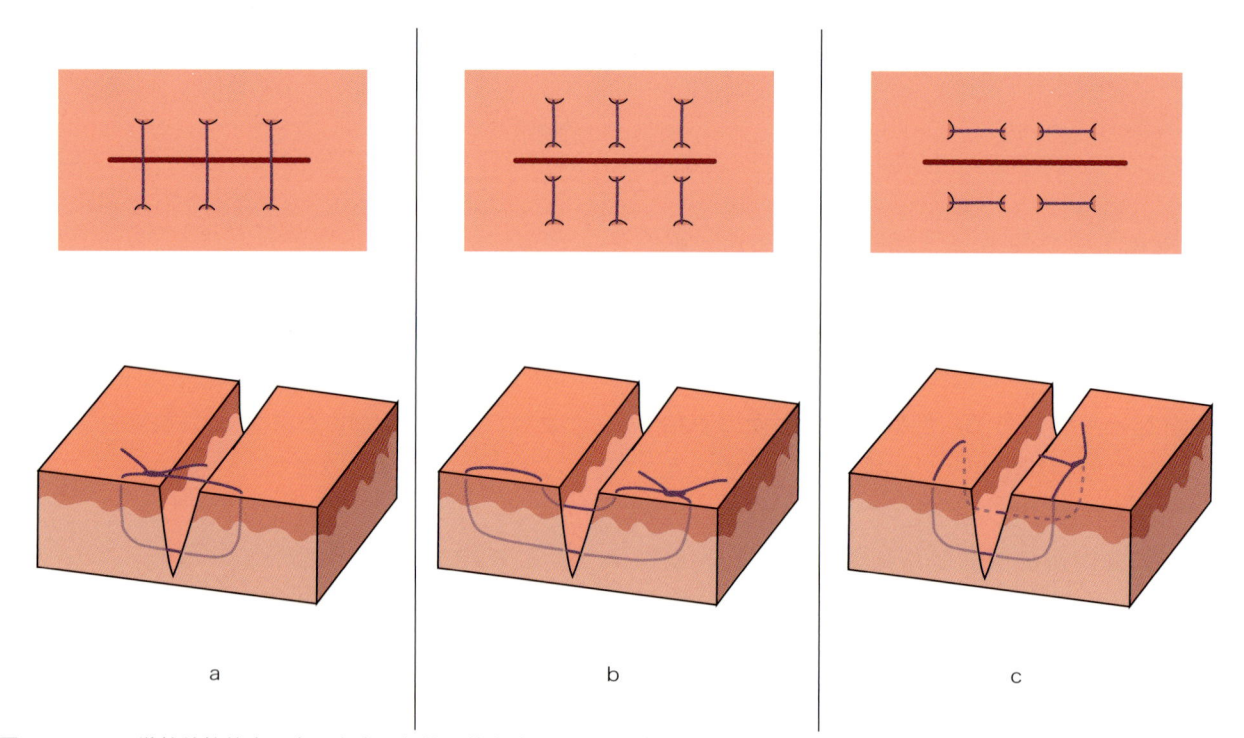

　　　　a　　　　　　　　　　　　b　　　　　　　　　　　　c
図2-7-4　a：単純結節縫合．もっとも一般的な縫合法であるが，創が深い場合は死腔を形成する場合がある．b：垂直マットレス縫合．創を深部まで密着させることができる．c：水平マットレス縫合．創縁を挙上して内側への反転を防止する．

4. 三重結び

こま結びをした後，さらに第3結節をつくる結び方です．ナイロン糸などの緩みやすい糸を用いる場合に行います．

5. 注意点

結紮の際は，糸が緩むと創部が哆開しますが，締めすぎても辺縁の血行が不良となり，哆開を生じたり組織の壊死を生じたりするため，術後の腫脹も考慮し結紮する必要があります．また，結び目は切開線上にこないようにすると，創が不潔になりにくいです（図2-7-3）．

結紮の手技には両手結び，片手結び，器械結びがありますが，自分に適した方法を選び，確実でさらに敏速に行えるようになるまで練習することが必要です．

縫合糸，結紮法，縫合法

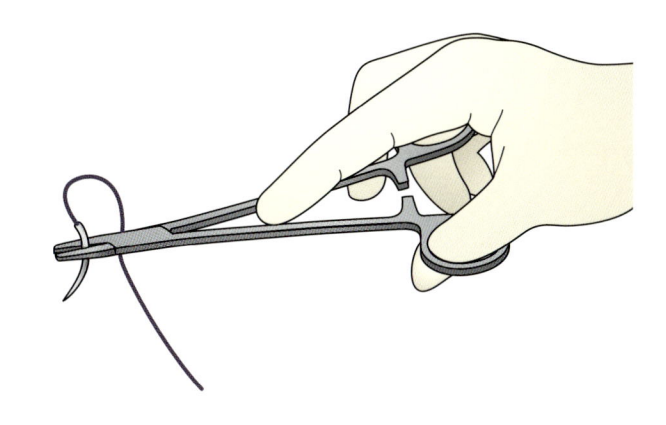

図2-7-5 持針器の先端にて針先端から2/3〜3/4の部分を把持する．親指と薬指を浅く輪に通し，中指にて安定させ，人差し指は軽く添える．

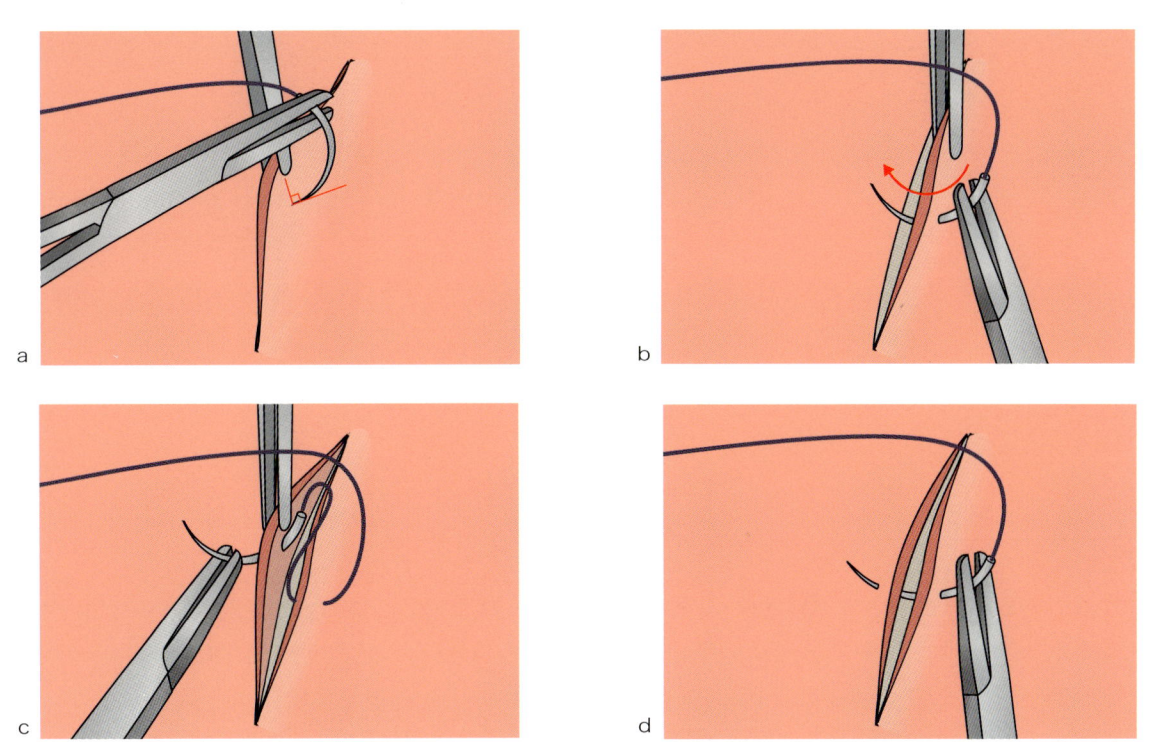

図2-7-6 a：縫合針はつねに組織に対して垂直に刺入する．b：縫合針は針の湾曲に合わせて回転で進める．c：両側の創縁を一度にひろうのではなく，片側ずつそれぞれに針を通し創縁をひろう．d：両側の創縁を一度にひろうなど針を直線的に進めると，針を曲げてしまう．

第2部 手術の基本編

III 縫合法

縫合の種類には単純結節縫合，マットレス縫合，連続縫合があります．

1．単純結節縫合

もっとも一般的な方法で，創縁の相対する部位に糸を通し，1糸ごとに結節をつくる方法です．創縁を正確に接触させることができますが，創が深く死腔を形成するような場合は埋没縫合などを行う必要があります．

縫合の際の刺入点は，口腔粘膜においては創縁から約3mm程度の位置とします．辺縁からあまり近いと組織が裂け，縫合不能になる場合があります（図2-7-4a）．

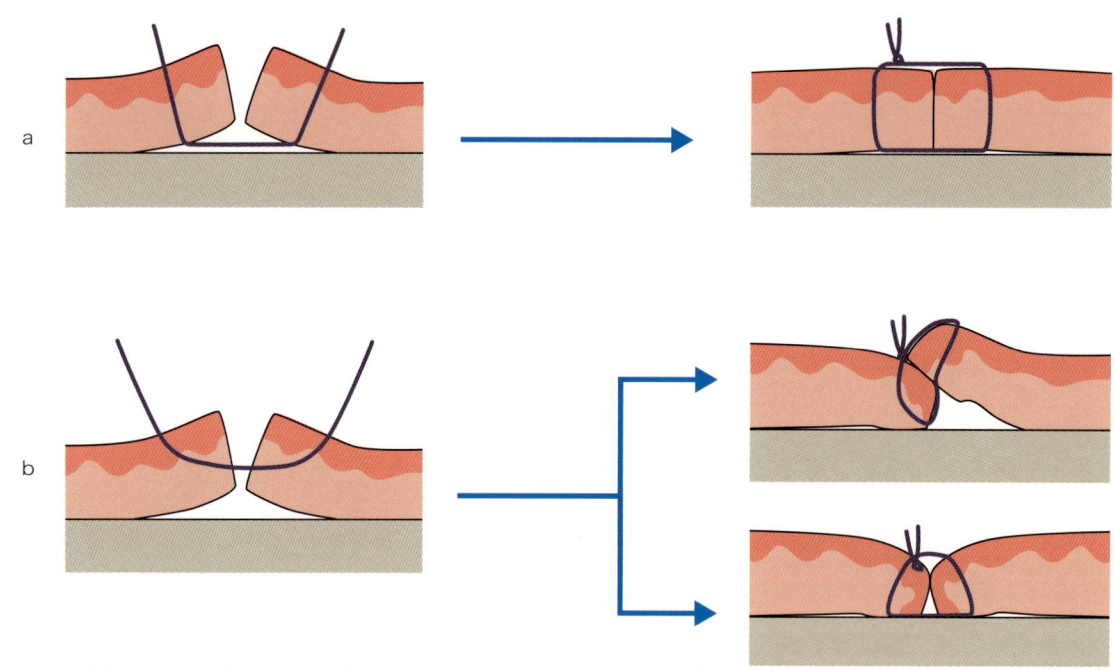

図2-7-7　a：適切な縫合は表面よりも深層を広くひろって全層をひろうので創縁が接して各層が合っている．b：不適切な縫合は深層よりも表面を広くひろい表層のみをひろっているため，深層に死腔ができる．結果，創縁が重複したり，創縁が反転してしまう．

2．マットレス縫合

　緊張のかかる部位でも，創縁を引き寄せて密着させることができます．また，創を深部まで密着させることができます．単純結節縫合と併用するのが一般的です．なおマットレス縫合には水平マットレス縫合と垂直マットレス縫合があります．

　水平マットレス縫合は片方の創縁に水平にU字型に糸を通して対側に糸の両端を出し結紮する方法です．垂直マットレス縫合は片方の創縁に垂直にU字型に糸を通し，対側に糸の両端を創縁に垂直に出して結紮する方法です（図2-7-4b，c）．

3．連続縫合

　創の一端で結節縫合を行った後，連続的に縫合するため，縫合時間は短くなりますが，縫合が不均一になりやすく，創縁の密着も難しいです．また，部分抜糸を行うことができないなどの欠点もあります．

　縫合時は，縫合針は先端から2/3〜3/4のところを持針器で把持し（図2-7-5），剥離されたような不安定な組織側より刺入します．縫合針を組織に対し直角に刺入し，直線上に進めるのではなく，手首の回転で組織を通します．針の湾曲に合わせた円運動で組織を通すと針を曲げずに縫合できます（図2-7-6）．

　歯肉と骨膜など複数の組織からなるものを縫合する場合は，各層（歯肉と歯肉，骨膜と骨膜のように）を合わせるように注意しながら，全層に糸を通し縫合します．また，表面よりも深層を大きくつかむと，創縁が少し盛り上がり，反転したり，重複したりせずに縫合できます（図2-7-7）．

　一連の縫合の操作では，創縁を把持し刺入点や刺入角度を調整したり，刺出を助けたりと左

縫合糸，結紮法，縫合法

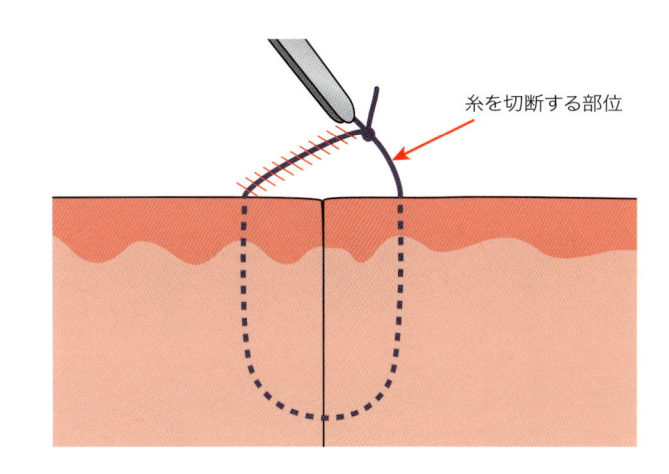

図 2-7-8　抜歯は縫合糸の断端をピンセットでつまみ上げて切断する．切断する部位は，組織外にあった部分（赤斜線部）が組織内を通り抜けない部位で行う．

手のピンセットの使い方が重要となります．ピンセットには有鉤のものと無鉤のものがありますが，無鉤のものはすべらないように組織を強くもつと挫滅させてしまうことが多いため，有鉤のもののほうが良いでしょう．

なお抜糸は術後1週間程度で行いますが，組織内を不潔な部分が通らないように注意が必要です（図2-7-8）．

参考文献

1. 泉廣次，工藤逸郎．口腔外科学．第4版．東京：鍬谷書店，2009．
2. 松野正紀（監修），北島政樹，畠山勝義，北野正剛，加藤治文（編）．標準外科学．第11版．東京：医学書院，2007．
3. Stillman RM, et al. Surgery : Diagnosis and Therapy. Appleton & range, Stanford CT. 1989.

107

第 2 部　手術の基本編

Basic Operative Edition 8

出血が止まらない
～その原因とタンポナーゼとドレナージ～

I　まず圧迫止血

　日常臨床の口腔外科手術において，とくに抜歯時の偶発症でもっとも多いのは出血でしょう（図2-8-1）．まずは冷静になることが重要で，なぜ止まらないのか，どうすれば止まるのかを考える必要があります．術者が慌てれば，スタッフも焦り，患者も緊張し，負のスパイラルに陥ります．何はともあれ，まずは圧迫止血をしましょう．指が入れば，指圧も効果的な手段です．

　ガーゼによる圧迫も有効です．細いガーゼを生理食塩水に浸し抜歯窩内に挿入し，その上から重ねたガーゼを創部におき咬合させます（図2-8-2）．

　少量のガーゼで柔らかく圧すだけでは，逆に出血を助長させてしまいます．硬くして，局所的に圧がかかるように押さえましょう．つぎに出血の原因を考えてみましょう．

II　出血の原因

　出血の原因には局所的なものと全身的なものに分かれます．局所的原因としては抜歯時の中小血管の損傷，根尖病巣や歯周病巣の炎症性肉芽組織の取り残しなど，術者の技量に影響するものがあります．もともとの解剖学的な位置異常，病態の大きさなど，事前のチェックを怠らないことも必要です．

　全身的要因には，先天性出血性素因，血液疾患，肝・腎疾患，アレルギー，薬物使用によって生じた二次的な出血傾向があります．これを

●出血とガーゼによる圧迫

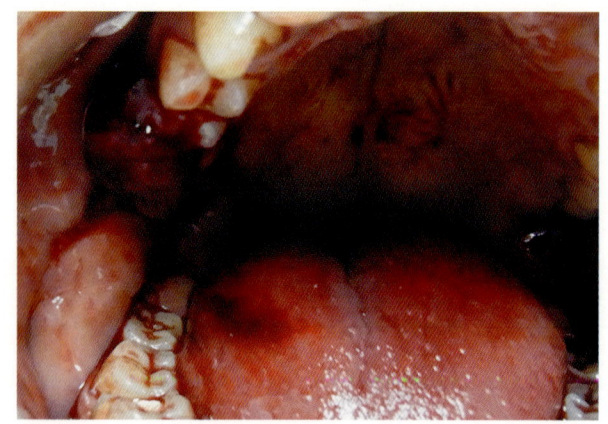

図2-8-1　抜歯後出血．基本は圧迫止血を行う．

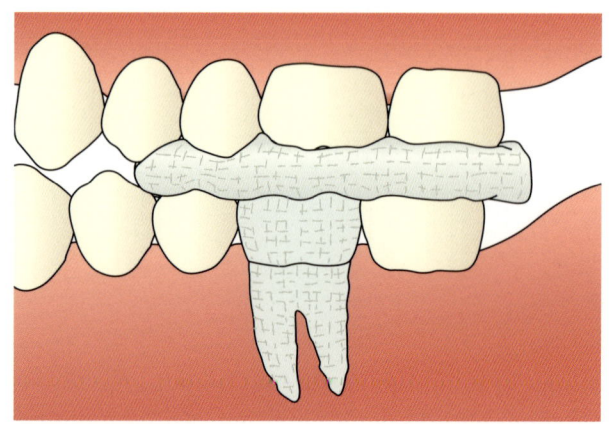

図2-8-2　ガーゼによる圧迫．

見抜くためには，術前の問診が重要となり，日頃から全身状態にも目を向ける習慣が大切です．

出血性素因とは，止血の調節機構に障害をきたし，異常に出血しやすく，なおかつ一度出血すると容易には止血しない病態の総称です．この病態は障害を受けた部位より，血管因子の異常，血小板因子の異常，凝固因子の異常，線維素溶解現象の異常などに大別されます．

とくに多いのは，基礎疾患および投与薬剤に継発して生ずる後天性の出血性素因です．高齢化社会を迎えた現在，抗血栓薬を処方されている患者が多くみられます．しかし抗血栓薬イコール術後出血ではありません．何の薬をどのくらい服用し，検査値はどの程度かを把握することが重要です．血小板が5万/mm³以下，PT-INR 2.5以上でなければ，適切な局所処置を行えば止血できるものです．これが口腔の特徴とも言えます．

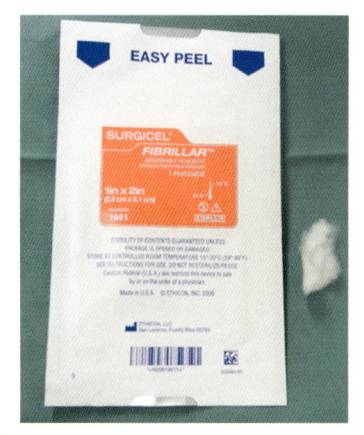

図2-8-3 サージセル®.

III 出血の状態は

1. 拍動性の中小血管の出血
とくに下顎管と近接した下顎智歯抜去後に一部損傷された下歯槽動脈からの拍動性出血を認めることがあります．また切開した粘膜からも同様な所見がみられることもあります．

2. 抜歯窩周囲歯肉からの出血
とくに歯周炎を併発した抜歯の場合は拡張した毛細血管からの出血が持続的に起こります．濡れたスポンジをつかんだような滲み出る出血です．

3. 骨面からの出血
骨孔から起こる拍動性の出血，もしくは海綿骨からの持続性出血です．軟組織の場合と異なり，出血点が明確です．歯槽骨，上顎骨ではとくに多くみられます．

4. 全身的要因による出血での止血困難
出血量は少量であっても，圧迫してもなかなか血液が凝固しません．血小板系の異常では一次血栓が形成できないためサラサラ出血，凝固系の異常では二次血栓の形成障害のためベトベトした出血がみられます．ガーゼを噛んで一次止血できても，また出血を繰り返す場合は，凝固系の異常が疑われます．

IV 止血方法

1. 拍動性の中小血管の出血
抜歯窩からの出血に対しては，滅菌したガーゼによる圧迫を行ってください．最初から抜歯窩内にタンポンする必要はありません．翻転した頬舌歯肉を内反させて硬くしたガーゼで圧迫します．圧迫するガーゼに生理食塩水またはボスミンを浸して行うと効果的です．

それでも出血する場合は，スポンゼル®やサージセル®（図2-8-3）を抜歯窩に固く詰めてその上から歯肉縁に通した縫合糸でタイオーバーします．しかしこの場合，止血は得られても創傷治癒不全となり，ドライソケットになるかもしれませんので経過観察を怠らないことが肝要です．

第2部　手術の基本編

● 電気メスによる止血

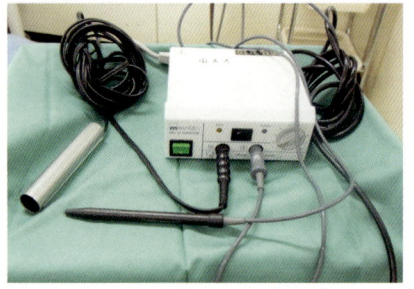

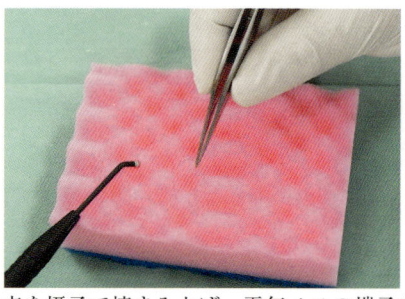

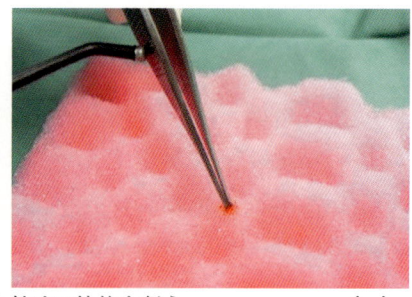

図2-8-4a〜c　電気メスによる止血．出血点を攝子で摘まみ上げ，電気メスの端子を付けて焼灼を行う． a|b|c

● 血管結紮法による止血

a|b
c|d

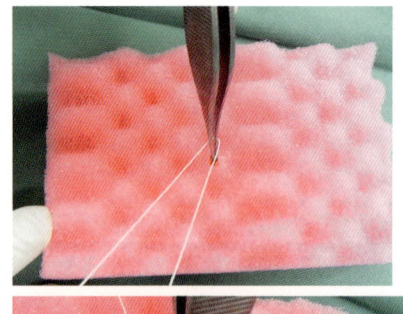

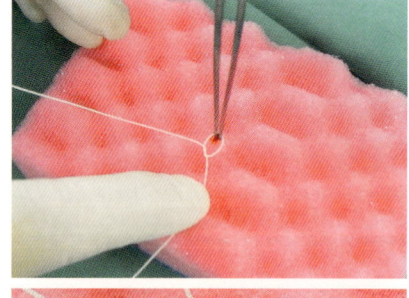

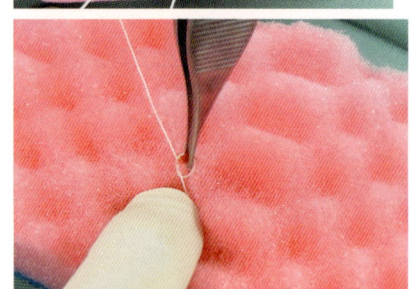

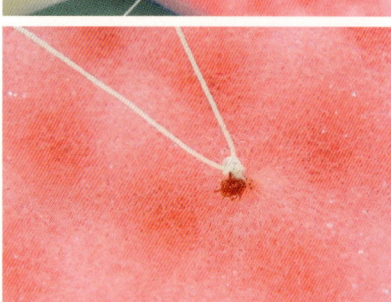

図2-8-5a〜d　血管結紮法．出血している血管を攝子または止血鉗子で把持してから3-0などの絹糸をかけ，縫合結紮して止血する．

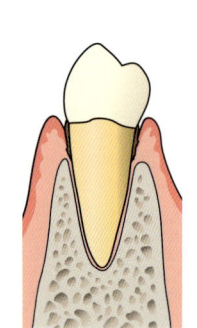

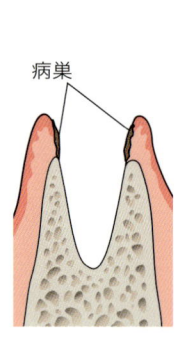

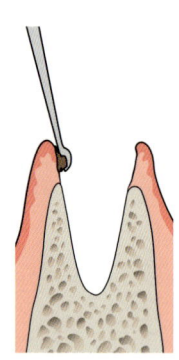

病巣

図2-8-6　歯肉縁にある不良肉芽の除去（不良肉芽は根尖だけではない）．

　粘膜創縁からの出血に対しては，出血点をみつけて有鉤攝子でもち上げ，電気メスによる電気凝固止血（図2-8-4a〜c）を行いますが，それでも止血が困難な場合には出血している血管を攝子およびモスキートでつまみ，血管結紮で止血を行います（図2-8-5a〜d）．

2. 抜歯窩周囲歯肉からの出血

　血管収縮作用による出血量軽減を期待して，周囲歯肉に歯科用キシロカインカートリッジを用いて浸潤麻酔を追加します．その後，不良肉芽（炎症性肉芽）を除去し（図2-8-6），歯肉縁をなるべく深めに通して縫合を行います．単純結

110

出血が止まらない〜その原因とタンポナーゼとドレナージ〜

● ボーンワックスによる止血

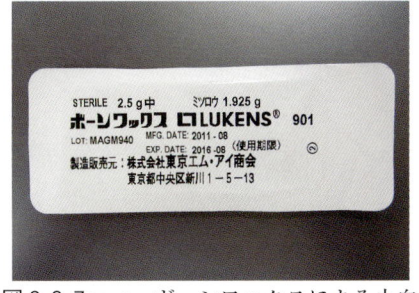

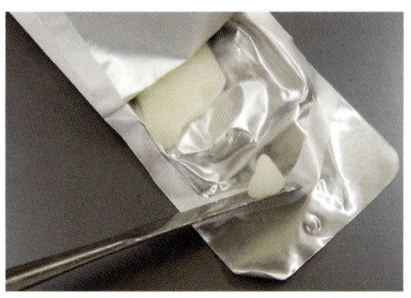

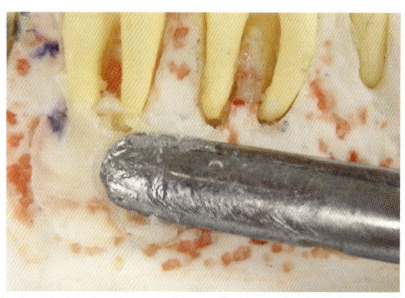

図2-8-7a〜c　ボーンワックスによる止血．出血（漏出性）している骨面に擦りこむように貼付する．点状の出血であれば，電気凝固，挫滅によって止血できる．

a|b|c

● 保護床を用いた止血法

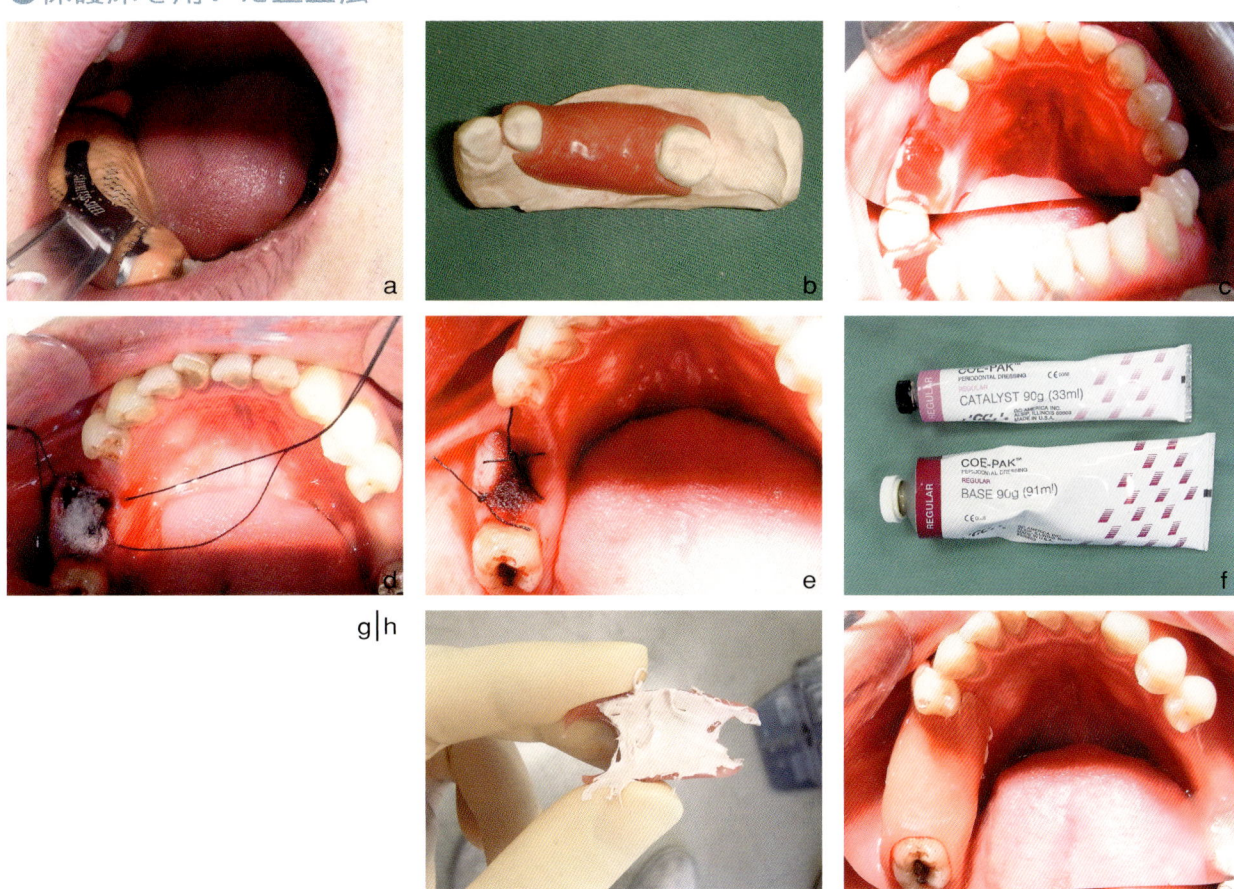

図2-8-8a〜h　保護床を用いた止血法．a：抜歯前に印象採得．b：止血保護床の作製．c：抜歯直後の状態．d：サージセル®を填入し，歯肉創縁を縫合．e：縫合してから填入すると十分な圧迫が得られない．f：COE-PAK®．g：保護床内面に塗布．h：保護床をセット．場合によっては0.3mm鋼線で歯と固定する．

結紮よりも水平マットレス縫合のほうが効果的です．

3. 骨面からの出血

　骨孔からの出血に対しては，探針を出血している骨孔に挿入し電気凝固止血をします．ただし海綿骨のような広い骨面からの出血では，骨孔ごとの止血は応用できません．この場合には通常，ボーンワックスなどの蜜蝋を骨面に押しあて擦りつけて止血を図ります（図2-8-7a〜c）．もちろん擦り込んだ蜜蝋は吸収しませんので，体内に残り，場合によっては異物となりますの

111

で感染には十分な注意を払います．

4．全身的要因による出血での止血困難

とくに抗凝固薬のワルファリンを服用している場合（PT-INR 2.5 以上）は，止血困難となりやすいので注意が必要です．しかし一方，安易なワルファリンの休薬は，基礎疾患を誘発することになり危険です．休薬の有無は必ず医科と対診を行います．

具体的な止血方法は前項の 1〜3 を行ったうえに，保護床（外科用シーネ）を用いて確実な止血を行います（図 2-8-8a〜h）．保護床内面にはCOE-PAK®などの歯周パックを介在させて確実に圧迫すると良いでしょう．事前に出血が予想されるわけですから，抜歯前に保護床の作製を行っておくべきです．予期せぬ事態でも保護床は簡単に作製できますので，翌日に延ばさず面倒がらず行うべきです．保護床の除去は 2〜3 日後が安全です．

参考文献

1. 野間弘康，金子譲．カラーアトラス抜歯の臨床．東京：医歯薬出版，1991．
2. 田中潤一．術後の出血．歯界展望 2000；96（2）：327-332．

第3部

口腔内処置編
(Oral Operative Edition)

　第1部「術前編」，第2部「手術の基本編」で口腔外科手術の総論を主として解説してきましたが，いよいよ各論です．この第3部「口腔内処置編」では抜歯をはじめとする外科手術の解説をしていきます．

　抜歯はその部位，歯軸の傾斜，根周囲の骨の状態，埋伏しているか否か，隣接歯や下歯槽管などの周囲組織との距離などからその難易度はさまざまです．口腔外科の基礎でありながら，奥深い手術と言えるでしょう

　単純抜歯，歯根肥大などの難抜歯，上・下顎の埋伏智歯抜去，上顎正中埋伏過剰歯抜去などについては，器具の扱い方や切開線の設定などが取り上げていますが，下歯槽神経・舌神経など口腔解剖学も再確認しましょう．加えて，術前と術後にX線像を含めた手術を検討することを忘れないでください．

　また，小帯の手術，粘液嚢胞，顎嚢胞と歯根端切除，顎下腺導管内唾石摘出術，口腔内良性腫瘍，エプーリス，骨隆起，顎関節症および口腔外傷，インプラントの口腔内採骨など，一般臨床家でも処置を求められる可能性のある疾患の解説も行っています．

　「イメージをしっかりともつこと」も口腔外科手術における失敗回避のポイントであり，術前の十分な症例検討を行うと，さまざまなケースに合わせた手術ができるようになります．「海図なくして，航海なし」との言葉を肝に銘じてください．

　しかしその一方で，術前の固定概念にこだわりすぎない柔軟な思考も重要です．顎関節の診断・治療の項目において「普通の顎関節症ではない」と疑問を感じたときの対応が述べられていますが，何かうまくいかない場面に遭遇したときには，動揺しない心と柔軟な思考の両方が必要となります．

　必要に応じて，術中でも創を閉じる勇気も必要であり，さらに自分で判断できない困難な症例に遭遇した場合には口腔外科の専門医へ紹介することも重要な歯科医学的判断と言えるのです．

第3部　口腔内処置編

Oral Operative Edition 1

膿瘍の口腔内切開について

I 口腔内の膿瘍形成

　口腔内に形成される膿瘍は，歯肉に限局したもの（図3-1-1）から，組織隙に及び全身症状を呈する症例（図3-1-2）までさまざまな病態があります．口腔内の膿瘍形成は，根尖性歯周炎や辺縁性歯周炎などの歯原性感染症や外傷に起因する化膿性炎症によるものがほとんどです．

　現病歴ならびに現症，検査所見から，速やかに病態を診断し適切な処置を行う必要があります．膿瘍切開後に症状が増悪することもあり，処置後も厳重な観察が重要です．

　急性化膿性炎の治療の基本は，急性炎症症状を消退させ，その後に化膿性炎の原因除去を行うことです．口腔膿瘍の治療では感染源を確定することで原因除去を図ることが唯一の根本療法です．

II 膿瘍形成の診断

　まず，全身状態を観察し，炎症の5徴候ならびに所属リンパ節の所見を診察します．全身所見ではとくに呼吸状態と体温の把握が重要です．

　炎症の5徴候とは疼痛，発赤，腫脹，熱感，機能障害を示します．所属リンパ節の所見として，炎症ではリンパ節が腫大し，圧痛をともないます．さらに炎症の5徴候と所属リンパ節の所見は，炎症症状の程度を反映するので，これらの所見をつねに把握することで炎症状態の経過が判断できます．

　炎症では，その波及状態や進展方向を把握す

●歯肉膿瘍と扁桃周囲膿瘍

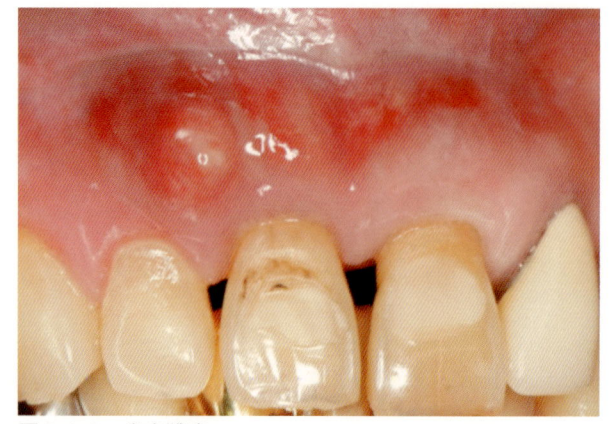

図3-1-1　歯肉膿瘍．

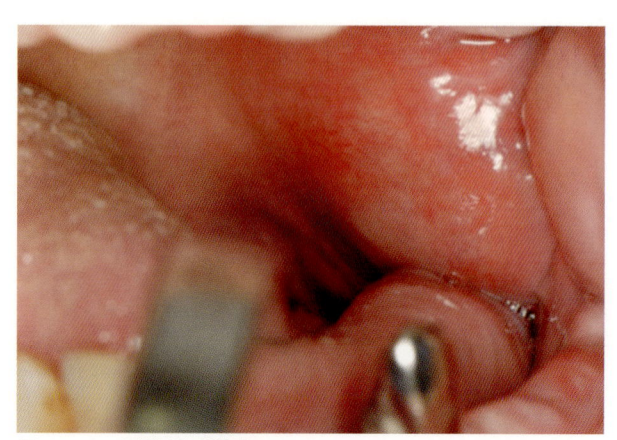

図3-1-2　扁桃周囲膿瘍．

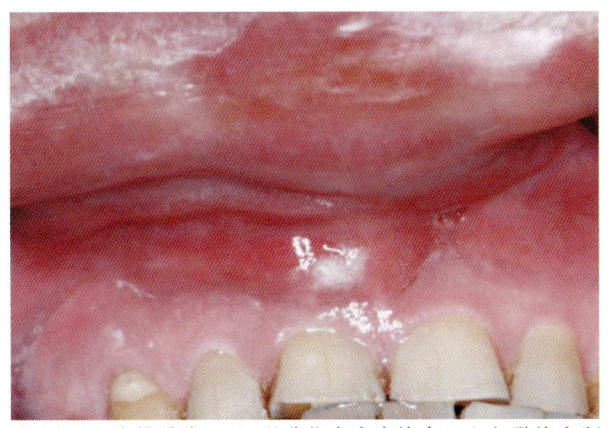

図3-1-3 歯槽膿瘍．3％過酸化水素水塗布により発泡を認める．

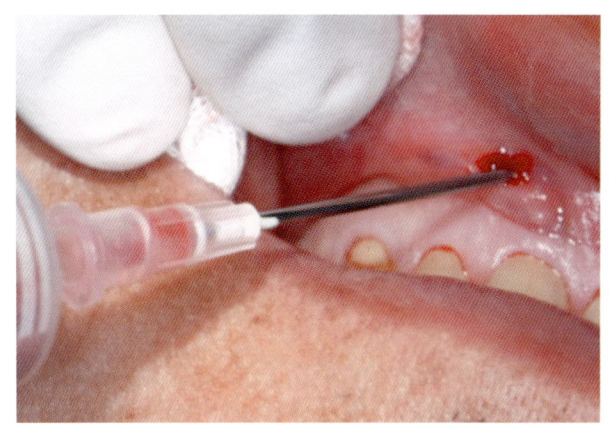

図3-1-4 試験穿刺．膿汁の吸引を認める．

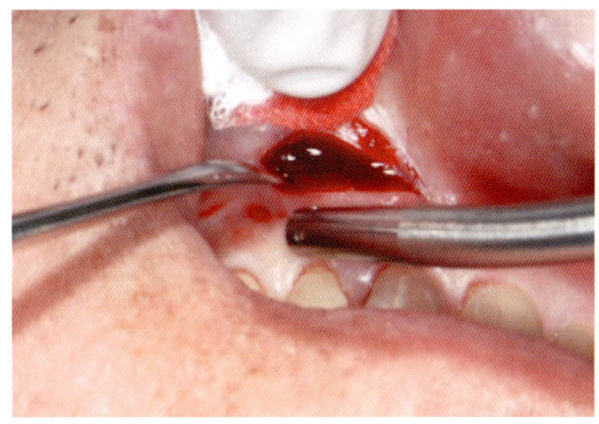

図3-1-5 歯槽膿瘍における骨膜剝離．

るのが診断の要点となります．局所の診察では，炎症巣の大きさと位置の診断を行います．表在性の粘膜下膿瘍では視診と触診で膿瘍の位置と大きさを確認します．粘膜の発赤，緊張度，波動の触知は膿瘍の状態を把握するのに重要な情報です．

粘膜下膿瘍の場合，腫脹部の口腔粘膜に3％過酸化水素水を塗布すると発泡するので，切開時期の判断に有用です（図3-1-3）．深部膿瘍では膿瘍の把握は困難で，圧痛の強い部位が炎症の中心部と言えます．その位置や大きさなどは，CTやMRI，超音波検査などの画像所見から把握します．

III 膿瘍切開および排膿の実際

膿瘍が存在していることが診断されたら切開排膿術を施行します．ここでは口腔内切開および排膿術の注意事項について述べます．

膿瘍に対する処置は基本的に，麻酔（局所麻酔，全身麻酔），穿刺吸引（細菌検査，感受性試験），切開，ドレナージの手順となります．

通常，膿瘍切開および排膿術は局所麻酔下に施行します．炎症巣では局所麻酔薬は奏効しにくく薬液注入により炎症を拡大する恐れがあることからフィールドブロックを選択します．粘膜下膿瘍のような表在性膿瘍の切開には，粘膜下浸潤麻酔や周囲麻酔を選択します．

試験穿刺は膿汁の存在の確認とともに膿瘍の位置を把握し，細菌検査と薬剤感受性試験から原因菌の同定，抗菌薬感受性を知るうえで重要です（図3-1-4）．

膿瘍の切開は，膿瘍のもっとも近接した部位に行うことが基本で，確実に排膿させることが重要です．粘膜下の血管，神経，唾液腺（耳下腺，舌下腺，顎下腺）の腺体や導管の損傷を避ける経路を検討します．歯槽膿瘍では，排膿が容易で，かつ骨の裏打ちがある部位の口腔粘膜を切開し，骨膜剝離を進め，膿瘍腔に達し，確実な排膿路を確保します（図3-1-5）．

頰部，口底部，扁桃周囲膿瘍の切開排膿術で

第3部　口腔内処置編

● ドレーンによる排膿路の確保

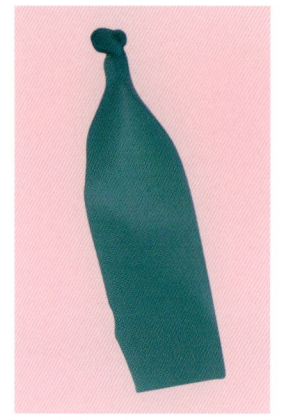

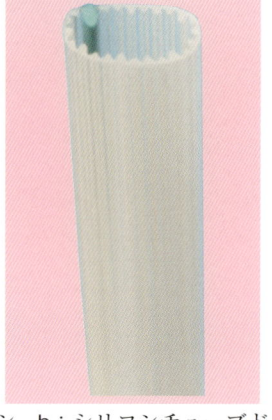

図3-1-6a, b　a：ラバードレーン．b：シリコンチューブドレーン．

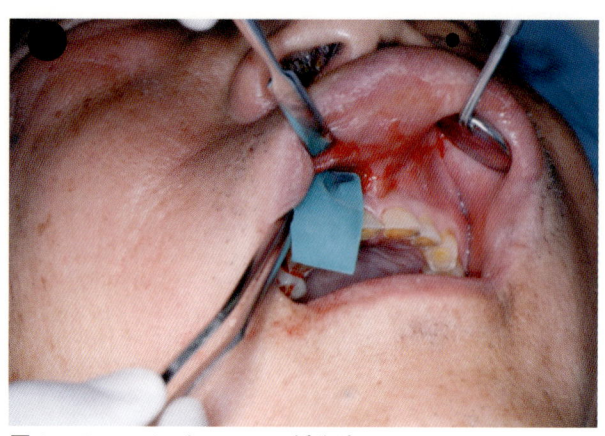

図3-1-7　ラバードレーンの挿入時．

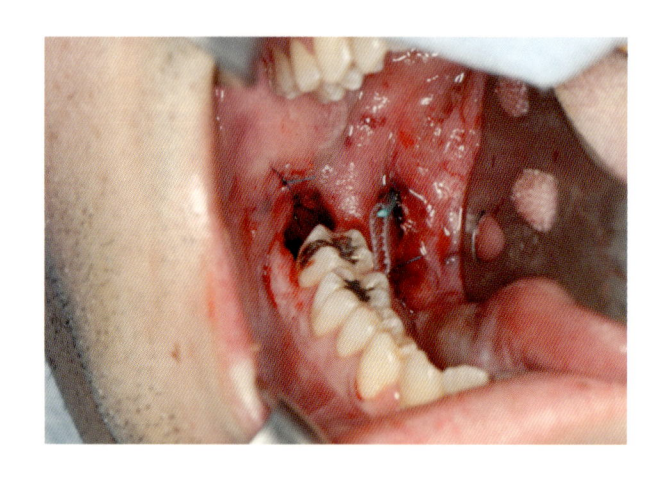

図3-1-8　シリコンチューブドレーン留置．口底部粘膜に縫合固定している．

は，粘膜切開はメスで鋭的に行い，深部のアプローチは止血鉗子（曲のモスキート，ペアン，ケリー）を用いて鈍的に行います．血管および神経を避けながら，鉗子の先端を閉じて組織に挿入し，開いて組織を剥離します．ここでさらに止血鉗子を深部に進める場合に，組織内で先端を閉じてはなりません．組織内で鉗子の先端を閉じると，血管や神経など重要構造を損傷することがあります．

さらに止血鉗子を深部に進める場合は，一度止血鉗子を引き抜いて口腔外で先端を閉じて，あらためて組織内に鉗子の先端を前回剥離したところに挿入し，さらに進めてから開いて剥離します．これらの操作をくり返し確実に行います．

止血鉗子による剥離で膿瘍腔に到達すると排膿を認めます．的確に排膿路を確保することが重要です．深部膿瘍では，口腔内からの切開・排膿では不十分なことがあります．そのような場合は専門医療機関へ依頼することが適切です．

持続的な排膿路確保のために，膿瘍腔にドレーンを挿入し，留置します．歯肉膿瘍など潜在性膿瘍の場合は，ラバーダムシートを適当な大きさの短冊状にしたラバードレーンを用います．また深部膿瘍では，適当な太さのゴムチューブドレーンやシリコンチューブドレーンを用います（図3-1-6, 7）．ドレーンが抜けた

り，膿瘍腔内に迷入しないように口腔粘膜などに縫合固定しておきます(図3-1-8)．

ドレーンからの排膿が消失し，発赤，腫脹，圧痛などの炎症症状が寛解し，血液検査所見の改善が認められた時期にドレーンを抜去します．消炎処置後，速やかに細菌感染の原因除去の処置に移行します．

参考文献

1. 内山健志, 近藤壽郎, 坂下英明, 大関悟(編)．カラーアトラス　サクシンクト口腔外科学．第3版．東京：学建書院, 2011.
2. 社団法人日本口腔外科学会(編)，野間弘康，瀬戸晥一，福田仁一，栗田賢一，木村博人，山根源之，朝波惣一郎(編集)．イラストでみる口腔外科手術．第2巻．東京：クインテッセンス出版, 2011.

Oral Operative Edition 2

単純抜歯
~正しい鉗子抜歯とヘーベルのもち方，使い方~

I 抜歯難易度の適切な評価

　患者の全身状態の把握とともに，抜去する歯の適切な評価が重要です．抜歯難易度を適切に評価し（表3-2-1），鉗子抜歯で良いのか，ヘーベルを用いた抜歯を行うのか，あるいは，難抜歯としての準備を必要とするのかを判断します．適切な評価のうえで器具の選択とその適正使用が，安全な手技を可能にして合併症を予防できるのです．

II 体位

　抜歯に際しての患者の体位の決定にあたっては，過度の精神的・肉体的緊張を防ぐよう配慮しましょう．視野を得ようとして，患者の頭位を過度に低くすると，患者の負担が大きくなります．

　術者が立位の場合，患者の体位は，上顎の場合は水平位，下顎の場合は咬合平面が床と並行な位置とします．また術者が座位の場合，患者は水平位，もしくは半仰臥位（上体が水平位より

表3-2-1　抜歯難易度の評価（難抜歯の理由）

1. 歯根形態と性状	①複数歯根や歯根離開
	②歯根の強度な湾曲・屈曲
	③歯根の肥大
	④性状が脆弱な歯根
2. 歯と顎骨の関係	①歯の癒合，骨性癒着
	②萌出異常（埋伏，傾斜，転位，逆性など）
	③歯肉縁下の残根
	④重要臓器（下歯槽管，オトガイ孔，上顎洞，鼻腔など）との近接
3. 顎骨自体の状態	①骨硬化
	②骨折の危険性（脆弱な顎骨，極端に吸収した顎骨など）

単純抜歯〜正しい鉗子抜歯とヘーベルのもち方，使い方〜

●上顎前臼歯用・下顎前臼歯用鉗子

a	b
c	d

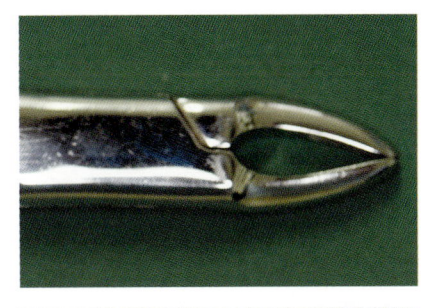

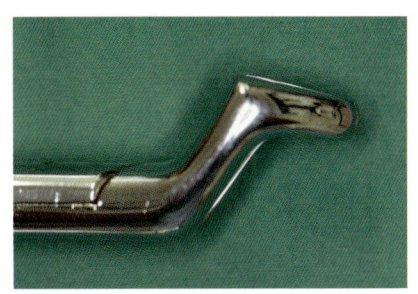

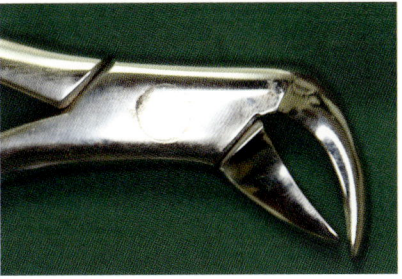

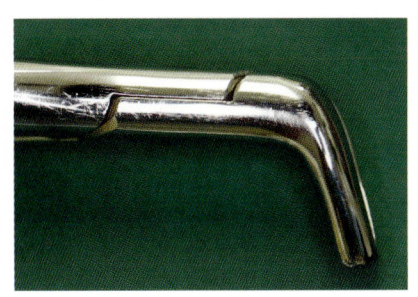

図3-2-1a〜d 鉗子の種類．a：上顎前歯用．b：上顎臼歯用．c：下顎前歯用．d：下顎臼歯用．前歯用・臼歯用を適宜使用する．臼歯用では下顎はモノアングル，上顎はバイアングルである．

●大臼歯用・小臼歯用・残根用鉗子の形態

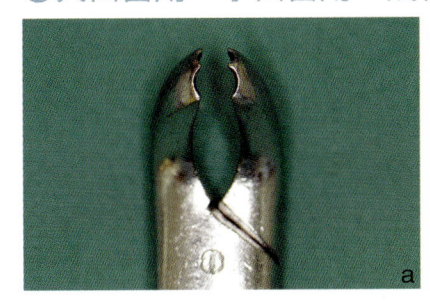

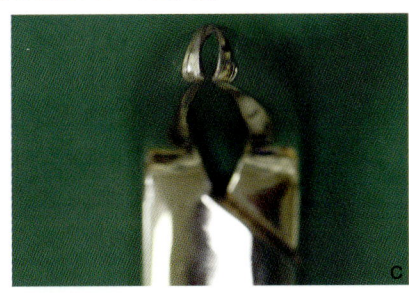

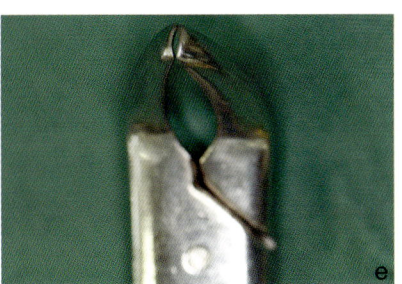

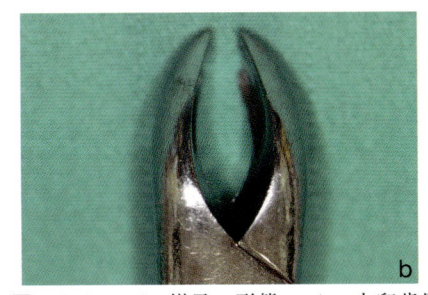

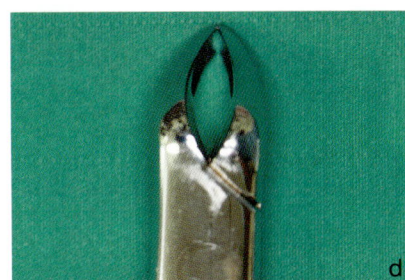

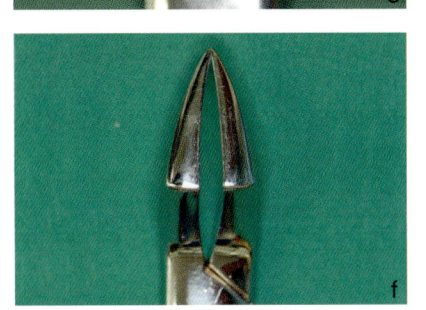

図3-2-2a〜f 鉗子の形態 a, b：大臼歯用．c, d：小臼歯用．e, f：残根用．抜去する歯の歯頸部と歯根部の形状に合うものを選択する．

約15°の角度での位置)とします．

III 鉗子による抜歯

1. 鉗子抜歯の利点

鉗子抜歯の利点としては，抜歯にともなう歯周組織への損傷が少ないことや鉗子嘴端の歯根膜への陥入，歯軸を中心とした回転運動，頬舌方向への揺さぶりなどの抜歯力（脱臼運動）が調節しやすいことが挙げられます（図3-2-1〜3）．

2. 実際の抜歯

実際の抜歯の手技ですが，以下の順序で進めます．

①口腔内の消毒：抜歯後感染の予防に重要で

第3部 口腔内処置編

119

第3部　口腔内処置編

● 鉗子のもち方

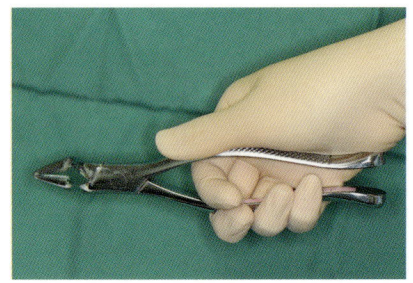

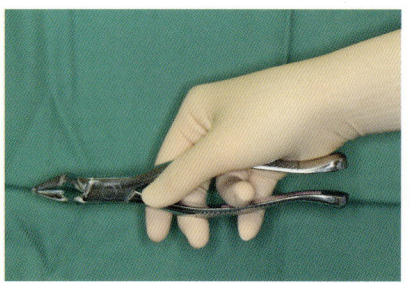

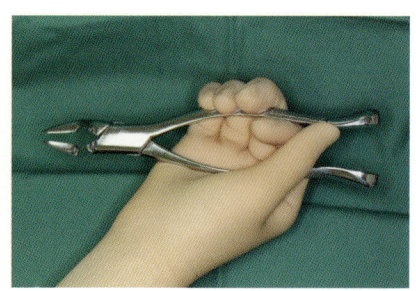

図3-2-3a〜c　鉗子のもち方．a：パルチェ法．b：シェッツ法．c：逆手法． a|b|c

● 直のヘーベルと曲のヘーベル

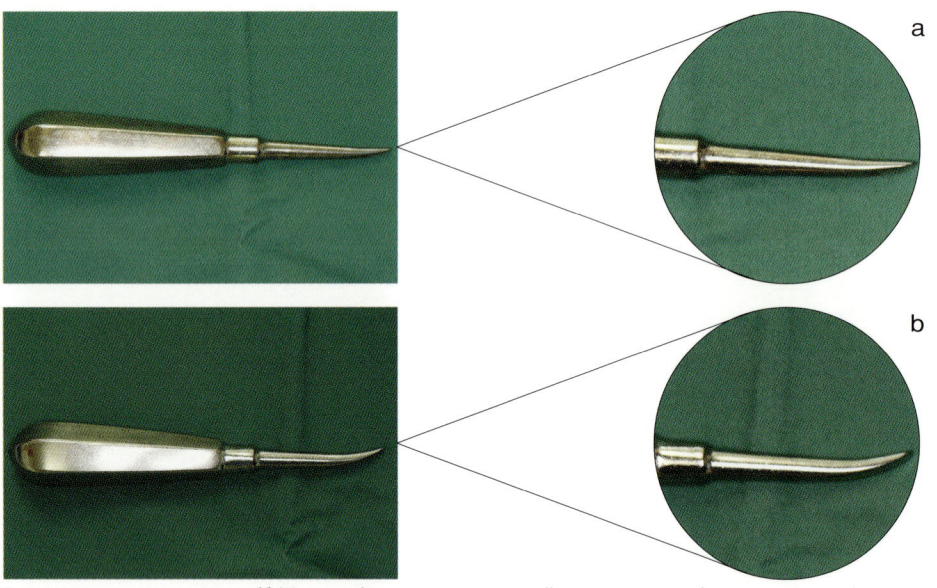

図3-2-4a, b　ヘーベルの種類．a：直のヘーベル．b：曲のヘーベル．直のヘーベルを基本とする．また抜去する歯根の太さに合うものを選択する．

す．

② 歯周靱帯の剥離：鉗子操作に先立ち，必ず，歯周靱帯の剥離を行います．

③ 鉗子の選択：鉗子の嘴端部と根面が3点以上で接触する鉗子を選択します．

④ 鉗子の嘴端部の適合：舌側・口蓋側より行い，ついで，唇側・頬側を適合させます．

⑤ 鉗子嘴端の歯根膜への陥入：円錐根の抜歯（小臼歯の便宜抜歯など）では，適切な鉗子嘴端部の歯根膜への陥入のみで抜歯可能な場合もあります．

⑥ 歯軸を中心とした回転運動：単根で歯根形状が比較的円錐形の歯（犬歯，上顎中切歯など）では，歯軸を中心とした回転運動がとくに有効です．

⑦ 頬舌方向への揺さぶり：臼歯部における鉗子操作は引き抜くのではなく，あくまで頬舌方向へ揺さぶり，最終的に頬側あるいは舌側へ倒すように行います．

⑧ 強固な歯の抜歯：鉗子のみで強引に抜歯しようとすると，歯の破折（歯冠破折，歯根破折）や歯槽骨の破折をきたす恐れがあり，注意が必要です（難抜歯の項を参照）．

IV　ヘーベルによる抜歯

1. ヘーベル(挺子)による抜歯

120

単純抜歯～正しい鉗子抜歯とヘーベルのもち方，使い方～

● ヘーベルのもち方と挿入

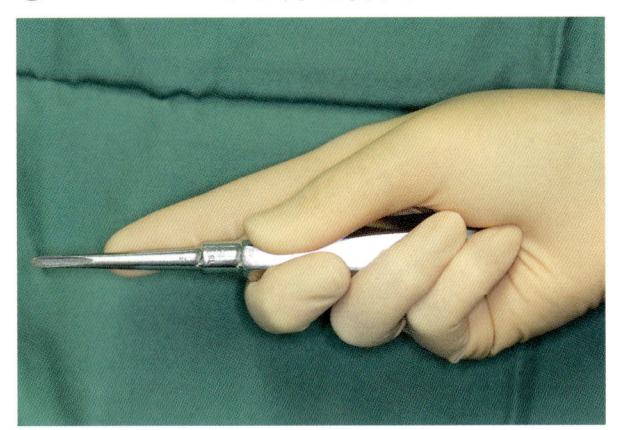

図3-2-5　ヘーベルのもち方．把柄部を手掌におき，嘴先のすぐ下に沿えるように第二指を伸ばす．

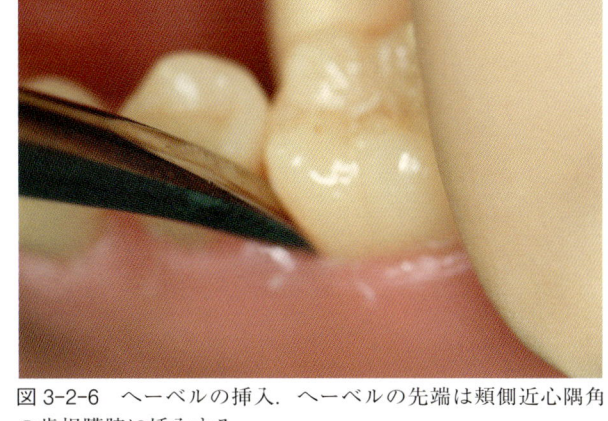

図3-2-6　ヘーベルの挿入．ヘーベルの先端は頬側近心隅角の歯根膜腔に挿入する．

　ヘーベル（挺子）による抜歯の利点としては，歯冠が崩壊した歯にも使用できる．位置や方向によって，抜歯鉗子で把持できない歯にも使用できることが挙げられます．また楔の作用，回転作用，梃の作用などの脱臼運動を行うことができます（図3-2-4～6）．

2. 実際の抜歯

① 口腔内の消毒：鉗子抜歯と同様に抜歯後感染の予防に重要です．

② 歯周靱帯の剥離：ヘーベル操作に先立ち，必ず，歯周靱帯の剥離を行います．

③ ヘーベルの挿入：頬側近心隅角の歯根膜腔を基本とします（歯根膜腔，歯槽骨の強度，歯根の湾曲，隣在歯の状態などを考慮して決定します）．

④ 抜去する歯の把持：抜去する歯を左の手指で把持することにより，ヘーベルが適切な位置にくることを助け，滑脱を防止します．

⑤ 楔作用：歯根膜腔に沿ってヘーベルを挿入することにより歯根膜腔を拡大し，ヘーベルをさらに深部へと進め歯を脱臼させます．

⑥ 回転作用：歯根膜腔に沿って挿入したヘーベルを回転させることにより脱臼し，ヘーベルをさらに深部へと進めます．

⑦ 梃の作用：脱臼した歯を歯槽窩から抜去します．

V　抜歯窩の処理

　抜歯窩の処理は以下の手順で行います．まず，掻爬ですが，抜歯窩内の不良肉芽組織や根尖部病巣を鋭匙で掻爬（除去）します．このとき抜歯窩の治癒に重要である健全な歯根膜や辺縁歯肉は損傷しないよう注意しましょう．清潔な生理食塩水で洗浄したら，歯槽堤の整形です．鋭利な骨縁や薄い歯槽間中隔について，破骨鉗子や骨ヤスリを用いて整形します．

　最後に縫合ですが，抜歯窩を完全に閉鎖する必要はなく，必要に応じた創部の縫合を心がけましょう．縫合にて創縁を引き寄せるだけで十分な場合もあります．

参考文献

1. 上條雍彦．図説口腔解剖学．1骨学（頭蓋学）．第2章 臨床の立場よりみた頭頸部の骨学．東京：アナトーム社，1981；185-196．

第3部　口腔内処置編

Oral Operative Edition 3

難抜歯
~根肥大，骨性癒着，歯根破折~

I　難抜歯とは

　歯科診療報酬点数表の解釈では，難抜歯は「歯根肥大，骨の癒着等に対して骨の開削または歯根分割等を行った場合をいう」と明記されていて，歯の形態ないし植立状態から，粘膜骨膜弁の翻転，骨削除もしくは歯の分割などの手技を必要とする抜歯を一般的に難抜歯と呼んでいます．

II　抜歯前のX線検査

　抜歯前に歯の状態を正確に把握することが重要です．まず，視診と触診で歯槽外の部分の情報を獲得し，そのうえで歯槽骨内の把握をX線検査で補います．X線検査では①歯根膜と歯槽骨の状態，②歯根の形態，③上顎臼歯の歯根と上顎洞底の位置関係，④下顎臼歯の歯根と下顎管との位置関係などの情報を得ることができます．

　歯根膜と歯槽骨の状態では歯根膜萎縮や骨性癒着の有無を確認します．図3-3-1a, bは歯根周囲の歯根膜線の消失や周囲歯槽骨の硬化像が認められるため，骨性癒着を疑われます．歯根膜萎縮や骨性癒着は長期間の根管治療継続歯，対合歯がない歯，萌出不全の歯に多いとされています．

　歯根の形態では歯根肥大，歯根湾曲，歯根離開，副根の存在などを確認します．歯根肥大，近遠心的な歯根湾曲，歯根離開はデンタルX線写真で判断できますが，頬舌的な歯根湾曲や副根は一方向からのデンタルX線写真では見落とす可能性があるので注意が必要です．

　歯根と上顎洞または下顎管の位置関係は，デンタルX線写真での上下的偏心投影を使用して確認します．上顎洞内への歯牙迷入や下歯槽神経知覚鈍麻などの合併症回避のために，正確な位置関係の把握が重要です．

●骨性癒着が疑われる症例

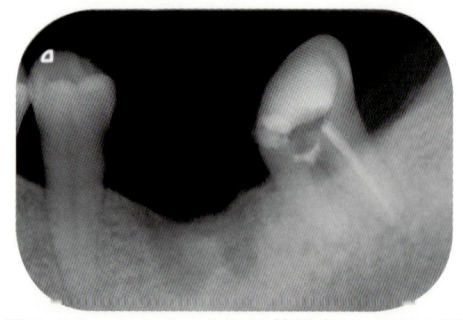

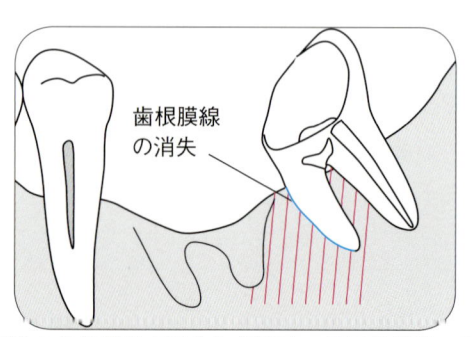

図3-3-1a, b　デンタルX線写真．下顎左側第二大臼歯近心根周囲の歯根膜線が消失し（青線），周囲歯槽骨の硬化像（赤斜線）が認められたため，骨性癒着が疑われた．　　　　　　　　　　　　　　　　　　　　　　　　　　　　　　　　　　a|b

● 難抜歯の切開線

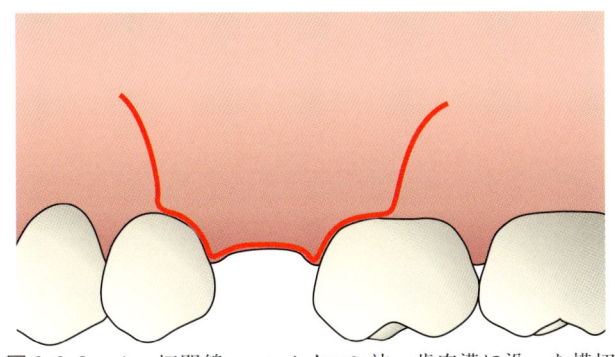

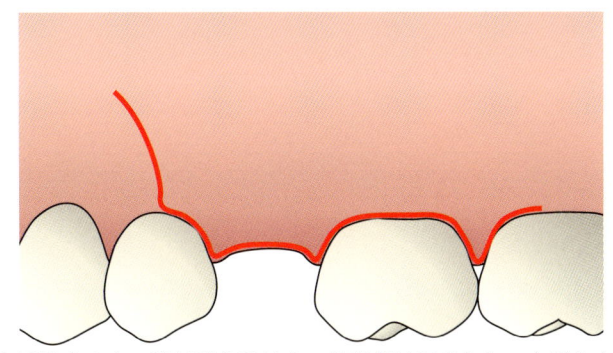

図3-3-2a, b　切開線．a：ノイマン法．歯肉溝に沿った横切開と近遠心2本の縦切開を設ける．基底部は幅広とし，台形とする．歯間乳頭は縦切開を設けると，縫合が困難であり，なおかつ自浄作用を悪くするため，歯間乳頭は避けて縦切開を設ける．b：ノイマン変法．縦切開は1本のみとし，片側は歯肉溝切開を延長する．
a|b

III 抜歯の手順

X線検査で難抜歯と判断された場合，①粘膜弁の形成，②歯槽骨の削除，③歯の分割および抜歯，④創の縫合閉鎖の手順で処置を行います．

1. 粘膜骨膜弁の設計と形成

粘膜弁の設計では，つぎの3点を考慮します．①弁の基底部の幅を広くする（創部への血流を確保するため）．②骨欠損部上に切開線を設けない．③抜歯操作を行うのに必要な視野を確保する．

難抜歯では歯肉溝内の横切開と近遠心2本の縦切開により台形の粘膜弁を起こすノイマン（Neumann）法（図3-3-2a）や縦切開を片側1本のみにしたノイマン変法（図3-3-2b）が多く用いられます．

粘膜骨膜弁形成時は，弁を損傷しないように注意が必要です．メスで骨膜まで切開し，骨膜をフラップ側に付けた状態で剥離します．付着歯肉や歯間乳頭部は粘膜が比較的硬く骨膜が歯槽骨に結合しているので，剥離をていねいに行わないと骨膜が損傷されます．骨膜が裂けると弁の栄養が悪くなり，術後の反応性炎症も強くなるため，弁の剥離は愛護的に行う必要があります．

2. 骨削除

粘膜骨膜弁剥離後，骨ノミか骨バーを用いて歯槽骨の削除を行います．骨バーで骨削除を行う際は，高回転であると発生した高熱により骨壊死をきたすため，低回転で高トルク型のハンドピースを用います．

骨削除は通常，唇・頬側の歯槽骨壁を除去します．歯槽骨の骨削除は，健常な歯根と歯槽骨の間に挺子を挿入するスペースを確保するために行うので，骨性癒着歯や残根状態のう蝕歯では必要に応じて歯根長の半分以上まで骨を削除する場合もあります．

ただし，下顎骨臼歯部の抜歯の際には，下顎骨の強度維持のために，外斜線に連続する隆線部手前までを削除限界とします．

3. 歯の分割および抜歯

骨削除後は，歯根の近心頬側に挺子を挿入し脱臼させて抜歯します．しかしながら，歯根湾曲や歯根肥大の場合，または脱臼後に歯冠や根尖部のアンダーカットがつかえて抜けない場合

●歯冠崩壊していた下顎第一大臼歯の抜歯

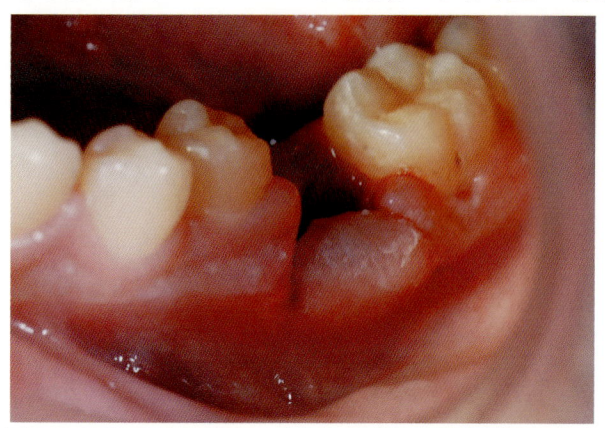

図3-3-3 初診時口腔内. 17歳の男子. 下顎左側第一大臼歯がう蝕により歯冠崩壊したが, 放置していた. 口腔内には歯冠を認めず, 頰側歯肉の増殖を認める.

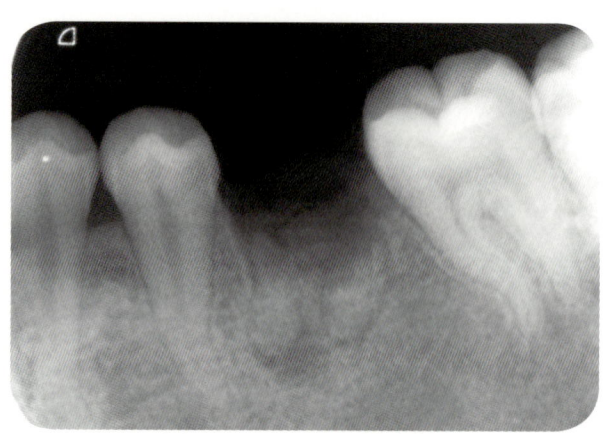

図3-3-4 下顎左側第一大臼歯に残根を認める. う蝕は骨縁下に及んでおり, 歯根は近心にやや湾曲し, 若干の根肥大を認める. 歯根膜腔の幅や周囲歯槽骨は正常である.

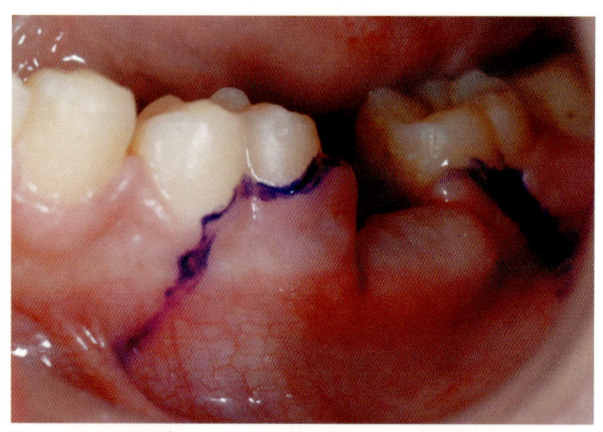

図3-3-5 切開線. ノイマン法を用いた. 下顎左側第一, 第二小臼歯間にオトガイ孔が認められたので, 縦切開での神経損傷回避を図り, 近心縦切開は下顎左側第一小臼歯に設けた.

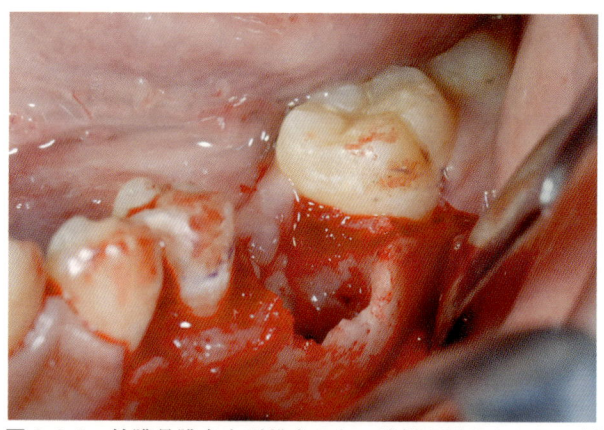

図3-3-6 粘膜骨膜弁を剝離すると, 残根が認められた. 頰側歯槽骨が挺子挿入のスペースを障害している. 探針にて残根の生理的動揺を確認した.

があります. その際には, 歯冠歯根分割や歯根分割を行います. 歯根分割では, 分割後の歯根が挺子挿入により窩壁から離開できるようにスペースを付与します. 基本的には, タービンを用いて頰舌的に歯根を縦に分離します.

4. 創の縫合閉鎖

歯根抜去後, 根尖部周囲骨を過剰に損傷しないように肉芽様病変を掻爬摘出し, 骨の鋭縁を骨ヤスリで除去します. 創部の整理を行い, 生理食塩水で歯や骨の細片などを十分に洗浄したのち, 創を縫合閉鎖します. 原則として針は可動組織から刺入し, 骨膜まで貫通させるように

します. また, 糸結びは適度な強さで, 創縁が正確に密着する程度が良いでしょう.

IV う蝕により歯冠崩壊していた症例

患者は17歳の男子, 全身的既往歴は認めません. 下顎左側第一大臼歯がう蝕により歯冠崩壊していましたが, 放置していました. 口腔内写真とデンタルX線写真を図3-3-3, 4に示します. う蝕は骨縁下に及んでおり, 歯根は近心にやや湾曲し若干の根肥大を認めますが, 歯根膜腔の幅は正常です.

難抜歯～根肥大，骨性癒着，歯根破折～

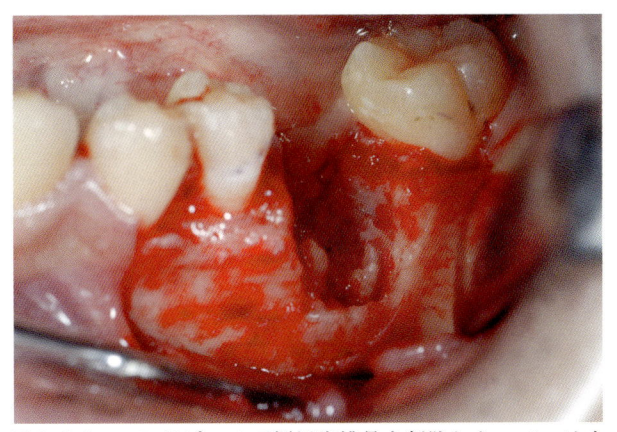

図 3-3-7　ハンドピースで頬側歯槽骨を削除した．バーは小さめのラウンドバーを用いた．骨削除量は歯根の半分程度とした．

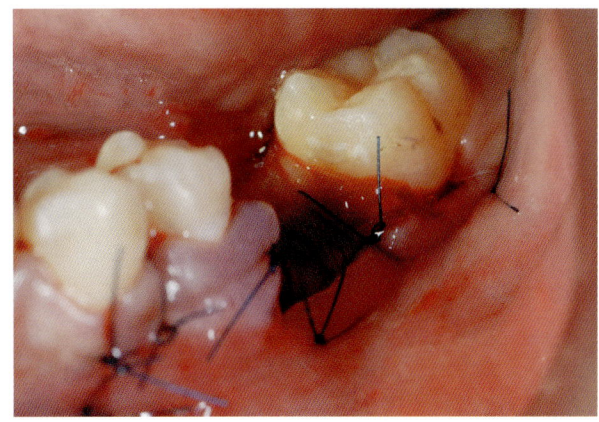

図 3-3-8　縫合後の口腔内．粘膜弁は創縁が正確に密着するように，適度な強さで縫合した．上皮の上に片側の上皮が覆いかぶさると，創の哆開や術後感染を引き起こす．また縫合がきつくなると，局所の血流が悪くなり壊死を起こす可能性がある．

　切開線を図 3-3-5 に示します．ノイマン法を用い，オトガイ孔を回避するために，近心縦切開は第一小臼歯部に設けました．粘膜骨膜弁剝離後の所見を図 3-3-6 に示します．骨縁下に残根を認めました．軟化象牙質の除去を行い，探針で歯根膜腔を触診し生理的動揺を確認したうえで，骨削除を行いました．
　根肥大も疑われたため，残存歯質の 1/2 程度の骨削除を行いました．骨削除後の状態を図 3-3-7 に示します．近遠心根の抜去後，歯槽中隔を除去し器具の到達性を改善したうえで根尖病巣を搔爬し，縫合しました．縫合後の所見を図 3-3-8 に示します．
　このように難抜歯であっても，術前の検査をもとにあらかじめ問題点を認識し，解決策を考慮することで，難抜歯とは手順の複雑な抜歯と解釈することが可能となるのです．

参考文献
1. 野間弘康, 金子譲. カラーアトラス抜歯の臨床. 東京: 医歯薬出版, 1991.

第 3 部　口腔内処置編

Oral Operative Edition 4

埋伏歯抜去　その1
～下顎智歯と神経損傷回避法～

I　神経損傷

　下顎埋伏智歯抜去に際して遭遇することがある神経損傷は，主に下歯槽神経と舌神経の損傷で，それぞれの支配領域に一過性もしくは永久的な麻痺を起こし，知覚鈍麻や異常感覚といった症状を呈します．

　これらの神経損傷を回避するには，下顎智歯周囲の解剖を熟知し，X線写真を正確に読影し，なぜ起こるかを理解したうえで基本に忠実な手技操作を行うことが重要です．

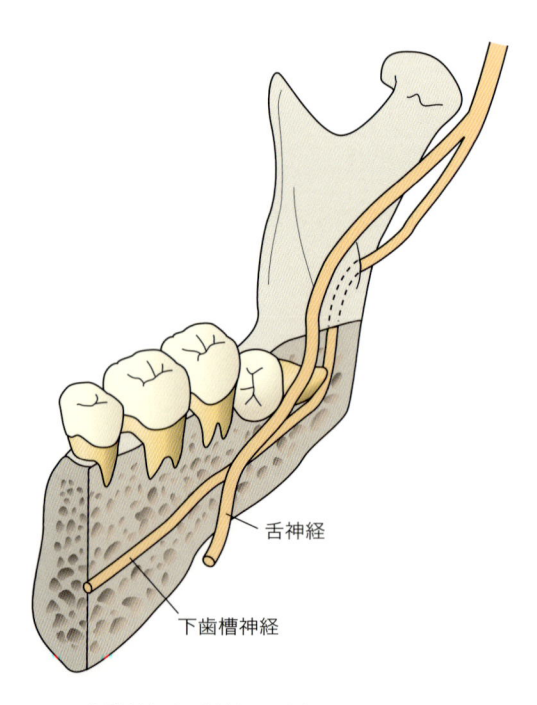

図3-4-1　下歯槽神経と舌神経の走行．

II　神経麻痺の発生頻度

　神経麻痺の発生頻度は下歯槽神経麻痺で0.35～8.4％[1,2]，舌神経麻痺で0～1.8％[3,4]との報告があります．一般的には下歯槽神経麻痺のほうが舌神経麻痺よりも頻度が高いと考えられています．

　下歯槽神経麻痺よりも舌神経麻痺のほうが予後は悪いようですが，これらの神経麻痺の80％以上は4～12週で回復するといわれています．その後は徐々に治癒率が下がり2年を過ぎるとほぼ永久的に麻痺が残存するようです．Jerjes[4]らは永久的な麻痺は下歯槽神経で0.6％，舌神経で1.1％であったと報告しています．

III　下歯槽神経・舌神経の走行

1．下歯槽神経

　頭蓋から出た下顎神経が下顎枝内側の下顎孔より下顎骨の内部の下顎管に入り下歯槽神経となります．第二大臼歯部より下顎下縁とほぼ平行に下顎下縁の下1/3のところを前走します．

　この際，大臼歯部までは下顎骨舌側壁の近くを走りますが，そこから方向を外側に向け，第二小臼歯付近でオトガイ孔より下顎骨の外側に出ます[5]．下顎管内は下歯槽神経血管束として血管と並走しています（図3-4-1）．

埋伏歯抜去 その1〜下顎智歯と神経損傷回避法〜

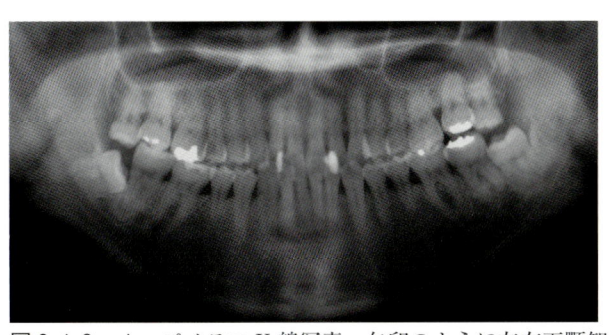

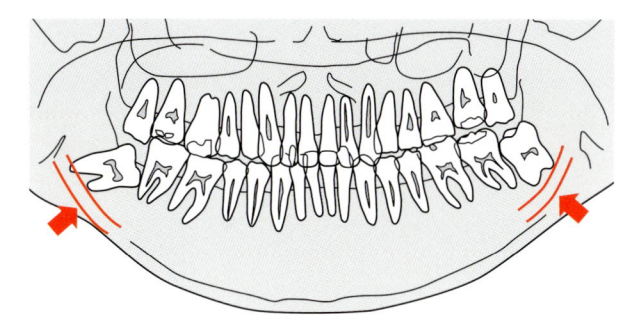

図3-4-2a, b　パノラマX線写真．矢印のように左右下顎智歯の歯根が下顎管に接している（図b参照）．

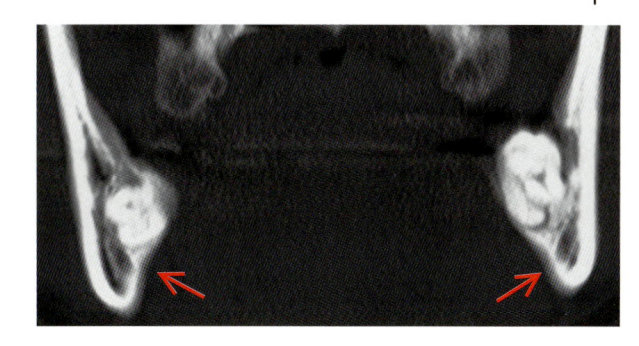

図3-4-3　図3-4-2のCT写真（冠状断）．矢印のように左右ともに歯根の下方に下顎管が認められる．左側では歯根と下顎管の境界が明らかであるが，右側では不明瞭である．

2. 舌神経

頭蓋から出た下顎神経が下顎切痕の内側を下方に進み，下顎孔の手前で舌神経に分かれます．舌神経は下歯槽神経の前内方，内斜線下部に付着する翼突下顎縫線の直下を通って智歯舌側の粘膜下を前下方に向かい，顎下腺管の下をくぐってから舌に分布します（図3-4-1）．

冠状断的にみると舌神経は臼後三角の舌側歯槽壁に沿って，舌側歯槽頂の3mm下，舌側骨面より2mm舌側のところを走ります．

IV　X線写真の読影

X線写真で歯と神経の位置関係を確認することが重要です．下歯槽神経麻痺のリスクはパノラマX線写真で比較的容易に評価でき，歯根と下顎管の接触例は麻痺の頻度が高いといわれています[6]（図3-4-2, 3）．

さらにCT写真では歯根の形態，歯と下顎管の頰舌的な位置関係や下顎管周囲の骨の状態などを把握することができ神経麻痺を回避するこ とに非常に役立ちます．

パノラマX線写真では図3-4-4a〜gに示した項目が認められると下歯槽神経麻痺のリスクが高いとされています[7]．

前川[8]らはCTを用いて智歯と下顎管の位置関係を検索したところ，下顎管が智歯の頰側に位置しているケースが51.1％と多く，舌側，根尖側，歯根間の順であったとしています．

また，Ghaeminia[9]やSrinivas[10]らはCT写真では歯根と下顎管が接しており，下顎管周囲の骨皮質が欠損していると麻痺のリスクが高くなると報告しています（図3-4-5, 6）．

V　神経損傷の原因と対策

ここでは抜歯操作の順に従い神経損傷の原因とその対策について考えます．

1. 局所麻酔

神経線維に直接注射針を刺してしまうことがあります．これを防ぐためには，伝達麻酔は基

第3部　口腔内処置編

127

第3部　口腔内処置編

● 下歯槽神経麻痺のリスク

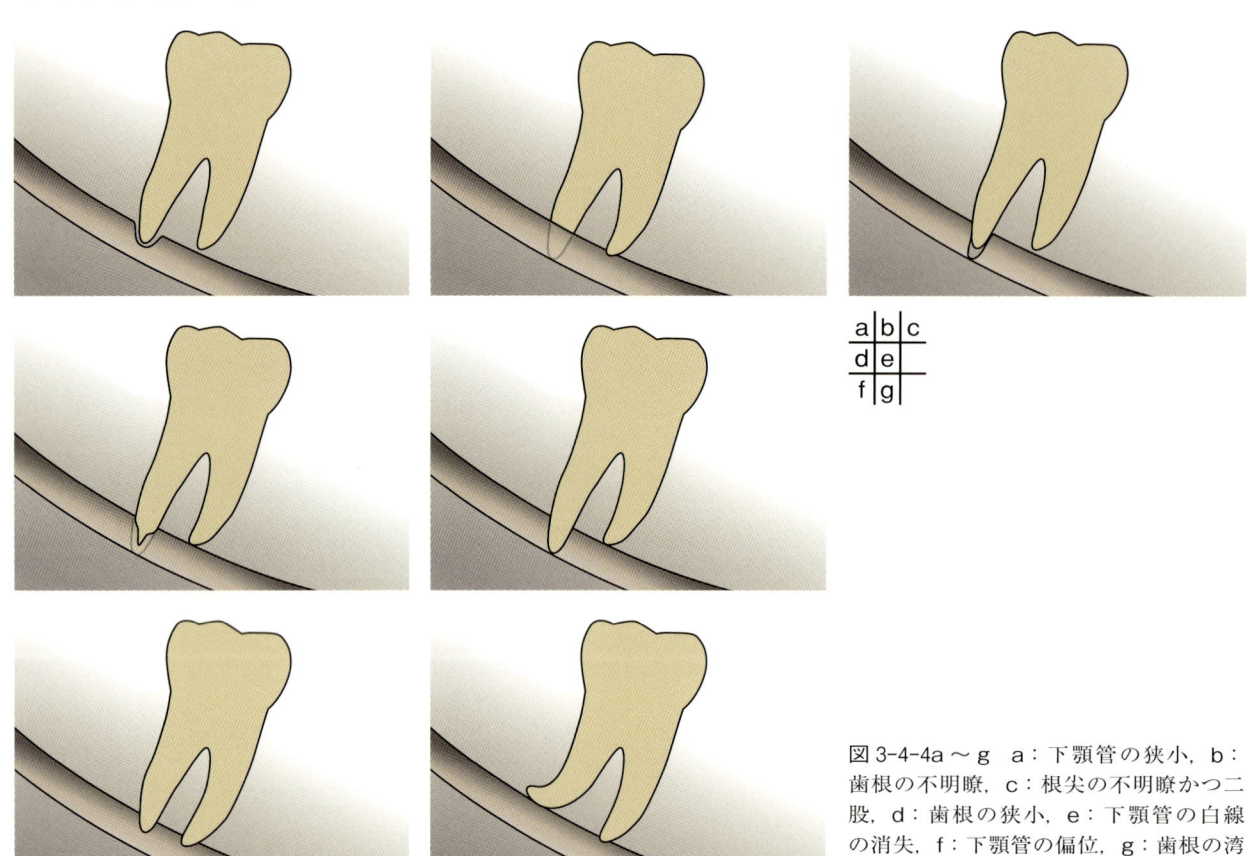

図3-4-4a～g　a：下顎管の狭小，b：歯根の不明瞭，c：根尖の不明瞭かつ二股，d：歯根の狭小，e：下顎管の白線の消失，f：下顎管の偏位，g：歯根の湾曲．

本に忠実に蝶下顎靱帯内側の翼突下顎隙内に針を進め，骨に強くあてすぎないよう心がけます．

2．切開および歯肉弁作製

　切開，剥離を舌側近くで行うと舌神経麻痺のリスクが高まります．対策としては，遠心切開は下顎枝外斜線に向けて行います．舌側の切開や剥離は極力避け，やむをえない場合は剥離を骨膜下で慎重に行います．

3．抜歯

　骨削や歯冠，歯根分割の際，エンジンやタービンなどの切削器具で直接神経を損傷することがあります．また，エレベーター操作により，下顎管周囲の骨皮質を破壊しこの骨が神経を圧迫したり，歯根が下顎管を直接圧迫，損傷することがあります．

　この対策としては，X線写真で術前に正確に下顎管の走行と智歯との関係を読み取り，安全な部分の骨削を大きめに行います．こうすることで歯根の脱臼方向を広げることが可能になります．また舌側の操作は軟組織を巻き込まないよう慎重に行い，愛護的な操作に努めます．

4．掻爬，止血，洗浄

　盲目的な掻爬は危険です．消毒薬，止血剤もこれらが骨を浸潤していき神経を変性させることもありえますから，掻爬は血液をしっかりと吸引しながら可及的に明視下に行います．洗浄

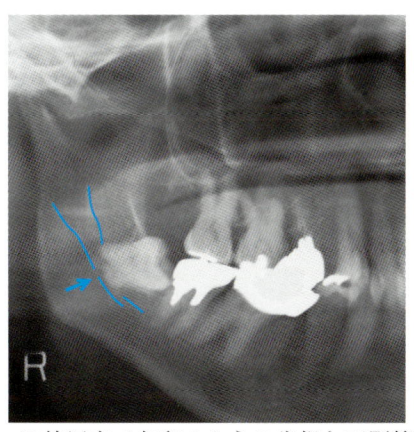

埋伏歯抜去 その1〜下顎智歯と神経損傷回避法〜

図3-4-5 パノラマX線写真で矢印のように歯根と下顎管は接して認められ，図3-4-4e，fで示した下顎管の白線の消失および下顎管の偏位が認められる．

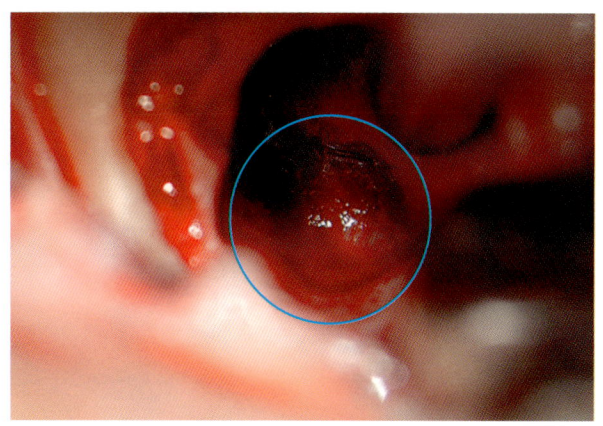

図3-4-6 図3-4-5の抜歯窩の状態．円内のように下歯槽神経血管束の露出がみられる．抜歯後神経麻痺はなかった．

● 歯冠除去術（Coronectomy）

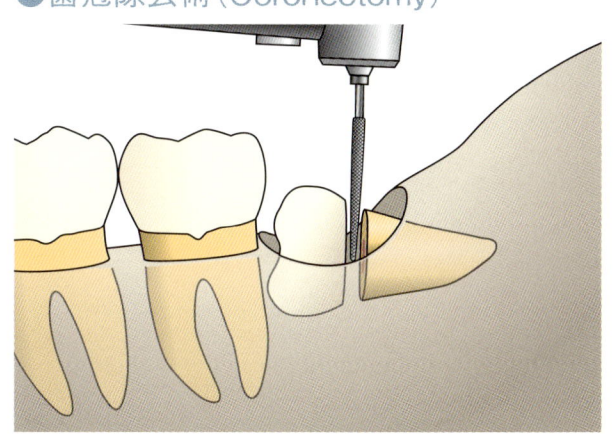

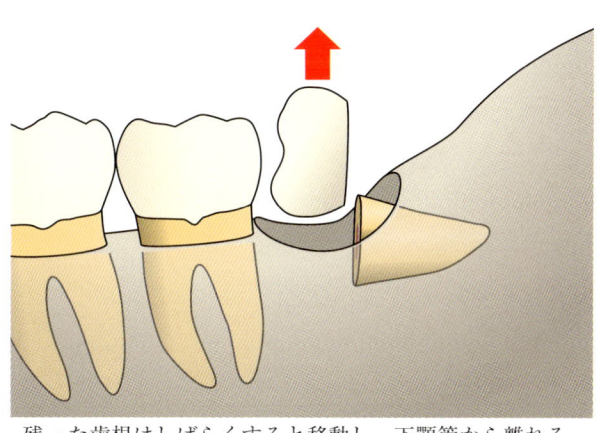

図3-4-7a, b　歯冠除去術（Coronectomy）．歯冠のみを除去する．残った歯根はしばらくすると移動し，下顎管から離れる．
a|b

は生理食塩水で十分であり，出血に対しても圧迫のみで対応できることがほとんどです．

5. 縫合

　縫合の際，舌側歯肉を幅広く縫い込むと舌神経を絞扼し，神経損傷を起こすことがありますから，対策としては絞扼を防止するため，舌側に向けて幅広く粘膜をとって針をかけないよう注意します[11]．

　以上が通常行われている下顎埋伏智歯抜歯の際の神経損傷回避策ですが，これ以外の神経損傷回避を目的とした抜歯方法を紹介します．

VI　歯冠除去術（Coronectomy）

　歯冠除去術（Coronectomy）は主に1989年，Knutssonら[12]の報告をきっかけに各国で広まった下顎智歯抜歯術で，その後さらに改良が加えられている方法です（図3-4-7a，b）．

　歯冠除去術は神経損傷回避を目的に，通法の下顎埋伏智歯抜歯術と同様のステップを踏み，歯冠のみを切断除去するものです．すなわち，遠心切開を加え基本的には舌側は剥離せず頬側弁のみを作製し，頬側および遠心部の骨を智歯

第3部　口腔内処置編

129

のセメント—エナメル境部まで骨削し，同部で歯冠を切断し歯冠のみ摘出します．

つぎに骨や歯の尖った面を除去します．残った歯髄はそのままにするか断髄します．歯冠除去創は肉芽を掻爬し洗浄後歯根を残したまま可及的に縫合閉創するものです．抜歯後，残した歯根が移動し口腔内に露出したときは，歯根を摘出します．

近年では歯冠除去術の有用性が多く報告されており，Leung[13] らは通常の埋伏智歯抜去よりも歯冠除去術のほうが，神経麻痺が少なく，感染やドライソケットなど，そのほかの合併症も抜歯と同等であったとしています．

Sencimen[14] らは歯冠除去術を行い，残った歯髄を抜随，根管充填まで行ったが，結果は感染する確率が高いため根管治療の必要はないと述べています．

VII 2回法智歯抜去

2回法智歯抜去は 1994 年に仲井ら[15] が発表したもので，歯冠除去術と同様の術式を用い，歯根が根尖から遊離した時点で残した歯根を摘出するものです．野村ら[16] や Alessandri ら[17] は残存した歯根に矯正装置を用い牽引後抜去し，良好な成績を報告しています．

VIII ほかのリスクファクター

下顎埋伏智歯抜去に際して起こる神経損傷のリスクファクターは，上述のほかに患者の年齢，既往歴，術者の経験，技量などが挙げられています．

患者に対しては，術前に抜歯に際し神経麻痺を含め起こりうることすべてを十分に説明し，インフォームドコンセントを得て，同意書を作成することが必要です．

参考文献

1. Miura K, Kino K, et al. Nerve paralysis after third molar extraction. Kokubyo Gakkai Zasshi 1988 ; 65 : 1-5.
2. Lopes V, Mumenya R, et al. Third molar surgery : an audit of the indications for surgery : post-operative complaints and patient satisfaction. Br J Oral Maxillofac Surg 1995 ; 33 : 33-35.
3. Chiapasco M, De Cicco L, et al. Side effects and complications associated with third molar surgery. Oral Surg Oral Med Oral Pathol 1993 Oct ; 76 : 412-420.
4. Jerjes W, Upile T, et al. Risk factors associated with injury to the inferior alveolar and lingual nerves following third molar surgery-revisited. Oral Surg Oral Med Oral Pathol Oral Radiol Endod 2010 ; 109 : 335-345.
5. 上條雍彦．口腔解剖学 4．東京：アナトーム社，1967 ; 902-903.
6. 伊藤正樹，宮城島俊雄ほか．下顎智歯と下顎管の位置関係 CT による術前評価．日口外誌 1994 ; 40 : 148-154.
7. Jerjes W, Upile T, et al. Third molar surgery : the patient's and the clinician's perspective. Int Arch Med 2009 ; 2, 32.
8. 前川秀信，佐野和生ほか．CT による下顎智歯歯根と下顎管との位置関係についての検討．日口科誌 2001 ; 50 : 463-474.
9. Ghaeminia H, Meijer GJ, et al. Position of the impacted third molar in relation to the mandibular canal : Diagnostic accuracy of cone beam computed tomography compared with panoramic radiography. Int J Oral Maxillofac Surg 2009 ; 38 : 964-971.
10. Susarla SM, Sidhu HK, et al. Does computed tomographic assessment of inferior alveolar canal cortical integrity predict nerve exposure during third molar surgery?. J Oral Maxillofac Surg 2010 ; 68 : 1296-1303.
11. 柴原孝彦．「麻痺は治る」と思っていませんか？ GP が知らねばならない神経損傷へのケース別対応法．the Quintessence 2008 ; 27 : 2479-2486.
12. Knutsson K, Lysell L, et al. Postoperative status after partial removal of the mandibular third molar. Swed Dent J 1989 ; 13 : 15-22.
13. Leung YY, Cheung LK.. Safety of coronectomy versus excision of wisdom teeth : a randomized controlled trial. Oral Surg Oral Med Oral Pathol Oral Radiol Endod 2009 ; 108 : 821-827.
14. Sencimen M, Ortakoglu K, et al. Is endodontic treatment necessary during coronectomy procedure?. J Oral Maxillofac Surg 2101 ; 68 : 2385-2390.
15. 仲井義信，和気裕之ほか．二回法智歯抜歯．術後知覚麻痺を回避する一方法．デンタルダイヤモンド 1994 ; 19 : 25-42.
16. 野村泰慎，野口信宏ほか．埋伏智歯 2 回法抜歯についての検討．智歯と下顎管が近接した症例に対して．The Quintessence 2000 ; 19 : 1899-1904.
17. Alessandri BG, Bendandi M, et al. Orthodontic extraction : riskless extraction of impacted lower third molars close to the mandibular canal. J Oral Maxillofac Surg 2007 ; 65 : 2580-2586.

Tea Time ③　歯肉弁（粘膜骨膜弁）の扱い方

　ご承知のとおり基本的手技にもいくつかの流儀があります．さて，剥離した歯肉弁（粘膜骨膜弁）を把持するのに，使用するピンセットは有鈎でしょうか無鈎でしょうか．筆者は剥離した歯肉弁を把持するのは有鈎ピンセットと習い，またそのように指導しています．

　しかし，あるときに他大学出身の医局員から無鈎ピンセットを使用すると教わったとの話を聞き確認しましたところ，その大学のみならず，その地方では無鈎ピンセットの使用が伝統であり，「有鈎ピンセットは無効」と教えているとのことでした．

　筆者は，無鈎ピンセットは滑り，口腔粘膜を傷つけるため，有鈎ピンセットでしっかり把持したほうが歯肉弁（粘膜骨膜弁）は傷つかないと教育されていました．さらに，余裕があり有鈎の爪を確認できるときには，骨膜を2爪で，粘膜側は1爪でもつようにとも教育されていました．この話をしましたところ，そこをうまく無鈎ピンセットでできるように教育するとのことでした．

　なんと「有鈎ピンセットは無効」との格言まであるとは．悔しい思いをした筆者は「無鈎ピンセットは無効」と記載されている教科書を探しまくりました．でも明確に「有鈎ピンセットしかダメ」と記載してある本がないのです．ピンセットの種類は記載しても，どれもこれも明確には記載してないのです．そうです，うまく逃げているとしか考えられないのです．

　ようやく，英文の教科書に有鈎ピンセットで歯肉弁を把持している図がありました．しかし，なんと粘膜側を2爪で，骨膜は1爪でもっている図でした．「ええ～っ」と思うような「絵」です．

　これ以来，筆者は「有鈎ピンセットを使います．その理由は・・・・・．しかし，ほかの流儀もあるからね」と中途パンパな指導をしています．ただし，最後に「君は僕の弟子だからね！　忘れないように！」と優しく付け加えています．

　今日も，歯肉弁と人に優しい口腔外科を目指しています．

　　　　　　　　　　　　　　　明海大学歯学部病態診断治療学講座口腔顎顔面外科学第2分野教授／坂下英明

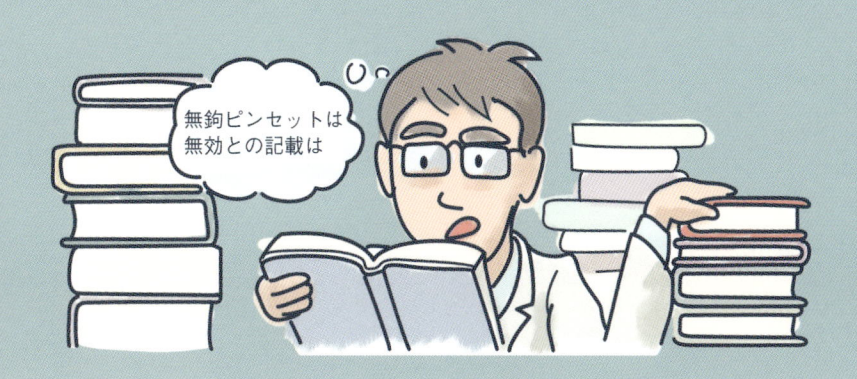

Oral Operative Edition 5

埋伏歯抜去　その2
～上顎智歯～

I　抜歯する前に注意すること

　上顎智歯も正常に萌出するスペースが不足し，埋伏状態となることが多くみられます．上顎智歯の埋伏状態のバリエーションは下顎より少なく，骨質が下顎に比べ軟らかいので，比較的容易に抜歯することができますが，落とし穴が2つあります．上顎洞への穿孔と出血による開口障害です．骨除去の範囲と骨除去法も下顎とは異なりますので，的確な診断と切開線の位置が重要となります．決して安易に考えて臨んではいけません．まずは十分に上顎智歯の状態確認をしましょう．

　上顎埋伏智歯の位置は一部萌出していれば位置関係はある程度予測できますが，やはりX線画像診査は必要です．デンタルX線写真では根尖が切れ，洞との関係が不明確なことが多いため，確実に把握するにはパノラマX線画像は必須でしょう．

　これにより歯の形，周囲骨組織の状態，嚢胞の有無，歯と周囲骨との癒着，上顎洞との関係が明確になります．抜歯後の経過も予測することができます．

表3-5-1　上顎埋伏智歯の分類（G.B.Winterの分類から改変）

第二大臼歯に対する智歯の埋伏の深さ	ClassA：埋伏智歯の最下点が第二大臼歯の咬合面と同じ高さにある
	ClassB：埋伏智歯の最下点が第二大臼歯の咬合面と歯頸部との間の高さにある
	ClassC：埋伏智歯の最下点が第二大臼歯の歯頸部の上にある
第二大臼歯の歯軸に対する埋伏智歯の歯軸の方向	垂直性
	水平性
	近心傾斜
	遠心傾斜
	逆位
	頰側傾斜
	舌側傾斜
埋伏智歯と上顎洞との関係	上顎洞接近あり（埋伏智歯と上顎洞との間の骨の厚さの間が2mm以下）
	上顎洞接近なし（2mm以上の骨の厚みあり）

埋伏歯抜去 その2～上顎智歯～

ClassA　　　　　　　　　　　ClassB　　　　　　　　　　　ClassC

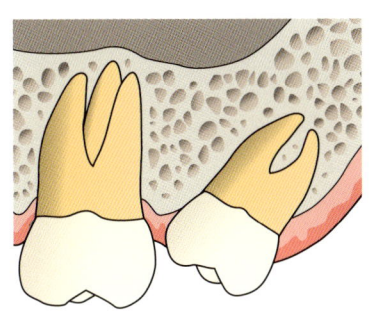

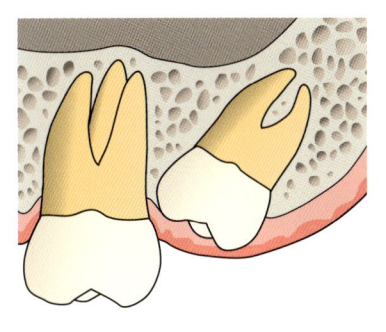

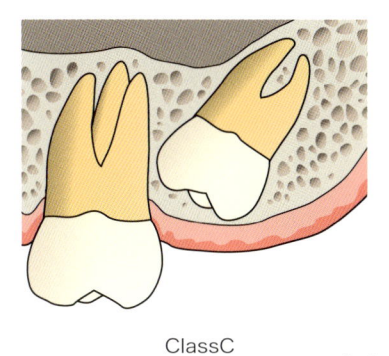

図3-5-1a～c　抜歯の適応．ClassA, Bの垂直位，近心傾斜程度にとどめる．　　　　　　　　　　a|b|c

図3-5-2　右側上顎智歯の抜歯．開口させてから下顎を患側に誘導する．過度に開口すると口角が緊張するので注意．

II　抜歯計画を立てる

1．難易度予想

抜歯計画の第一歩は抜歯に対する難易度の予測を図る必要があります．そのためにはX線写真をもとにG.B.Winterの分類で難易度を確認することも一法です(表3-5-1)．

抜歯の適応はClassA, Bの垂直位，近心傾斜程度にとどめれば安全かつスムーズな抜歯ができると思われます(図3-5-1a～c)．この場合でも，上顎洞と明らかな近接がある場合は専門施設への依頼がベターでしょう．過信は禁物です．

患者によって筋突起の張り出しが強い場合があります．開口させた状態で智歯部を診察した際に，明視野とならなければ注意が必要です．

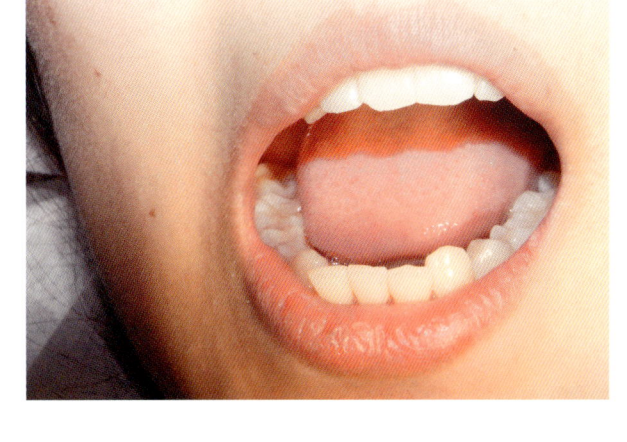

2．準備する器具・器材，薬剤

準備する器具・器材，薬剤として，診査道具(歯科用攝子，デンタルミラー，探針など)，口角を保護する軟膏，局所麻酔，メスNo.11または15，12，骨膜起子，ヘーベル曲，鋭匙，縫合セットなどが挙げられます．あると便利なものとして，口角鉤(口角を牽引する器具)，ゾンデ(深さの評価)があります．

III　実際の抜歯

まずは患者の下顎を患側に誘導します．明視野になり，操作がしやすくなります(図3-5-2)．

1．フラップの設定

ClassAの場合には遠心切開を上顎結節の頂

第3部　口腔内処置編

133

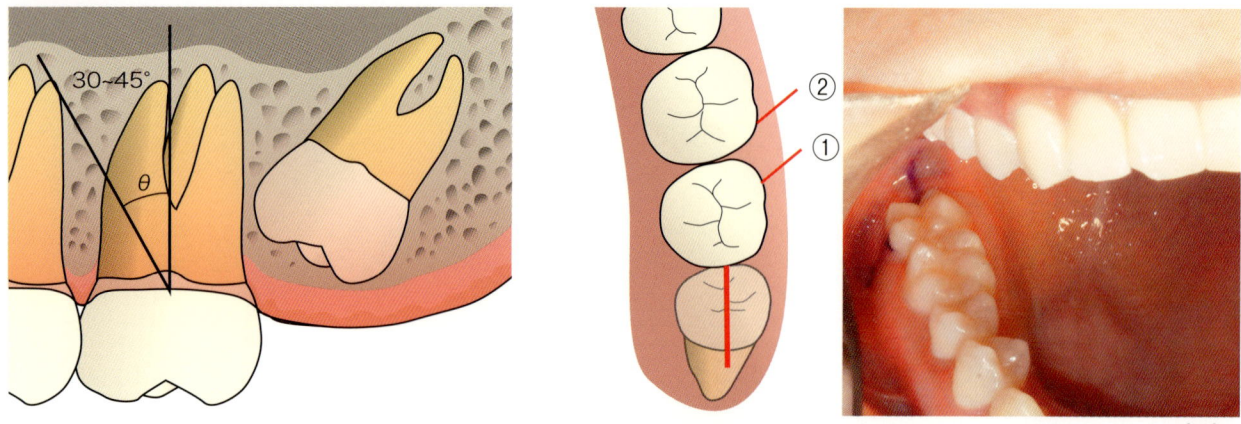

図 3-5-3a〜c　上顎智歯抜去時の切開線の位置．図b中の①は基本の切開線．②は場合により切開線を設定．　a|b|c

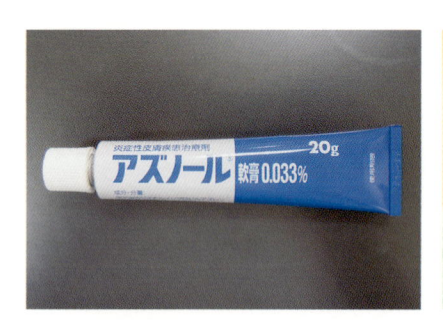

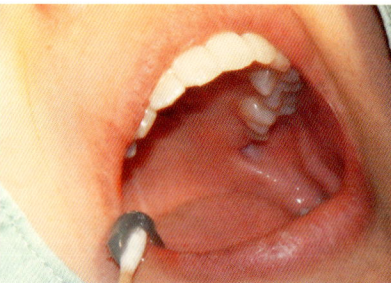

図 3-5-4a, b　アズノール軟膏を抜歯側の口腔に塗布．　a|b

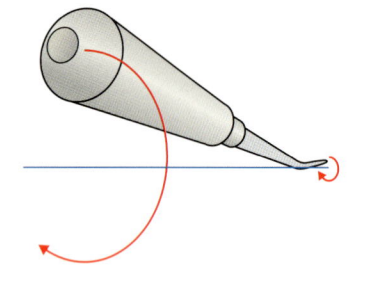

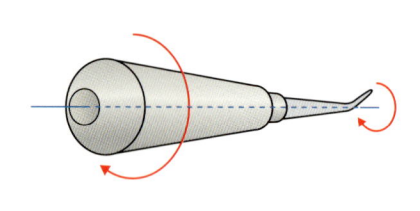

図 3-5-5a, b　曲ヘーベルの操作法．a：把持した手掌を大きく回して嘴部にかかる回転を小さくする．b：図のように直ヘーベルと同様に運動すると嘴部に大きな回転が発生し挫滅創となる．　a|b

上稜線から萌出している智歯歯冠中央へ入れます．ついで歯頸部に沿って第二大臼歯頬側中央まで切開します（No.12 メスが便利）．

ClassB の場合は遠心切開を上顎結節の頂上稜線から第二大臼歯遠心中央に入れ，歯頸部に沿って第二大臼歯の頬側切開を進めます（No.12 メスを使用）．さらに縦切開を第二大臼歯近心豊隆部から斜前上方に 30〜45°の角度で入れます（No.11 または 15 メスを使用）．ClassA でも同様の縦切開を行ってもかまいません．

ただし，口裂が狭く，上顎第二大臼歯が頬側に傾斜している患者の場合は，上記切開が物理的にできません．さらに後に続く，抜歯操作と縫合処置に困難をきたします．

対策として，遠心切開の上顎結節頂上稜線をやや頬側に傾斜させることと，縦切開の位置を第一大臼歯に移動することをお勧めします．原則にとらわれず臨機応変に対応しましょう（図 3-5-3a〜c）．

2．フラップの形成

上顎智歯のフラップ形成はあまり熟慮されず操作されることがあります．またこの部の被覆粘膜は菲薄な場合が多く，不用意に力まかせに剥離を行うと歯肉を損傷する危険があり，創傷治癒不全をきたします．したがって十分に粘膜骨膜切開が行われていることを確認してから慎重に剥離を進めてください．

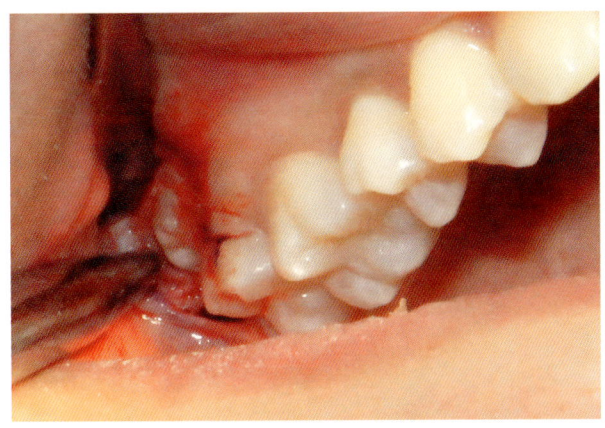

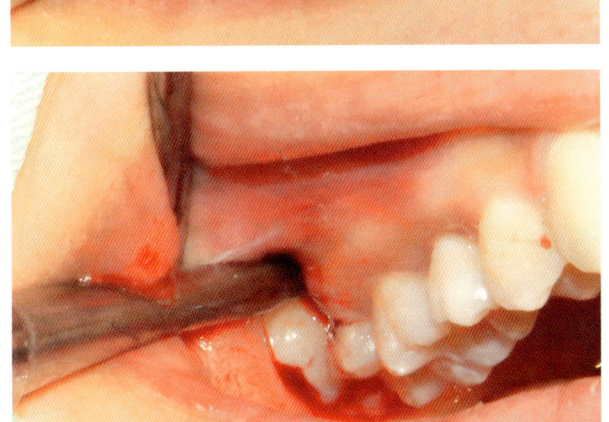

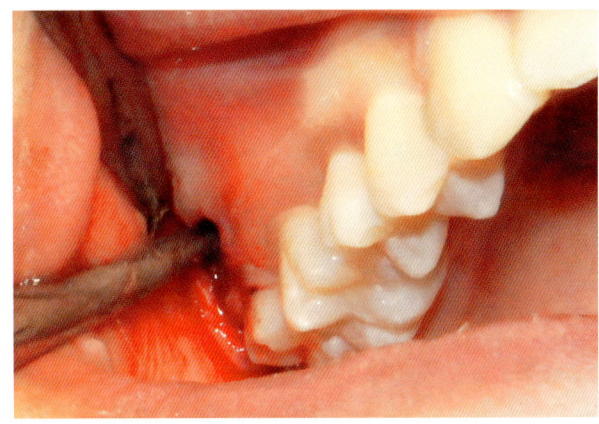

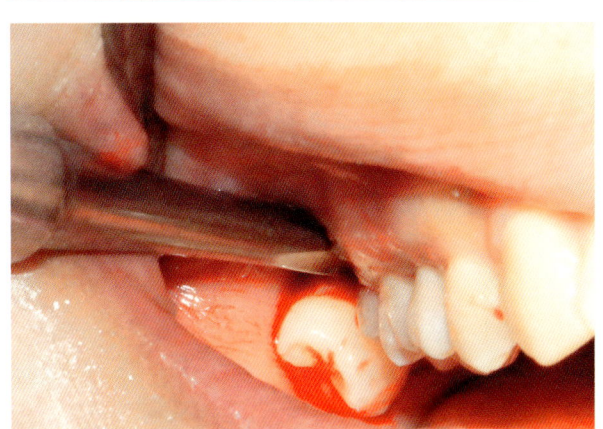

図 3-5-6a〜d　上顎右側智歯 ClassB の抜去．a：遠心と歯頸部の切開後，歯冠の明示．b：智歯歯冠近心に曲ヘーベルを挿入．c：歯冠を遠心に倒すようにヘーベルを操作．d：脱臼したらヘーベルを逆方向に操作して智歯を挺出．

縦切開を行っている場合には，骨膜起子を用いて歯頸部と縦切開部から下後方に向かって骨膜剥離を行います．遠心切開との移行部の剥離が難しいときは，鋭匙の背を使ってていねいに少しずつ剥離をすると，取っかかりができ骨膜起子の挿入が容易になります．

遠心切開と歯頸部切開のみの場合では，歯冠乳頭部がもっとも強固に骨と付着していますから，メスで十分に冠状靱帯を切離してから歯冠乳頭部に骨膜起子を挿入し粘膜骨膜弁を形成してください．第二大臼歯遠心または第二と第一大臼歯間からアプローチしましょう．

3. 骨削去

ClassA の場合では骨削去はほとんど必要ありません．ClassB の場合でも，智歯近心にヘーベルを挿入できれば骨削去は必要ありません．もしヘーベルを挿入することができない場合は，丸ノミを用いて歯冠周囲の骨を除去します．とくに智歯近心部でヘーベルがかかる部分の骨除去は重要です．

4. 抜歯とヘーベル操作

口角に器具があたり褥瘡を形成することを予防するため，あらかじめ口角に軟膏を塗布することをお勧めします（図 3-5-4a，b）．

ヘーベルは曲がりを使うと便利です（図 3-5-5a，b）．ただし曲ヘーベルは手掌部の運動を間違えると，重篤な挫滅創をつくることになりますから注意が必要です．

智歯の近心頬側隅角にヘーベルを挿入したら，開口状態をゆるめ，操作のじゃまとなる筋突起を後方に誘導します．ヘーベルを遠心下方に向かって脱臼させ，脱臼操作が完了したら

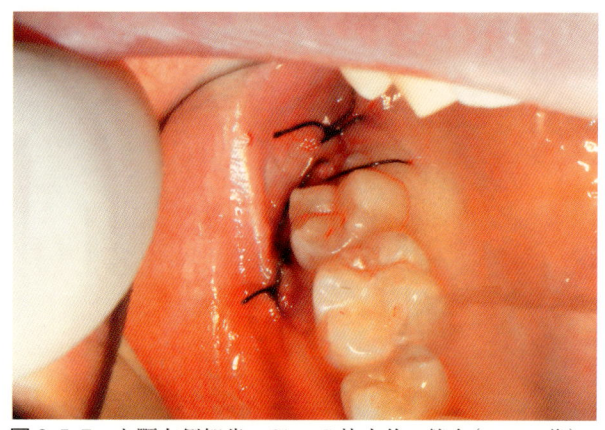

図 3-5-7 上顎右側智歯．ClassC 抜去後の縫合（ミラー像）．縦切開2糸，遠心切開2糸で行っている．

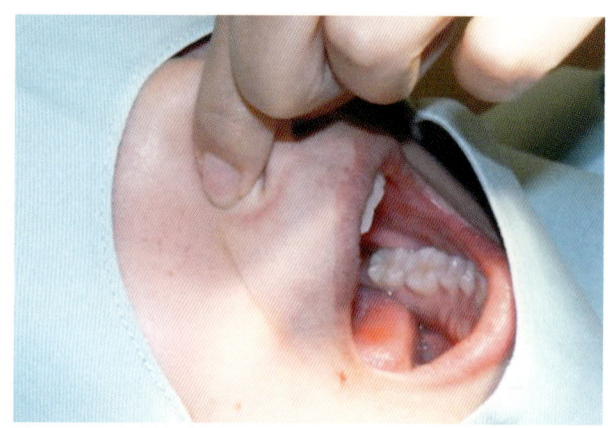

図 3-5-8 上顎智歯時に上顎洞へ穿孔し完全閉鎖したのちの検査．患者の鼻を摘まみ，息を吐いてもらう．洞閉鎖後は必ず上顎洞との交通がないかを確認する．

ヘーベルを逆回転させ口腔内へ智歯を挺去させ，抜去します．図3-5-6a～dに示したのは，上顎右側智歯 ClassB の抜去の様子です．ヘーベルの操作に注目してください．

5．縫合，閉鎖

上顎智歯の縫合は，狭く奥行のある部位なので操作が厄介です．縫合を怠ると血腫，感染，歯性上顎洞炎との合併症を起こすので要注意です．

原則として，縦切開から先に縫合を開始します．縦切開は短めの縫合針を用いて，遠心切開は長めの針を用いると縫合しやすいと思います（図3-5-7）．

洞への穿孔が疑われた場合，既存に感染源がなく偶発的なものならば抜歯創の完全閉鎖が原則です．抜歯窩が完全に閉鎖できなければ，縦切開を歯肉頬移行部へ延長し粘膜骨膜弁に減張（骨膜）切開を加えてください．必ず縫合閉鎖できます．念のため患者の鼻を摘まみ，息を吐いてもらいましょう．患者に洞へ抜ける感じがするか否かの確認をしてもらいます（図3-5-8）．

抜歯時，智歯遠心骨に破折を起こす場合がありますが，骨膜の損傷がなく骨膜と付着していればそのまま復位させ縫縮してください．破折骨片は正着します．

参考文献
1. 野間弘康, 金子譲. カラーアトラス抜歯の臨床. 東京: 医歯薬出版, 1991.

Tea Time ④　気になっていた一品　その1─歯科小手術用器具─

　1969年と，その10年後の1979年に発行された「抜歯」をテーマした雑誌のなかに，東京医科歯科大学伊藤秀夫教授指導による歯科小手術用器具セットを扱ったY社の広告が掲載されています．ただしこの広告には写真が掲載されているのみで詳細は不明です．筆者は口腔外科の器具械材を収集しているので（周りの人は「古道具屋のおやじ」と呼び，尊敬しているようです），数年前から，この手術用器具セットの入手を試みていました．製作元のY社にも在庫がないかと確認しましたが，古い器具なので当然在庫はあるはずもなく，わずかに残された資料のみが送られてきました．ちなみに，価格は不明です．

　その資料からわかったセットの内容に，歯科用点薬針，外科有鉤ピンセット（兼骨止血器），フランス式持針器および歯科用メス（斜刀）中村式が含まれていました．みたことも，聞いたこともない器具の名称に筆者の頭のなかには「?」が渦巻きましたが，ますます欲しくなりました．しかし考えてみれば，30，40年以上も前のものです．実物を入手することはできないだろうと諦めていました．

　ところが，先日思いがけずに，完全セットではありませんでしたが，現品を入手できたのです．すると販売会社が異なっているではありませんか．すぐに，当時販売していたM社と製作元のY社に連絡しました．その結果，過去にYの製品をM社が販売していたとのことがわかりました．残念ながらM社には資料も残っていませんでしたが，担当者などの証言（?）から筆者が入手したセットは先の広告掲載時のセットよりは古い物と判明しました．欠品は現在の製品で補いましたが，当然これらは木箱にすんなり，ちょうど，かっこ良く，ぴったり収納されました．

　器具にはその時代の型式の理由と製作者の思いがあります．Tea Time ⑤では入手したセットの器具について取り上げ，これらの器具について熱く語ってみたいと思います．

明海大学歯学部病態診断治療学講座口腔顎顔面外科学第2分野教授／坂下英明

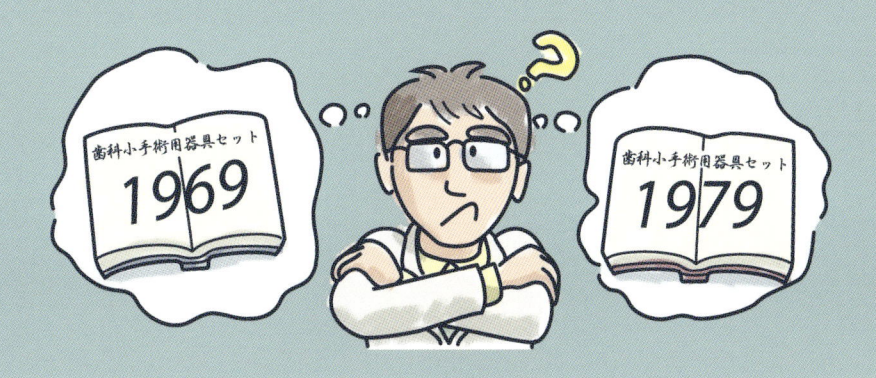

第3部　口腔内処置編

Oral Operative Edition 6

埋伏歯抜去　その3
～上顎正中過剰歯～

I　上顎正中過剰歯

　上顎正中過剰歯は，口腔外科の臨床において比較的よく遭遇する疾患です．その多くは上顎の中切歯の萌出遅延や正中離開から小児期に気づかれます．上顎の埋伏歯は正中離開，歯列不整，感染，近接する永久歯の歯根吸収などを引き起こす可能性があり，また埋伏歯の歯冠周囲の軟組織から歯原性腫瘍や囊胞を発症する可能性もあるので，抜歯することが望まれます．

　しかし，抜歯により近接する永久歯の歯根損傷や歯髄壊死を起こす可能性があるので，これらのリスクを最小限に抑える配慮が必要です．

II　埋伏歯抜去の時期

　埋伏歯が，上顎中切歯の萌出経路上にあり，永久歯の正常な萌出を阻害する可能性がある場合や，埋伏歯の歯冠が永久歯の歯根に近接して，永久歯の歯根吸収の危険性がある場合には，早期の抜歯を検討します．ただし埋伏歯が上顎中切歯の正中離開の原因となる場合には別の視点からの抜歯時期の検討が必要です．図3-6-1に埋伏歯の位置により異なる適切な抜歯時期を示します．

埋伏歯の位置	抜歯時期
埋伏歯が永久歯の萌出経路上にある場合	・永久歯の萌出を誘導するため早期の抜歯
埋伏歯の歯冠が永久歯の歯根に接する場合	・永久歯の歯根吸収を回避するため早期の抜歯
埋伏歯が上顎中切歯の正中離開の原因である場合	・上顎中切歯が根未完成歯の場合には歯根の完成を待つ ・犬歯萌出前の10～11歳までに抜歯する
埋伏歯が永久歯の萌出に無関係の場合	・抜歯時期の制限はない

図3-6-1　埋伏歯の位置と適切な抜歯時期．

●埋伏歯の位置

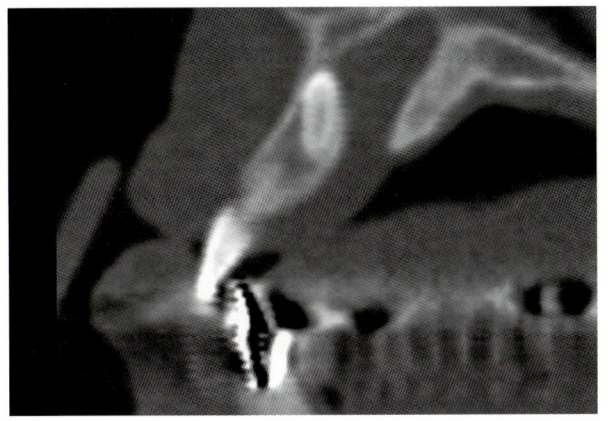

図3-6-2 上顎正中過剰埋伏歯が切歯管の前方に位置している．歯冠は上方にある．口蓋側よりも唇側からアプローチしたほうが，埋伏歯に到達しやすいことがわかる．

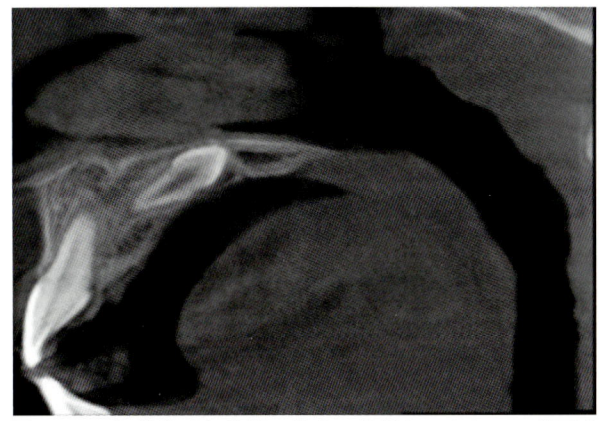

図3-6-3 埋伏歯は切歯管の後方に位置しており，口蓋正中切開の適応になる．

III 埋伏歯の位置

　抜歯の計画に際してもっとも重要なことは，埋伏歯と近接する永久歯の歯根や切歯管との関係を三次元的に把握することです．埋伏歯が唇側あるいは口蓋側のどちらに位置するかは，切開線の設定に関連する重要な情報です．唇側あるいは口蓋側の骨膨隆の有無を触診して確認しましょう．

　上顎正中過剰歯の場合には，上顎歯に対する咬合法X線写真に加えて，側面からの頭部X線写真を併用すると埋伏歯の位置を容易に把握できます．さらにCTや歯科用CT（従来のCTと比較して被曝量が少ない）は埋伏歯の三次元的位置や歯が抜けてくる方向を視覚的に理解できる点できわめて有用です（図3-6-2, 3）．

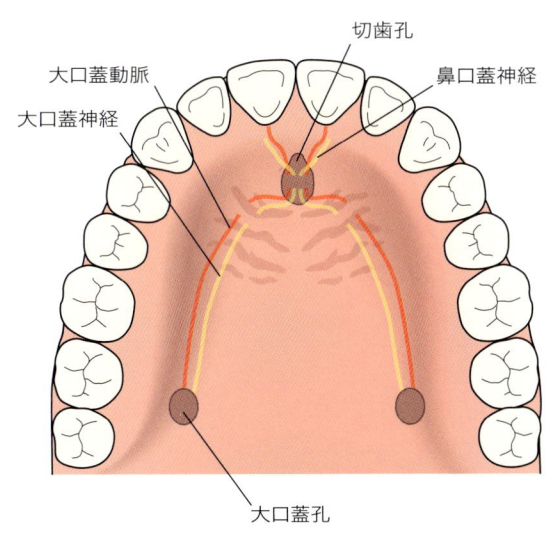

図3-6-4　口蓋における重要な神経と血管の走行．

ることが切開線設定に必要な条件です（図3-6-4）．この設定を誤ると容易な抜歯も困難な症例となってしまいます．

1. 唇側の切開

　唇側の切開にはパルチ（Partsch）やワスムンド（Wassmund）の切開を用います．パルチの切開は歯肉溝を介さないため，歯周炎からの感染リスクは少なくてすみます．また歯頸部歯肉退縮などの合併症も回避できますが，骨の露出面

IV 切開線の設定

　粘膜骨膜弁を展開することにより，得られる術野と歯が抜ける方向をイメージして切開線を設定します．術野の視野が良いこと，器具が到達できること，重要な神経や血管の損傷を避け

●唇側の切開

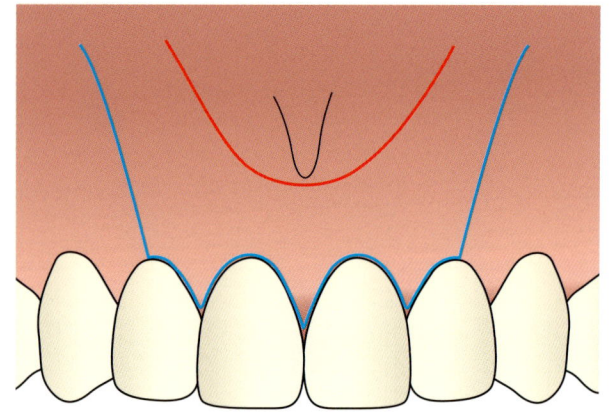

図3-6-5 唇側からアプローチする場合の切開線．赤＝パルチの切開．青＝ワスムンドの切開．

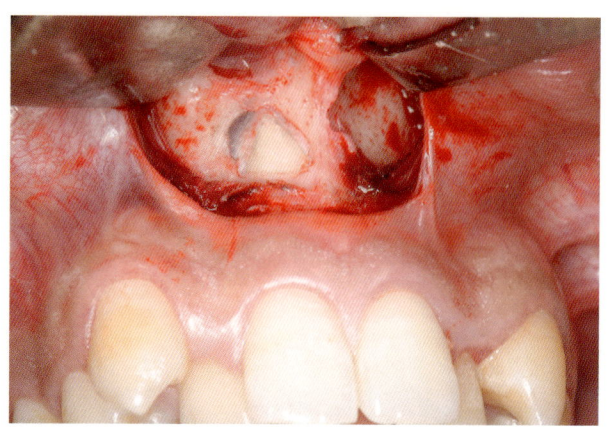

図3-6-6 パルチの切開．粘膜骨膜弁を上方に挙上し，埋伏歯の歯冠周囲の骨を削除して歯冠を明示している．

積が狭いことと歯根と埋伏歯の位置関係を把握しにくいため，歯槽頂付近の埋伏歯には用いません．ワスムンドの切開は，唇側に位置する埋伏歯に対して広く対応できます．つまり骨の露出面積が広いので永久歯歯根と埋伏歯の位置関係が把握しやすいのです（図3-6-5，6）．また歯槽頂付近の埋伏歯にも適応できますが，歯頸部に切開が入るため，歯周炎のある患者では創感染のリスクが高くなってしまいます．さらに歯肉退縮により補綴物の歯頸部のマージンが露出する可能性があります．

2．口蓋側の切開

埋伏歯が切歯管より前方に位置する場合には，口蓋側の歯肉溝切開により，上顎骨を露出させます．3|3まで切開を加えて十分な視野が得られるように粘膜骨膜弁を展開します．切歯管の後方に埋伏歯が位置する場合には，口蓋正中切開を行います．

この領域は，神経や血管が少なく安全です．また左右どちらかに埋伏歯が寄っている場合には，正中切開に加えて，切歯管を避けた歯頸部切開を追加して粘膜骨膜弁を展開すると良いでしょう（図3-6-7，8）．一方，このような場合の口蓋側歯肉溝切開は，広範囲に及ぶ口蓋粘膜の剥離に加えて，切歯管神経血管束の切断が必要

になり，外科的侵襲が大きくなるため避けるべきです．

V　ピンポイントの骨削除

粘膜骨膜弁を展開したら，埋伏歯を探索します．視診や触診で明らかな骨の膨隆が認められる場合には，その直下に埋伏歯がある場合が多いので，位置の確認は比較的容易です．CT写真があれば，骨膨隆の有無は術前に診断可能です．骨膨隆がない場合には，埋伏歯をみつけ出すのに苦労することが多いので，口腔外科の専門医を紹介することが望まれます．

骨削除の手順は術前の画像所見を頼りに埋伏歯の歯冠があると予想される部位に試験的に直径2mmのラウンドバーを用いてエンジンドリルで穿孔します．穿孔時の力はフェザータッチで歯まで削らないように注意します．

皮質骨に孔を形成したら，歯科用探針で歯冠を探します．探針は骨には刺さりますが，歯には刺さらないため，硬さで歯冠を判別できます．

歯冠の方向が確認できたら，その方向に孔を拡大し，歯冠全体を明示させます．口蓋には骨が薄い部分があり，不用意に骨削除を行うと鼻

●口蓋側の切開と埋伏歯の明示

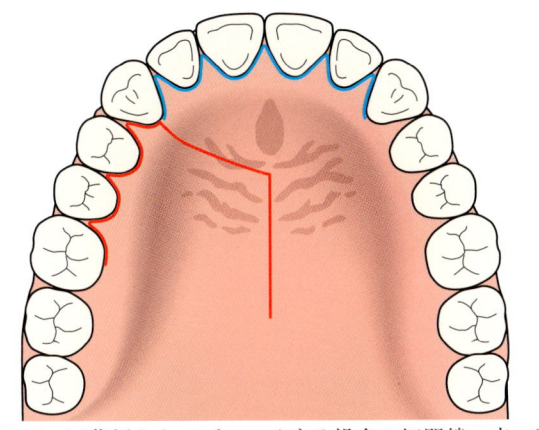

図3-6-7 口蓋側からアプローチする場合の切開線．赤＝正中切開．青＝歯頸部切開．

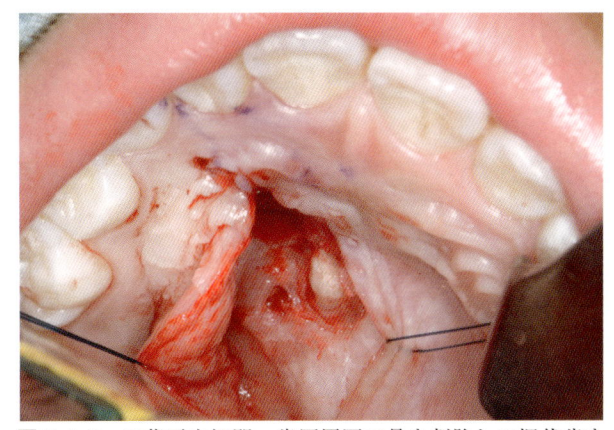

図3-6-8 口蓋正中切開，歯冠周囲の骨を削除して埋伏歯を明示した．

腔底に穿孔して鼻粘膜を損傷することがあるので注意が必要です．

誤って穿孔してしまった場合には術後の鼻出血や鼻口腔瘻の原因となるため，穿孔した鼻腔底の粘膜を吸収性の縫合糸（4-0バイクリルなど）で縫合し，口腔粘膜も垂直マットレス縫合により完全に封鎖しましょう．

VI 歯の分割と孔や溝の形成

歯冠部に骨のアンダーカットがなくなれば，ヘーベルで歯を脱臼することも可能になりますが，うまく歯が動揺しない場合には歯冠を分割して除去したのち，歯冠部のスペースに歯根を移動させ抜歯します．

歯根の抜歯ではうまくヘーベルのかかる方向が見い出せない場合がありますが，歯根にフィッシャーバーを用いて孔や溝を形成し，これらを利用して歯根が抜ける方向に力を加えると良いでしょう．

VII 縫合

抜歯窩の骨鋭縁部は骨ヤスリで削除して，生理食塩水で十分に洗浄します．神経や根未完成歯の歯髄を損傷することがあるので，永久歯の根尖に近い場合には抜歯窩の不用意な吸引や搔爬は避けるべきです．粘膜骨膜弁を復位して4-0ナイロン糸で縫合します．

VIII まとめ

上顎正中過剰埋伏歯の抜歯のポイントは，抜歯に適切な時期を見極め，正しい切開線を設定することです．さらに埋伏歯の三次元的位置を十分把握して，最終的に歯が抜けてくる方向のイメージをもつことも肝要です．

しかし困難な症例については，口腔外科の専門医を紹介することも重要な歯科医学的判断であることを述べておきます．

参考文献
1. 里村一人，濱田良樹（監訳）．現代口腔外科学．原著第5版．東京：エンゼビア・ジャパン，2011．

第3部　口腔内処置編

Oral Operative Edition 7

埋伏歯抜去　その4
～そのほかの部位の埋伏歯～

I 過剰歯

　歯数異常の発現頻度は乳歯ではまれで，永久歯では高いといわれています．過剰歯の好発部位は上顎切歯部がもっとも多く，約半数を占めています．ついで，上顎大臼歯部，下顎小臼歯，下顎大臼歯および下顎切歯の順で，犬歯ではあまりみられません．

　小臼歯の過剰歯では，正常の小臼歯に類似した過剰歯が1本から2本歯列弓上に出現する場合と，歯列外過剰歯として存在するものとがあるといわれています．大臼歯の過剰歯では，上顎第二および第三大臼歯の頰側または近心・口蓋側に臼旁歯として出現したり，上下顎智歯の遠心に第四大臼歯または臼後歯としてみられることが多いようです．

　過剰歯による影響は，歯列不正，咬合異常，審美障害などの原因（捻転，傾斜，位置異常）で，上顎切歯部の過剰歯は正中離開，近接する歯の萌出障害をまねきます．また埋伏歯による歯根吸収，舌側萌出はう蝕，歯周炎および舌誤咬などを誘発することもあります．そのため過剰歯が周囲組織に障害を与える場合や可能性のあるものは抜歯適応となります．

　本稿では，実際の症例を提示し，下顎小臼歯部の過剰埋伏歯抜去を紹介します．

　臨床的には，舌に接触して気になるとか，咀嚼時に違和感があるなどといった訴えで患者は来院しますが，多くは自覚症状のない場合がほとんどです．しかしながら，埋伏部位や埋伏状態によっては，清掃性が悪く隣在歯にプラークが付着していたり，う蝕，歯肉炎などが認められることがあります．したがって術前に自覚症状が認められなくても，隣在歯の歯科治療などについて十分説明し，同意を得たうえで抜歯す

● 歯牙様硬組織と潰瘍状口内炎

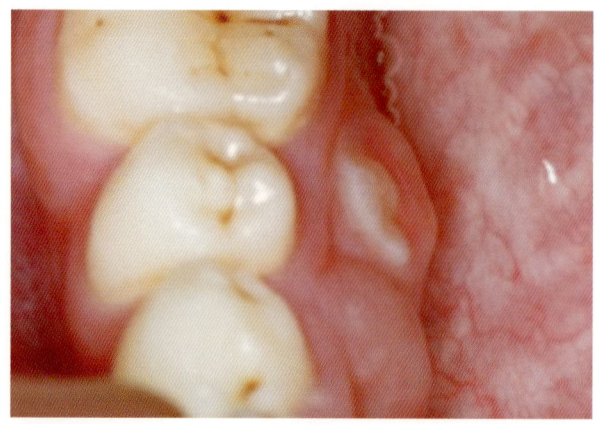

図3-7-1a，b　初診時口腔内所見．　　　　　　　　　　　　　　　　　　　a|b

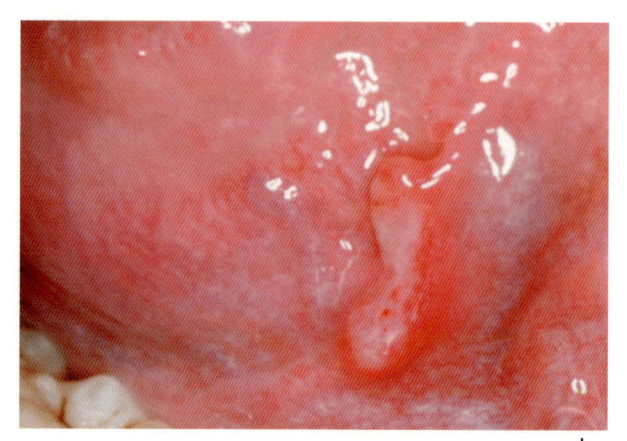

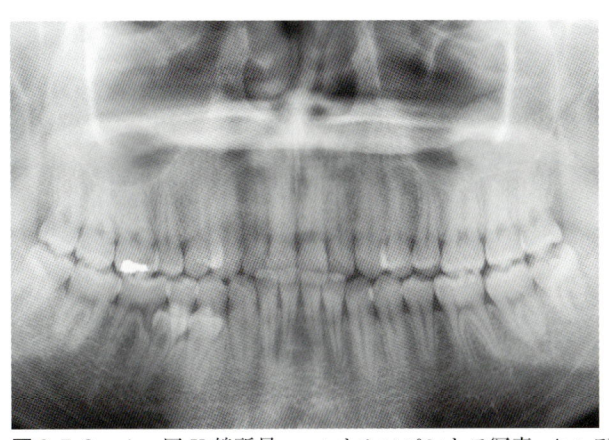

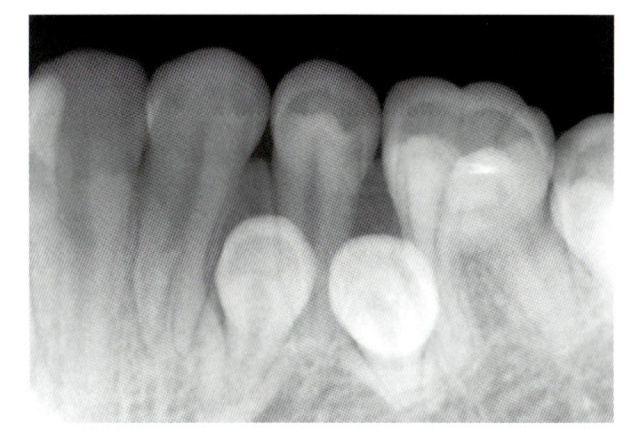

埋伏歯抜去 その4〜そのほかの部位の埋伏歯〜

図3-7-2a, b　同X線所見．a：オルソパントモ写真．b：デンタルX線写真．

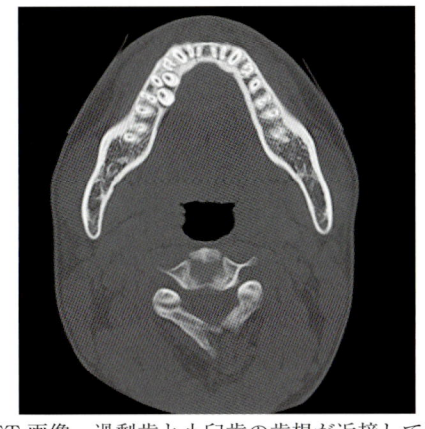

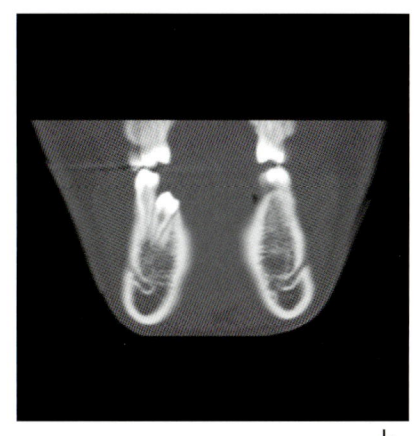

図3-7-3a, b　CT画像．過剰歯と小臼歯の歯根が近接している．

ることが勧められます．

　抜歯前にX線で，①頬舌的な位置関係，②傾斜の方向，③埋伏の深さ，④歯根の湾曲の有無，⑤隣在歯歯根との位置関係や吸収の有無，⑥下顎管などとの解剖学的な位置関係，⑦骨の状態(吸収の程度，厚さなど)を診断し，術前診断から術式の検討を経て，術式の各ステップを明確にしておくことが処置の安全性を高め，併発症を防止し，術後の良好な結果につながります．

II　過剰埋伏歯抜去の症例

1．初診から臨床診断

　患者は22歳の男性で初診は2005年5月．舌に口内炎ができて，動かすと痛いとの主訴で来院しました．現病歴は舌に痛みを自覚し，近医歯科を受診した際に過剰歯があることを指摘され，この過剰歯が原因で舌に口内炎ができたとの説明を受け，抜歯を勧められたため当科紹介来院となりました．既往歴には特記事項はありません．

　口腔内所見は下顎右側小臼歯部舌側に歯冠の一部と思われる硬組織を認め，舌右側舌下面に歯牙様硬組織の接触によると思われる潰瘍状の口内炎を認めました(図3-7-1a, b)．

　X線所見では下顎右側小臼歯部に歯牙様X線不透過像を2つ認め，第一および第二小臼歯と近接していたことから(図3-7-2a, b)，臨床診断は下顎右側小臼歯部の2本の過剰埋伏歯としました．

2．処置および経過

　舌側骨の状態，過剰歯の根の状態を精査するため，CT検査を施行し(図3-7-3a, b)，2006

第3部　口腔内処置編

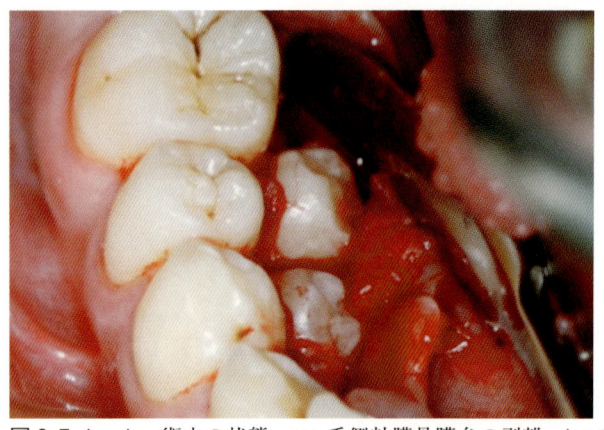

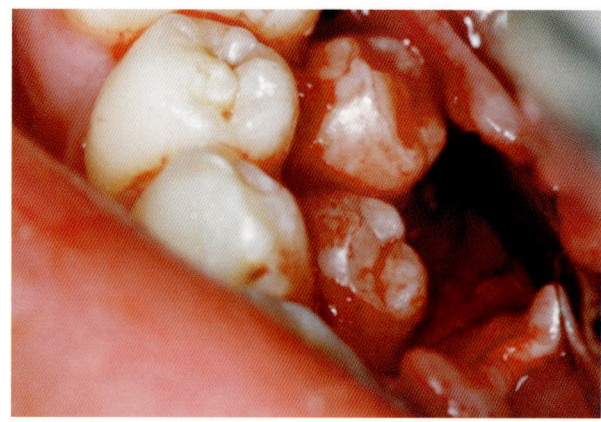

図 3-7-4a, b　術中の状態. a：舌側粘膜骨膜弁の剥離. b：舌側の粘膜骨膜弁の剥離が終了し術野を確認している.

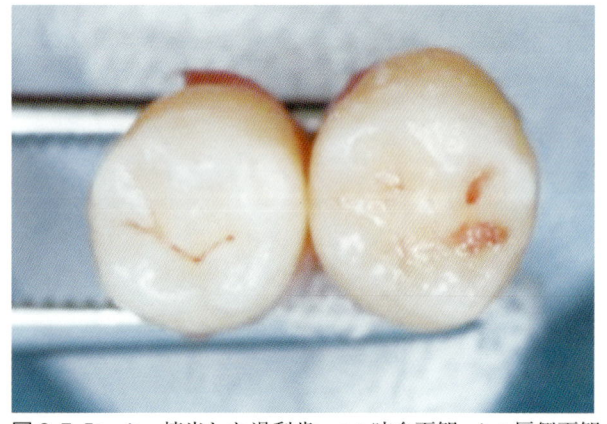

図 3-7-5a, b　摘出した過剰歯. a：咬合面観. b：唇側面観.

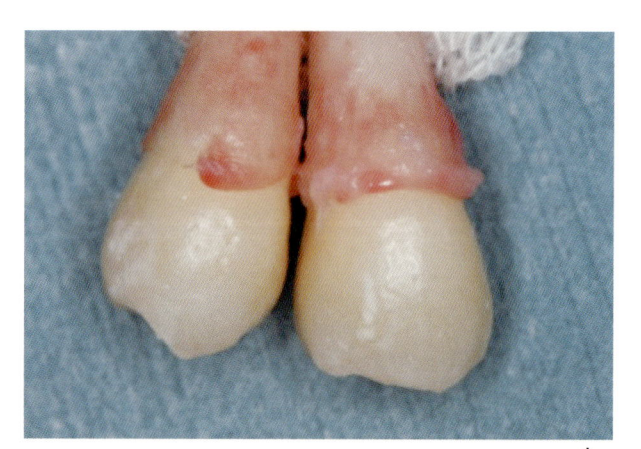

年8月に右側下顎埋伏歯抜去を行いました.

　麻酔効果を確認後，下顎右側犬歯から第一大臼歯舌側歯肉溝に切開を加え，舌側粘膜骨膜弁を剥離しました（図3-7-4a, b）．このときの注意事項としては，舌側では縦切開を加えないことが挙げられます．視野を確保する必要があるときには，歯肉溝に沿って切開を近心あるいは遠心方向に延長します．フラップは埋伏歯の歯頸部より深い位置まで翻転する必要があります．また舌側粘膜骨膜弁は菲薄，かつ脆弱であるため，裂傷や穿孔ができると抜歯創の閉鎖が困難になりますので，注意深く剥離を行うよう心がけましょう．

　術野の展開後，埋伏歯のどの位置まで骨が覆っているかを確認し，ラウンドバーにて削除を行いました．ラウンドバーを用いる骨削除では確実にレストを設定して実施することをお勧めします．

　隣在歯根に注意しながら，歯頸部付近まで骨削除を行い，歯冠および歯根を可及的に露出するとその後の操作が容易かつ安全に行えます．

　歯頸部まで骨削除後，頬側からエレベーターにて脱臼，摘出を行いました（図3-7-5a, b）．エレベーターの操作方向を誤ると隣在歯の動揺あるいは脱臼をまねく恐れがあります．そのためエレベーターを使用する際は，軽い力で，隣

埋伏歯抜去 その4〜そのほかの部位の埋伏歯〜

在歯への影響を考慮し，歯の動く方向を確認しながら，徐々に力を加えていくことを心がけます．

またエレベーター操作時は，エレベーターが誤って滑脱し口底を損傷させぬよう必ず指で制御してください．方向によっては，オトガイ下動脈を損傷し，術後出血をまねくこととなります．

鉗子にて摘出し，閉創し処置を終了としましたが，術後の異常出血，創の裂開もなく経過は良好でした．

第3部 口腔内処置編

Oral Operative Edition 8

小帯の手術

I 緊急性は低い手術

　小帯異常は先天的なものと歯槽骨の吸収による後天的なものがあります．一般開業医の日常臨床でもしばしば遭遇し，外科的処置の必要性を感じたことがある方も多いと思います．

　小帯異常の手術は外傷や炎症と異なり，緊急性は低く，術前に十分検討したうえで計画的に行え，修正や追加手術が可能であるという特徴があります．

　小帯の手術は主に①小帯の中央部を切開する小帯切断術(frenotomy)，②小帯をクサビ状に切離する小帯切除術(frenectomy)，③VYplastyやZplastyなどの小帯形成(小帯延長)術などがありますが，②は比較的出血量も多くなり，③はある程度の口腔外科的修練を必要とし，慣れない場合には手術創が醜形になってしまうことで，後戻りの原因となる可能性があります．

　そこでここでは，一般開業医が日常臨床において安全に，早く，確実にできる症例の選択の仕方，手術法を説明していきます．

II 上唇小帯の手術

1. 適応

　上唇小帯の手術の適応となるのは，①ブラッシング時の疼痛や清掃性が悪く食物の停滞によるう蝕，歯周病の原因となる場合，②上顎中切歯間の空隙が側切歯萌出時にもまったく閉鎖傾向を示さない場合，③無歯顎で加齢とともに歯槽骨が吸収し相対的に高位付着となり補綴装置の維持安定の妨げになる場合です．

2. 時期

　正中離開が認められても上唇小帯は成長発育の過程で退縮するので，通常は乳歯列期には行いません．中切歯間に空隙がみられても犬歯が萌出するころまでに空隙が閉鎖する可能性もあります．

　しかし，犬歯が萌出した後でも正中離開が残った場合は矯正治療の適応となるため，切歯萌出時にもまったく空隙に閉鎖傾向が認められない場合は手術を行っても良いでしょう．

　年齢的には9～10歳頃が目安となると思います(図3-8-1a)．必要な解剖学的知識ですが，この部位にとくに注意を払うべき重要な組織はなく誤って筋層に深く切り込まないかぎり出血も多くありません．

3. 術式

①小帯付着部歯肉側に切開線を設定します．
②上唇を上方へ牽引し，小帯を緊張させます(図3-8-1b)．
③小帯付着部周囲の歯肉および上唇粘膜に浸潤麻酔を行います(図3-8-1c)．麻酔は小帯自体に直接行ったり，過量に行うと小帯の変形をまねくので注意が必要です．
④小帯の歯肉側を最深部(歯肉頰移行部)まで切

● 上唇小帯の手術

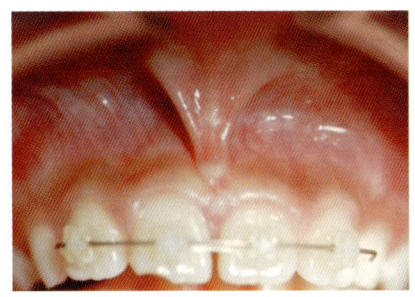

図3-8-1a　11歳男児．正中離開があり矯正科からの切除依頼．
図3-8-1b　上唇を上方に引き小帯を緊張させる． 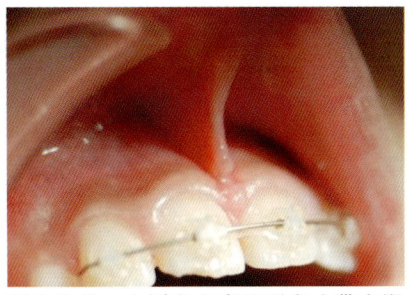
図3-8-1c　小帯周囲への浸潤麻酔． 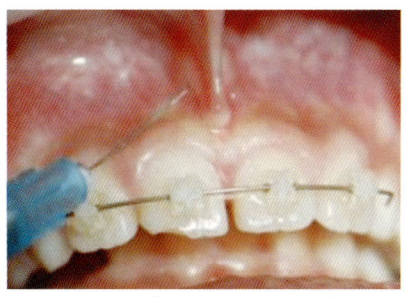
図3-8-1d　No.15替刃メスで小帯を歯肉頬移行部まで切離する． 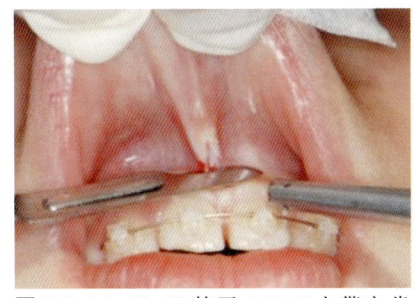
図3-8-1e　創の粘膜下を剥離剪刃や粘膜剥離子で十分に剥離． 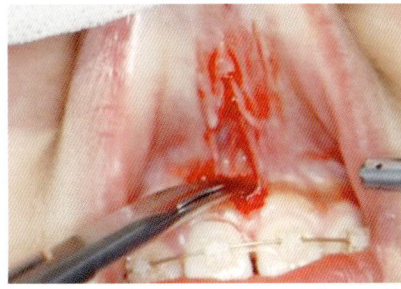
図3-8-1f　上唇側に残った小帯が多い場合は切除． 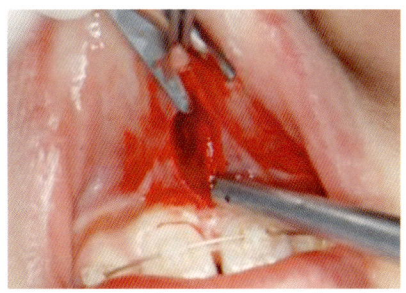
図3-8-1g　切開後にできた菱形の創． 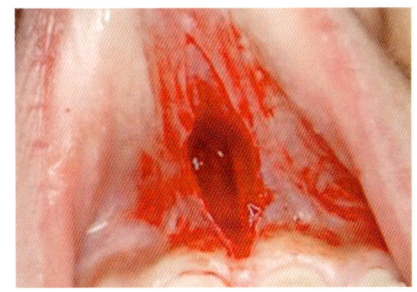
図3-8-1h　創が一直線になるよう縫合． 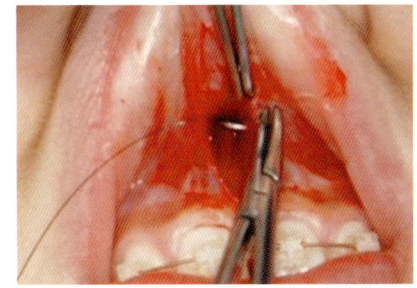
図3-8-1i　縫合終了． 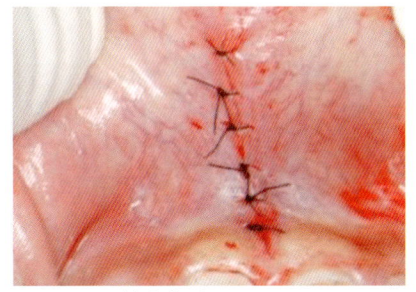

離します（図3-8-1d）．この際，上唇を引き上げ，つねに小帯を緊張させておくときれいに切離できます．

⑤創を十分に伸展させるために創面の粘膜下組織を粘膜剥離子や剥離剪刃で剥離します．この操作が不十分だと創が伸展しないだけでなく，縫合の際，緊張がかかり後戻りの原因にもなります（図3-8-1e）．

⑥上唇側の余剰な小帯部を切除します（図3-8-1f）．不慣れな場合は予定切開線の上をモスキートで小帯を把持し，その下を切離すると容易です．小帯が切離されると菱形の創ができます（図3-8-1g）．

⑦一直線になるよう縫合します（図3-8-1h，i）．縫合糸は太いものを使用すると異物感が強いうえ，著しい瘢痕の原因になるので細い5-0ナイロン糸が良いでしょう．

正中離開部の切歯乳頭部にまで小帯が付着している場合は同部を別個にメスで切離することもありますが，一般にこのような場合はVY-plastyなどの小帯延長術を行うことが望ましいでしょう．

第 3 部　口腔内処置編

● 舌小帯の手術

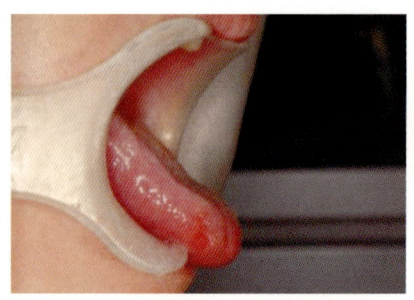

図 3-8-2a　27 歳男性．舌運動制限による精神的苦痛のため来院．

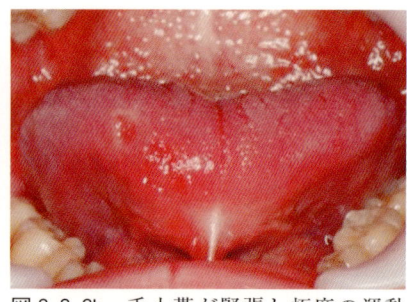

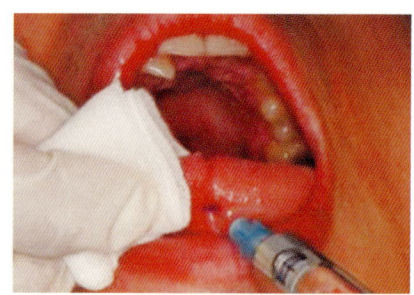

図 3-8-2b　舌小帯が緊張し極度の運動制限がある．

図 3-8-2c　舌尖部への浸潤麻酔．

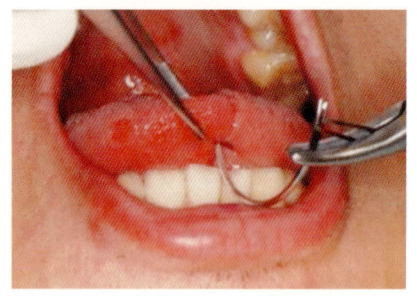

図 3-8-2d　舌尖部に 2-0 絹糸を通す．舌尖より 10 mm 以上内側に通すのが理想．

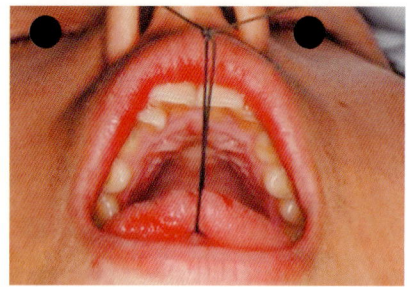

図 3-8-2e　2-0 絹糸を通した状態．

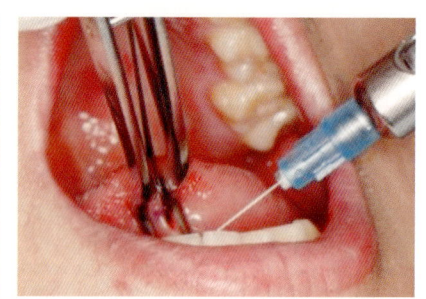

図 3-8-2f　小帯周囲への浸潤麻酔．

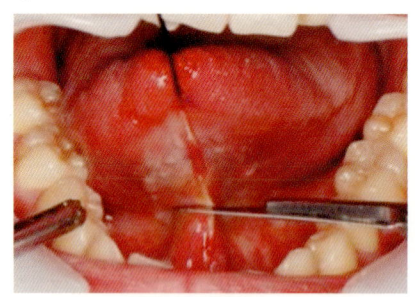

図 3-8-2g　小帯を緊張させ，舌下小丘に注意しながら切離．

図 3-8-2h　小帯を 2 本のモスキートではさみ，その間を切離すると容易．

図 3-8-2i　2 本のモスキート間を切離．

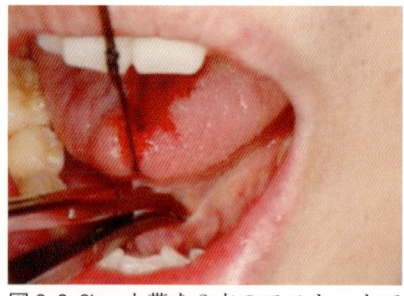

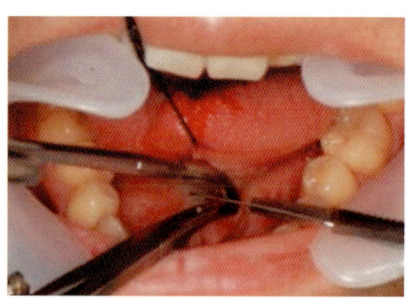

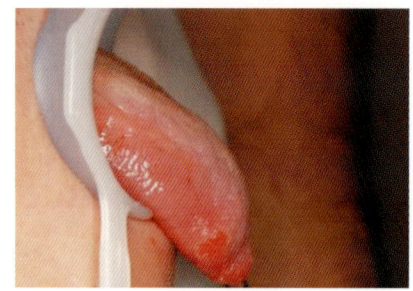

図 3-8-2j, k　舌の運動域が広がったことを確認． j|k

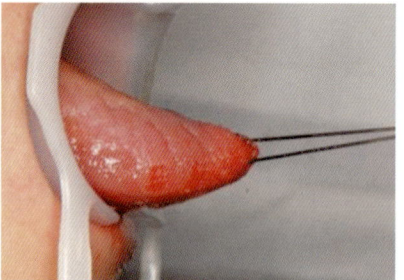

図 3-8-2l　切離の後にできた菱形の創．

III　舌小帯の手術

1. 適応

舌小帯の手術の適応は①哺乳障害がある場合，②構音障害のある場合，③生活上の不便さから起こる心理的影響です．

2. 時期

乳幼児期には全身麻酔で行いますが，協力が

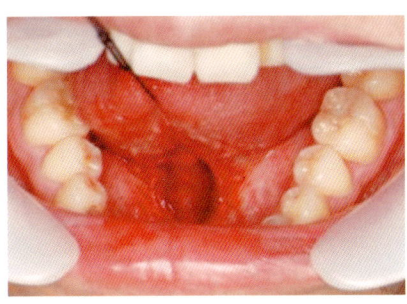

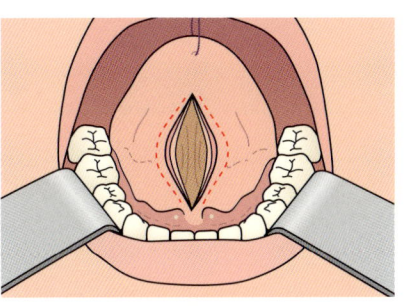

図3-8-2m　アンダーマーニング後創辺縁に縫いしろができる．
図3-8-2n　赤い点線の部分まで上皮下を剥離．
図3-8-2o, p　創が一直線になるよう縫合．

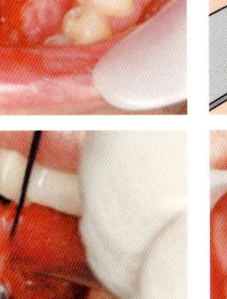

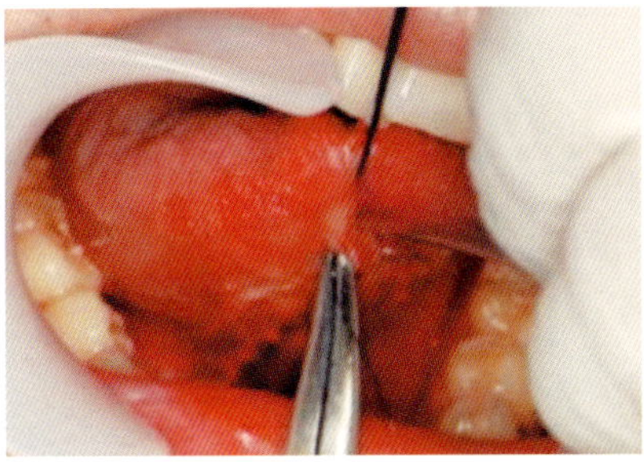

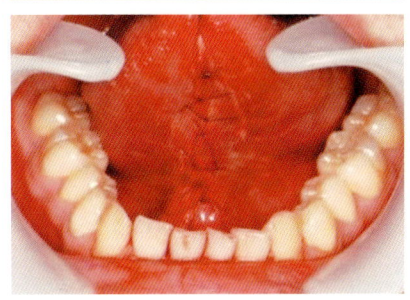

得られる4～5歳以上に実施することが理想的と考えられます．小児科・耳鼻咽喉科領域では本疾患により哺乳・構音障害が出現することはまれであるとの意見も多いので，手術後すぐに哺乳・構音障害が改善するとはかぎらないことを両親に説明し，理解を得ておくべきでしょう．

必要な解剖学的知識としては，舌下小丘，ワルトン（Wharton）管，舌深静脈，舌下動静脈，口底，舌下部の解剖を熟知しておく必要があります．本術式を行うにあたっては舌下小丘が切開線に近接するため，とくに注意が必要となります．小帯の中央付近を慎重に切離すれば安全でしょう．

3．術式

① 舌尖部に浸潤麻酔を行います（図3-8-2a～c）．
② 同部に絹糸を通し，舌の伸展が可能となるように術野を整えます（図3-8-2d, e）．こうすることで術中の舌の把持，小帯の伸展が容易になるとともに出血などの不測の事態への対応が容易になります．絹糸は2号の比較的太いものを使用します．
③ 舌小帯を緊張させ中央やや舌寄りに切開線を設定します．
④ 小帯付着部周囲に浸潤麻酔を行います（図3-8-2f）．
⑤ No.15の替刃メスで切離します（図3-8-2g）．この際，舌尖にかけた糸を上方に引きつねに舌小帯を緊張させておきます．また替刃メスの向きを口底側に向けないよう注意します．切除する部位の上下を小帯基部まで2本のモスキートではさみ，その間を切離すると安全です（図3-8-2h, i）．

切除には剪刀を使用しても良いのですが，よくメインテナンスされておらず，切れ味が悪い場合には創部を挫滅させ瘢痕形成の原因となる可能性もあるので，器具の選択には注意が必要となります．

⑥ 切離後，舌が十分に運動できることを確認しておきます（図3-8-2j, k）．ほとんどの場合，小帯基部まで切離していれば運動は可能となりますが，不十分な場合はオトガイ舌筋間の結合組織の切離が不十分であることが考えられるため，これを切除します．この際，不用意に筋に切り込むと出血量が多くなり手術操作が困難になり，術後の腫脹にも影響するため注意しましょう．

第3部　口腔内処置編

●頬小帯の手術

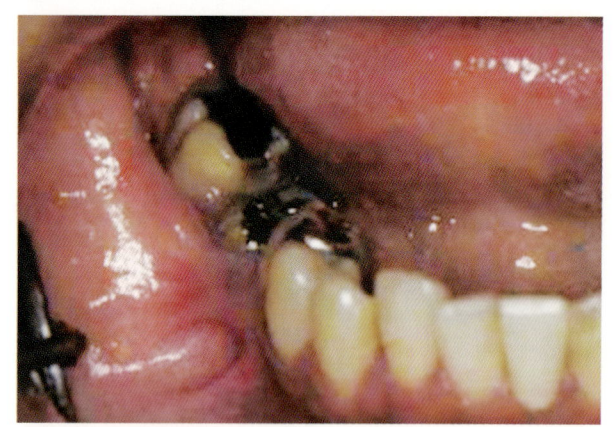

図3-8-3a　術前所見.

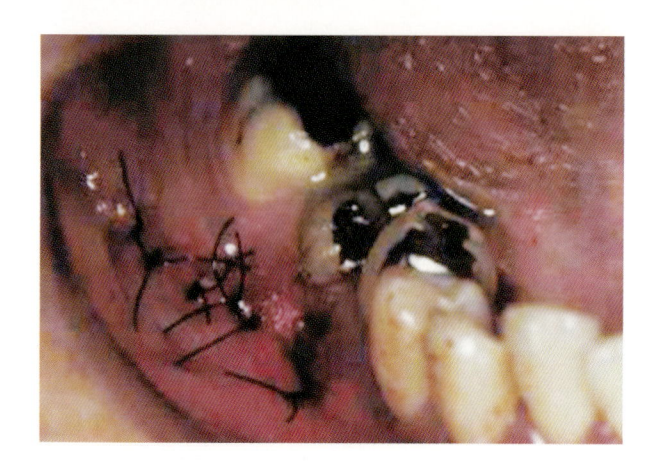

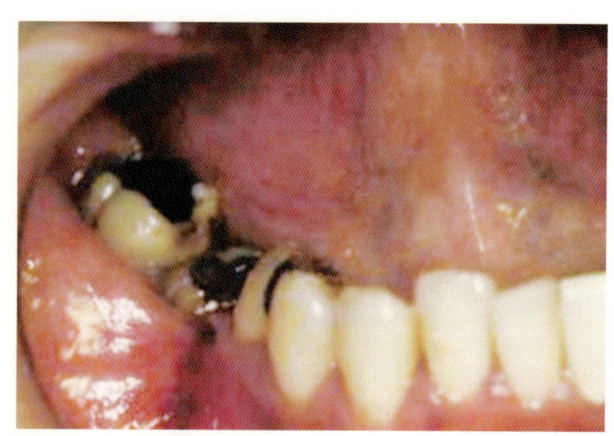

図3-8-3b　切開線の設定.

図3-8-3c　切除後第一大臼歯の歯頸部がみえるようになった.

⑦舌運動が自由になれば，菱形の創ができます（図3-8-2l）．創のもっとも広い部位では縫合の際，緊張が強くなり，後戻りの原因となるので，舌の粘膜下組織を剥離剪刃や粘膜剥離子などで十分に剥離しておきます（図3-8-2m, n）．
⑧1本の線となるよう縫合します（図3-8-2o, p）．

IV　頬小帯の手術

　頬小帯付着異常は上唇小帯や舌小帯に比較してはるかに少ないでしょう（図3-8-3a）．

1. 適応

　頬小帯の手術の適応は①ブラッシングの障害になる場合や食物の停滞によるう蝕，歯周病の原因になる場合，②補綴処置の妨げとなる場合です．必要な解剖学的知識はあらかじめX線写真でオトガイ孔の位置を確認し，オトガイ神経の走行を予想しておく必要があります．

2. 術式
①頬小帯の頂点から小帯を含み逆VもしくはU字に切開線を設定します（図3-8-3b）．V字の角度が鋭角だと，縫合などその後の手術操作が困難となり，後戻りや瘢痕の原因になりやすくなるので90°程度が良いでしょう．
②小帯付着部周囲に浸潤麻酔を行います．
③予定切開線を切開しますが，切開は粘膜上に

とどめます．このときオトガイ神経に損傷を与えないように注意を払いましょう．

④粘膜を粘膜剥離子で骨膜より剥離し，小帯を含む粘膜弁を形成します．

⑤粘膜弁の先端を歯肉頬移行部まで移動させて下在の骨膜と縫合します(図3-8-3c)．この部位の手術はオトガイ神経と近接しているため，切開の際，誤って切断したり，剥離の際，損傷を与えることによって下唇の知覚異常，麻痺感などの症状が生じることがあります．とくに無歯顎で相対的に小帯が高位付着となっているような症例では小帯の先端がオトガイ孔直上付近に存在することもあるため，十分な注意が必要となります．

V 適切な症例の選択

小帯は，乳幼児期には異常であっても成長とともに正常化する可能性が高く，障害がない場合は経過観察を行うべきでしょう．そのため一度手術を始めたら途中で中止できないことを念頭におき，たとえ4〜6歳に達していても確実に患者の協力が得られる症例を選択する必要があります．それ以外では，麻酔法として全身麻酔を選択することが望ましいでしょう．

小帯に対する手術は，手技的にはさほど困難なものではないと考えられますが，それだけに適切な症例を選択することが肝要となります．

参考文献

1. 大谷隆俊，高橋庄二郎，園山昇(編)．図説口腔外科手術学．上巻．東京：医歯薬出版，1988；271-278．

2. 宇賀春男，園山昇．最新口腔外科小手術図説．東京：医歯薬出版，1982；249-255．

第3部　口腔内処置編

Oral Operative Edition 9

粘液嚢胞の手術
～下唇粘液嚢胞，ブランディンヌーン嚢胞，ラヌーラの手術～

I 口腔領域の粘液嚢胞

　口腔領域の粘液嚢胞（mucous cyst）は，小唾液腺の唾液の流出障害，停滞や溢出によって生じる唾液腺貯留嚢胞（retention cyst）のことで，古くは粘液瘤（mucocele）とも呼ばれていました[1～4]．

　粘膜下に生じ，表在性では色調はやや青みがかり，深在性では表面色調は周囲と差がありません．病理組織学的には嚢胞内面を上皮で覆われた停滞型（貯留型）と上皮を欠く溢出型に分けられます[1,4]．発生部位によって以下に大別できますので，それらについて解説します．

1. 下唇粘液嚢胞（mucous cyst）

　全粘液嚢胞の約50％を占め，発生頻度はもっとも高く，口唇の誤咬や外傷によって，その多くが下唇粘膜下の小唾液腺の導管損傷により周囲に唾液が溢出して生じるとされています（図3-9-1a，b）．若年者には溢出型が多く，停滞型は中年以降に多いという報告もあります[1,2]．

2. ブランディンヌーン嚢胞（Blandin-Nuhn cyst）

　舌尖部下面の前舌腺に形成される粘液嚢胞をとくにブランディンヌーン嚢胞と呼びます（図3-9-2）．比較的まれですが，性差はなく，幼児から小児に多く認められます．

　下顎前歯の刺激による前舌腺の唾液流出障害によって生じると考えられ，舌尖部下面に半球状の波動をともない，無痛性に膨隆するとされます．歯の刺激で自潰しやすく，自潰部粘膜が

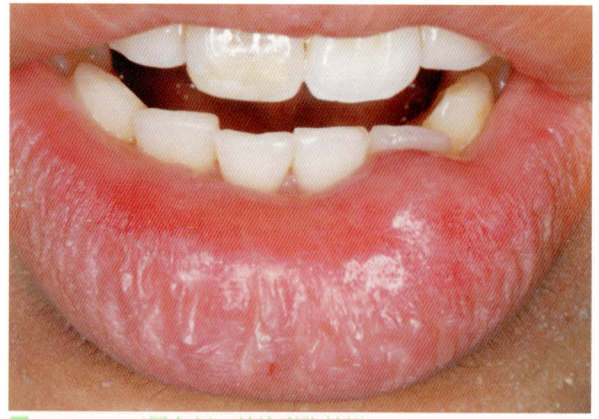

●下唇粘液嚢胞

図3-9-1a　下唇左側の粘液嚢胞外観．

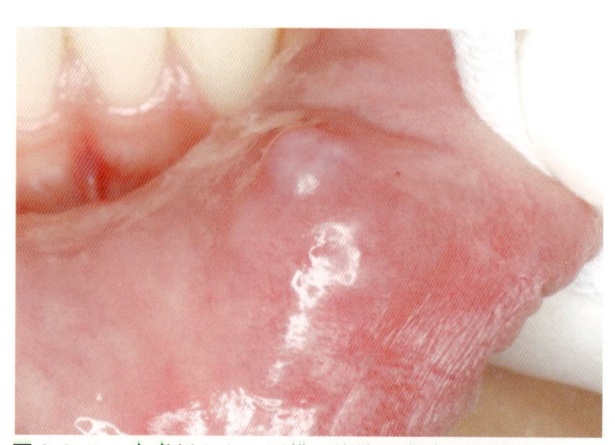

図3-9-1b　皮膚側からの圧排で膨隆の程度が判明する．腫瘤の上部に咬傷によって新たに別の小腫瘤が生じた症例．

粘液嚢胞の手術～下唇粘液嚢胞，ブランディンヌーン嚢胞，ラヌーラの手術～

●ブランディンヌーン嚢胞

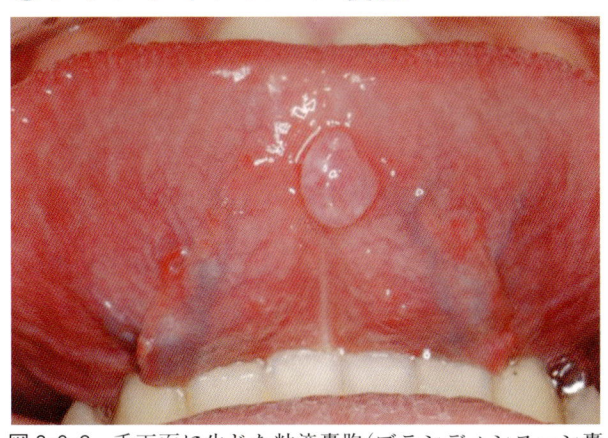

図 3-9-2　舌下面に生じた粘液嚢胞（ブランディンヌーン嚢胞）．

●ラヌーラ

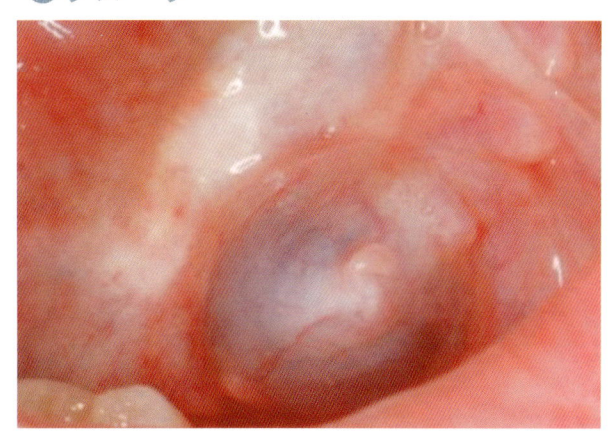

図 3-9-3　口底右側のラヌーラ．全体的に青みがかった腫瘤を形成．

●粘液嚢胞の占拠範囲と切開線

a	b
c	d

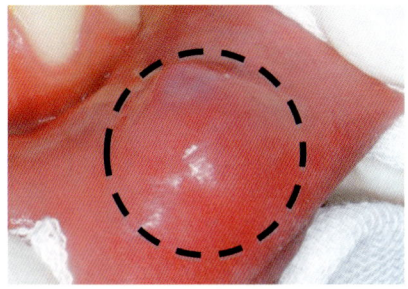

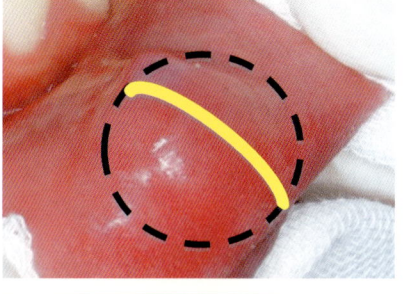

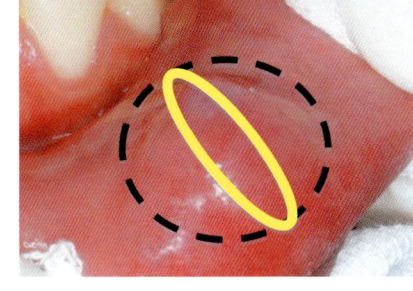

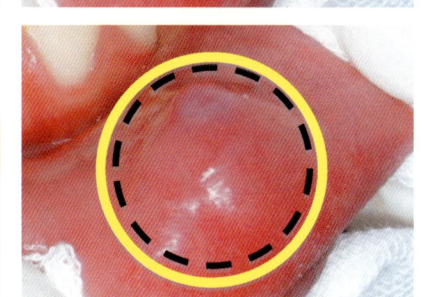

図 3-9-4a～d　a：下唇に生じた粘液嚢胞の占拠範囲．b：直上に切開線を設ける場合の切開線（比較的小さい場合）．c：上皮を一部付して瞳状切開を行う場合の切開線（比較的大きな場合）．d：嚢胞周囲に切開を行う場合の切開線（比較的小さい場合．黄線は切開線）．

閉鎖すると膨隆・自壊を繰り返します[1,2]．

3．ラヌーラ（ranula）

外観がガマの喉頭嚢に類似し，その多くは口底の舌下腺・顎下腺の排泄管に関連し，半球状に膨隆として生じます（図3-9-3）．粘液嚢胞と発生機序・病理組織学的所見などは変わりません．ほかの粘液嚢胞に比べれば発生頻度は少なく，10～30歳代の女性に比較的多いとされています．一般に片側性に生じ，増大すると対側にも及び，咀嚼障害や嚥下困難を起こします．

占拠部位により舌下型，顎下型，舌下・顎下型の3型に分類され，各々症状は異なります．舌下型では，顎舌骨筋の上方に限局し，舌下部に片側性にドーム状の無痛性の膨隆を呈します．表面の粘膜は薄く，色調はやや青紫色を帯び透明感をともない波動を触知します．

顎下型では，顎舌骨筋を超えて顎下部に膨隆を生じたもので，口底部に膨隆はみられず顎下部に片側性のびまん性の腫脹を呈します．弾性

第3部 口腔内処置編

●粘液嚢胞の摘出症例

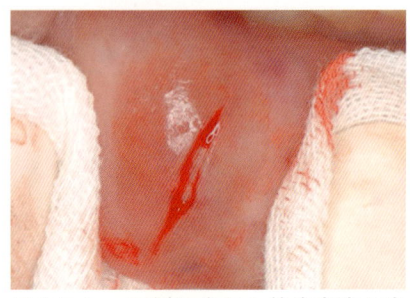

図3-9-5a 下唇に生じた粘液嚢胞の実際例，直上の切開線． 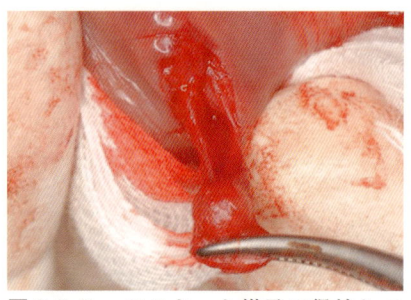
図3-9-5b モスキート鉗子で保持しつつ，粘液嚢胞を摘出． 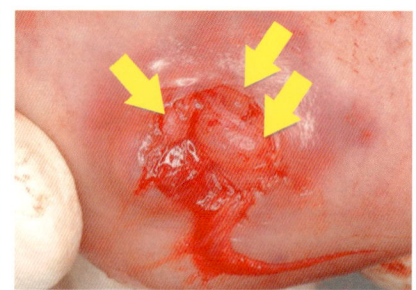
図3-9-5c 摘出直後の創面．下面に小唾液腺（矢印）を認める．

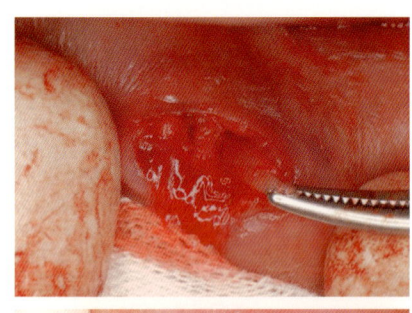

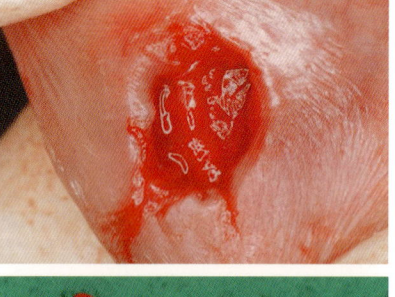

d│e

図3-9-5d 周囲の小唾液腺摘出．
図3-9-5e 小唾液腺摘出終了後．

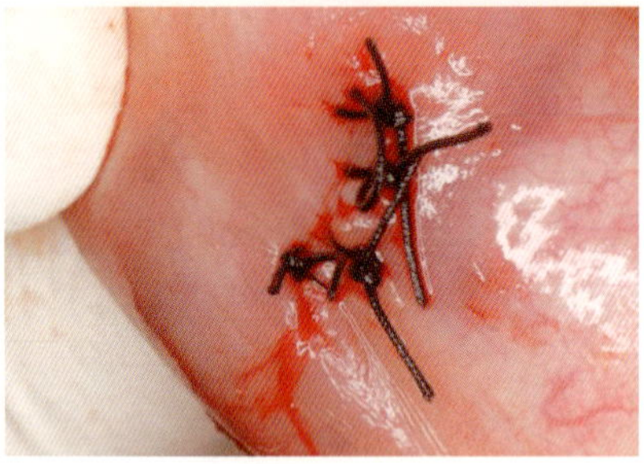

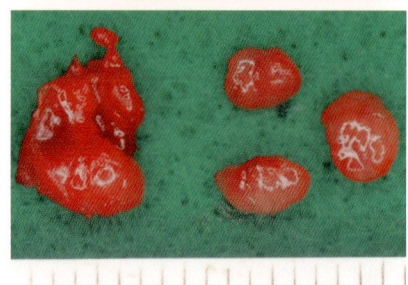

f│g

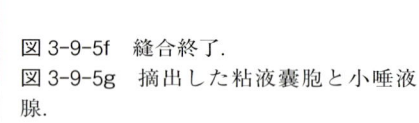

図3-9-5f 縫合終了．
図3-9-5g 摘出した粘液嚢胞と小唾液腺．

軟で，無痛性であり，大きいものでは波動を触知します．

舌下・顎下型は，舌下部および顎下部の両方に症状を呈します．これらは粘膜下の深いところに生じるので舌下部粘膜色に変化が認められない場合が多いとされています[1～3]．

II 治療法

本嚢胞の治療法は，外科的治療が主体で，切除術，摘出術あるいは開窓療法が行われ，発生部位，大きさなどによって選択します[1～5]．

口唇・頬粘膜・舌尖部に生じた比較的小型の粘液嚢胞の治療では，被覆粘膜を含めた切除が行われます（図3-9-4a～d）．

嚢胞壁は薄く，術中容易に破れて残存し，完全な摘出は困難となり（図3-9-5a，b），嚢胞壁が残存した状態で手術創が閉鎖されれば再発します．また，摘出や切除後の創腔周囲にある小唾液腺の損傷により新たに嚢胞が生じることがあります．創腔周囲の小唾液腺（図3-9-5c，d）も確実に摘出しておくことが重要です（図3-9-5e～g）．また，何度も破裂・流出を繰り返す症例では，粘膜面が肥厚し，角化傾向を示し，嚢胞壁と癒着してしまうため，摘出はさらに困難となり，粘膜を付したまま切除することが必要となります（図3-9-6a～c）．

粘液嚢胞の手術～下唇粘液嚢胞，ブランディンヌーン嚢胞，ラヌーラの手術～

● ブランディンヌーン嚢胞の縫合

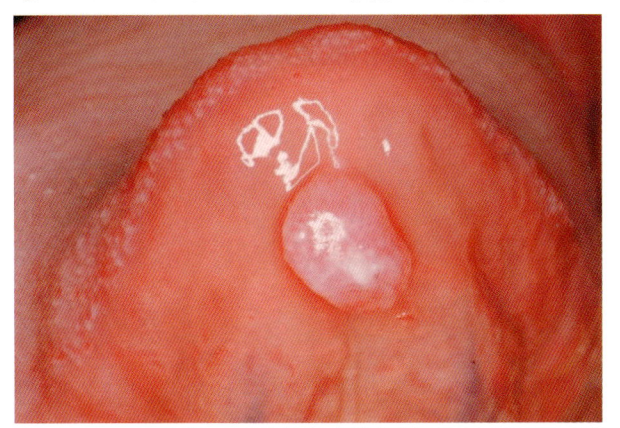

図3-9-6a 舌下面に生じた粘液嚢胞（ブランディンヌーン嚢胞）の術前．

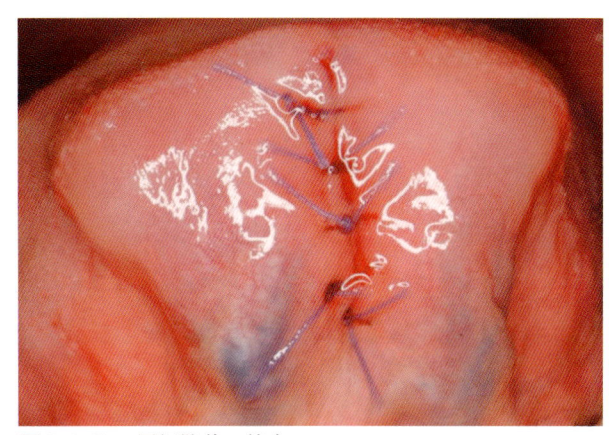

図3-9-6b 同切除後の縫合．

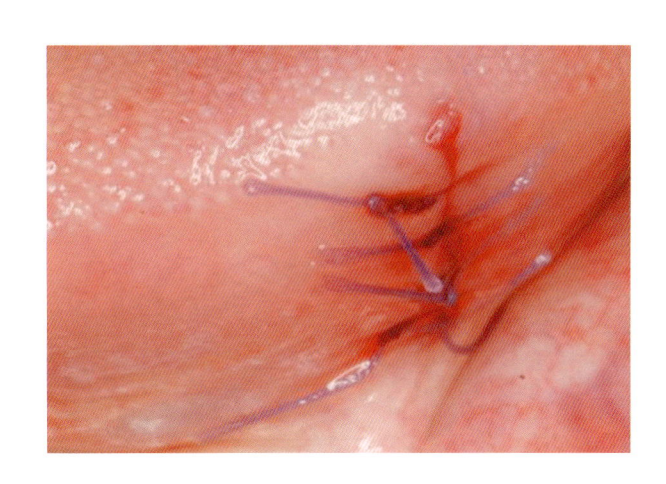

図3-9-6c 同術後．舌尖部に陥没・変形などの異常はない．

　ラヌーラの舌下型で，とくに大きい症例では開窓療法が主体となります．本法は嚢胞の天蓋を切除し，切除端を縫合し排液路を確保する目的で，従来から行われてきた方法です．本法は術式が比較的容易で手術侵襲も軽度であり，術後の瘢痕形成も少なく，再手術も容易なことから，初発の若年患者には推奨できる術式と考えられます．

　一方，開窓療法単独では再発しやすいとし，確実性を得るためには発症臓器である舌下腺の摘出が必要とする見解もあります．その際には口腔外科への紹介が必要になります．摘出術にあたって，溶解パラフィン，フィブリン糊などを嚢胞内に注入して，嚢胞内容液と置換させることにより，摘出が容易になるとする意見がありますが，あまり一般的ではありません．

　また，最近では，非特異的抗悪性腫瘍剤OK-432の局所注入による硬化療法が，侵襲性の低い治療法として報告されています[1]．

　顎下型あるいは舌下・顎下型が疑われる際には，臨床診断の段階で，オルソパントモ写真，咬合法撮影に加えて，少なくとも超音波検査，CT写真などの画像検査が必要で，全身麻酔下による処置が望まれます．したがって，これらの症例に遭遇した場合には，口腔外科への紹介をお勧めします．

● ラヌーラへの開窓療法

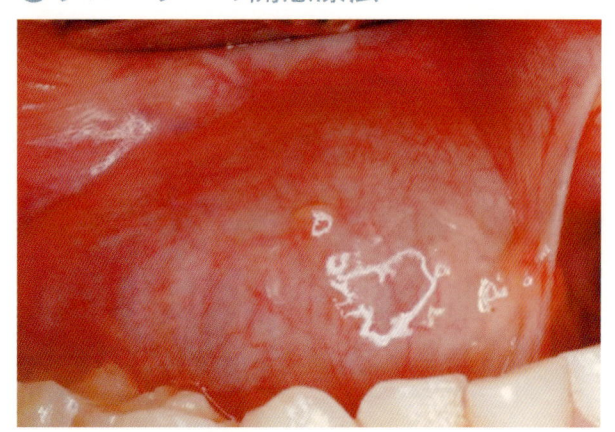

図3-9-7a　右側口底ラヌーラの術前．

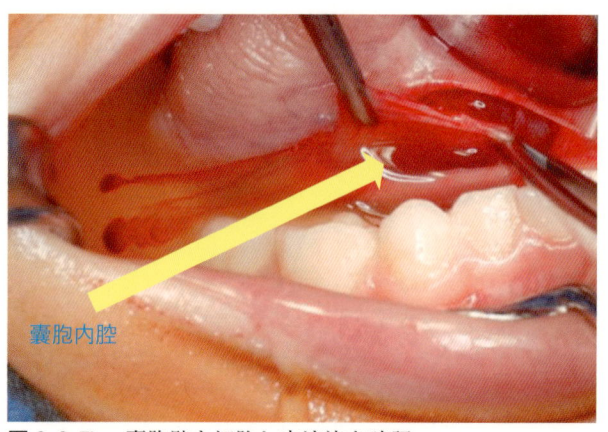

図3-9-7b　囊胞壁を切除し内溶液を確認．
囊胞内腔

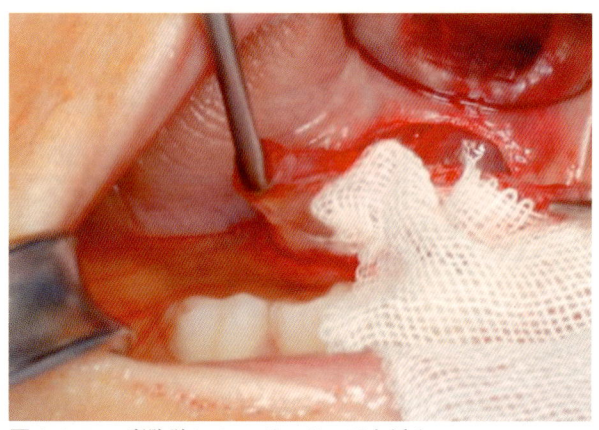

図3-9-7c　囊胞腔にタンポンガーゼを挿入．

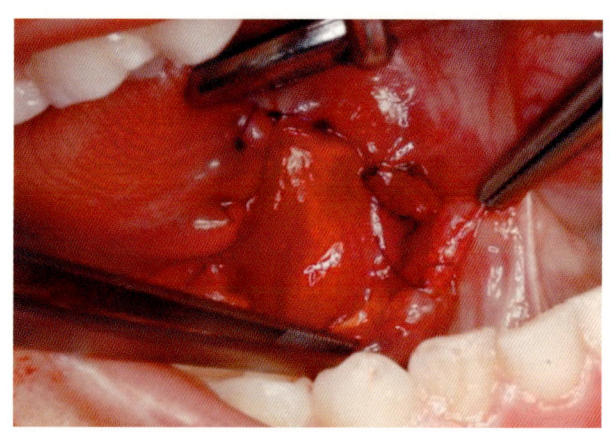

図3-9-7d　囊胞壁と周囲粘膜を縫合し，手術終了．

III　手術のポイント

1. 歯の調整

　口唇・頰粘膜・舌尖部に生じた比較的小型の粘液囊胞が生じた際の当該部に一致する歯列がある場合，歯列の空隙の有無，歯の咬耗・摩耗の程度，上下顎の咬合関係，不適合補綴物の存在など粘膜に障害を与える可能性があれば，術前に治療や調整をしておくことが重要です．不適切な環境のままでは，再発を起こす可能性があります．

2. 深部細動静脈の損傷

　粘膜下深部に細動静脈がありますので，必要以上に器具を深部に到達させないことが重要です．下在の筋組織より口腔側（表層側）であれば問題はありません．動脈性であれば，縫合糸による結紮もありえますが，治癒後に異物として触知しやすいため，電気メスで凝固させて確実に止血します．

3. 圧迫による皮膚側の内出血斑

　手術時に，介補者に皮膚側から圧迫して囊胞を伸展させると切除しやすい反面，過度の圧迫により皮膚側深部に内出血斑が生じることがあります．放置しても自然に消失しますが，介補者は適度の圧をかけるような配慮が必要です．

4. 口底部舌神経損傷[5]

ラヌーラで開窓療法(図3-9-7a～d)を計画した際，切開はワルトン管直上を避け，損傷に留意します．表層の粘膜と囊胞を付したまま切除し，周囲の粘膜面と囊胞壁内面を結紮して，粘膜切開面が閉鎖しないようにしてガーゼを挿入します(図3-9-7c, d参照)．

一方，摘出では，舌下腺後方にワルトン管と舌神経との交差があるので，必要以上に器具を深く，奥に挿入せずに，必ず器具の先端が目視できる状態で囊胞の剥離を慎重に進めます．

参考文献

1. 泉廣次(編)．7 囊胞．E 軟組織に発生する非歯原性囊胞．5 唾液腺貯留囊胞(粘液囊胞)．口腔外科学．第4版．東京：学建書院．2011；156-157.
2. 下野正基(編)．IV章 囊胞 軟組織の囊胞．貯留囊胞．口腔外科・病理診断アトラス．東京：医歯薬出版，1992；136-142.
3. 山根源之(編)．III 口腔粘膜疾患の解説．粘液囊胞・ガマ腫．最新チェアーサイドで活用する口腔粘膜疾患の診かた．日本歯科評論増刊．2007；138-139.
4. 石川梧朗(編)．第6章 唾液腺の病変．7．粘液囊胞(粘液瘤)．8．ガマ腫．口腔病理カラーアトラス．東京：医歯薬出版，2001；124-126.
5. 髙橋庄二郎(編)．第21章 囊胞の手術．2．軟組織における囊胞の手術．図説口腔外科手術書．東京：医歯薬出版，1989；410-417.

第3部　口腔内処置編

Oral Operative Edition 10

歯根端切除術
~そのコツとポイント~

I 歯根端切除術の適応症

　失活歯あるいは歯内療法後の歯には，時として歯根肉芽腫や歯根嚢胞などの根尖病巣が形成されることがあります．根管治療では治癒を期待できない症例や，根管治療を行っても良好な経過が得られない症例では，治療法として病巣の摘出や搔爬とともに，歯根端切除術が選択されます．

　歯根端切除術を施行するにあたって，根尖病巣を完全に除去し歯を保存するためには，適応症の的確な見極めと症例に応じた適切な手術を行うことが必要です．そこで，まず歯根端切除術の適応症について考えてみましょう．

　適応症として，①原則として単根歯で歯根の1/2~2/3以上が健全で堅固な骨植があるもの，②根管治療で治癒困難な根尖病巣(歯根肉芽腫，歯根嚢胞など)があるもの，③根尖湾曲，根管穿孔，根尖部歯根破折，異物の残存(破折リーマーなど)があるもの，④継続歯，ジャケット冠，ブリッジなどの撤去ができない歯(すなわち根管治療が行えず逆根管充填の適応となるもの)などが挙げられます．

　逆に言えば，病巣が大きく骨植が歯根長の1/3未満である場合や，歯周ポケットが著しく深い歯，動揺の著明な歯，短根歯などは適応となりません．適応症例の的確な選択が歯根端切除術を行う際の重要なポイントであると考えられます[1]．

II 歯根端切除術の術式

　ここでは一般的な歯根端切除術の術式をみていきます．流れとしては，①根尖部の明示，②病巣の除去，③歯根端切除，④必要に応じて根管充填，⑤閉創となります．これらを順に詳述していきます．

1．根尖部の明示

　まず切開線を設定します．切開線の位置は，根尖病巣の大きさや位置，歯根との関係により決定します．手術終了時に骨の残存する部分に切開線を設定するのはもちろんですが，歯頸部歯肉辺縁との距離が5mm以上離れるように設定します(図3-10-1)．

　これは歯頸部歯肉の血流を維持するためであり，もし歯周病などによる歯頸部歯槽骨の吸収

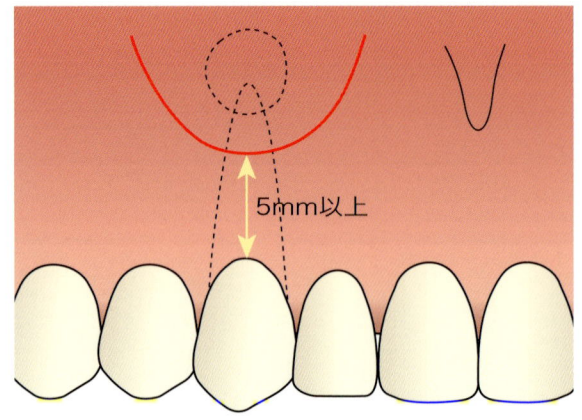

図3-10-1　歯頸部歯肉縁と切開線との間は5mm以上あける．

158

歯根端切除術〜そのコツとポイント〜

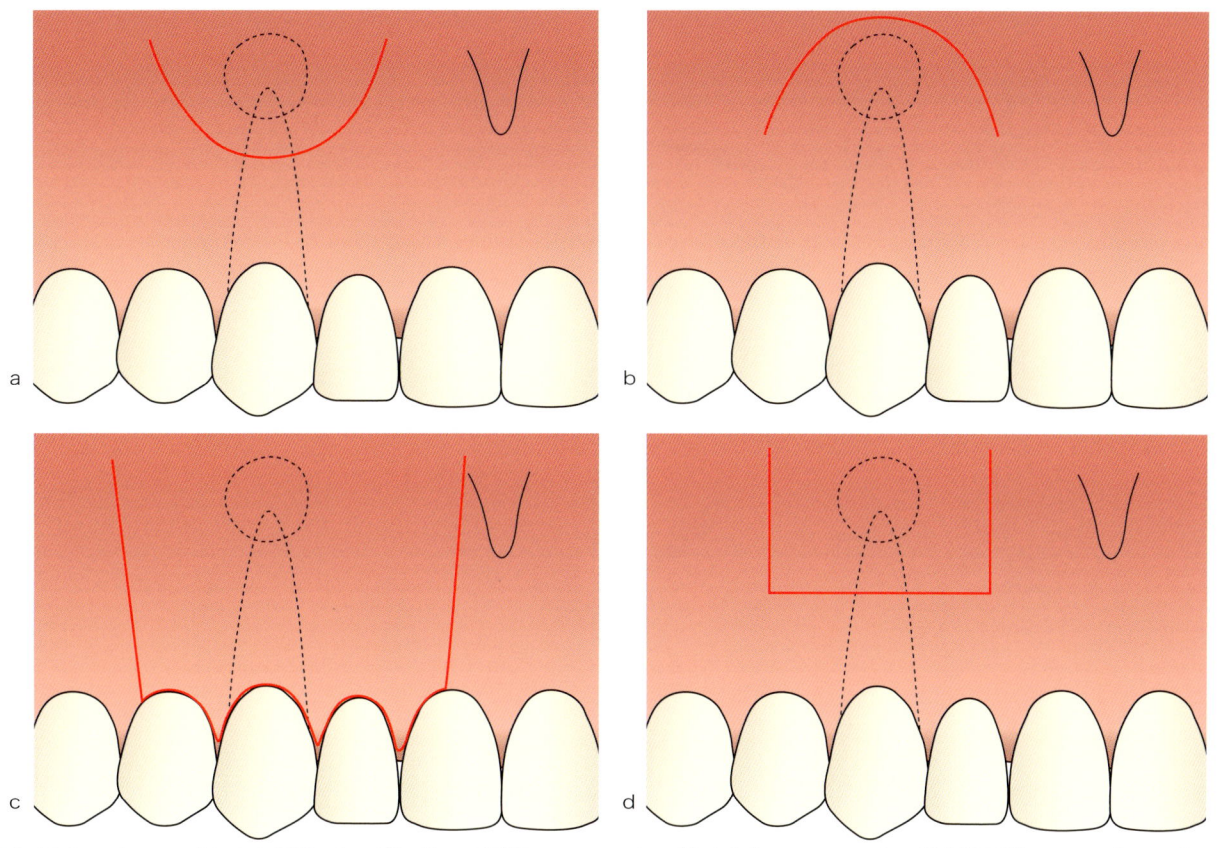

図3-10-2a〜d　a：パルチの切開．b：ピヒラーの切開．c：ワスムンド／ノイマン・ペーター歯肉縁切開．d：ラインメイラーの鉤型切開．

が進んでいるようであれば，この距離も調整する必要があります．

5mm以上の距離をとることができないのであれば，歯肉縁切開とするのが賢明だと考えられます．また，切開線の種類にはパルチ（Partsch）の切開，ピヒラー（Pichler）の切開，ワスムンド（Wassmund）／ノイマン・ペーター（Neumann-Peter）歯肉縁切開，ラインメイラー（Reinmöller）の鉤型切開などが代表的なものとして挙げられます（図3-10-2a〜d）[1,2]．

これらの切開を行う際に，上唇小帯や頰小帯などの解剖学的構造は避けるほうが術後の形態が損なわれない場合も多く，このようなときには切開線を微調整することもコツの1つです．

切開ができれば，つぎに粘膜骨膜弁の剥離，形成となります．切開時にメスをしっかり骨に垂直にあてて骨膜まで確実に切開を行っておくことで，粘膜骨膜弁が容易に形成できます．骨膜下での剥離ができず，粘膜と骨膜の間で剥離してしまうと内出血や治癒不全，腫脹の原因となります．骨と骨膜の間できちんと剥離を進めることが，急性期予後を左右する重要な因子となります．

また，病巣が比較的大きく，骨の欠損があるような症例では，剥離時に骨上で剥離子を進めると骨欠損部で囊胞壁に穿孔してしまうことがあります．骨の欠損がある症例では，骨欠損部の周囲をまず十分剥離し，しだいに歯根尖方向へ剥離を進め，最後に骨欠損部の剥離を行います．

この際，どうしても周囲の剥離が困難であれば，骨欠損部の囊胞壁に沿って骨膜との間を粘膜剥離子で鈍的に剥離するか，もしくは炎症を繰り返し癒着などが認められる場合は，骨膜と囊胞壁との間を骨膜剥離子（先端がある程度切れるもの），またはメスで慎重に切り進めていき

第3部　口腔内処置編

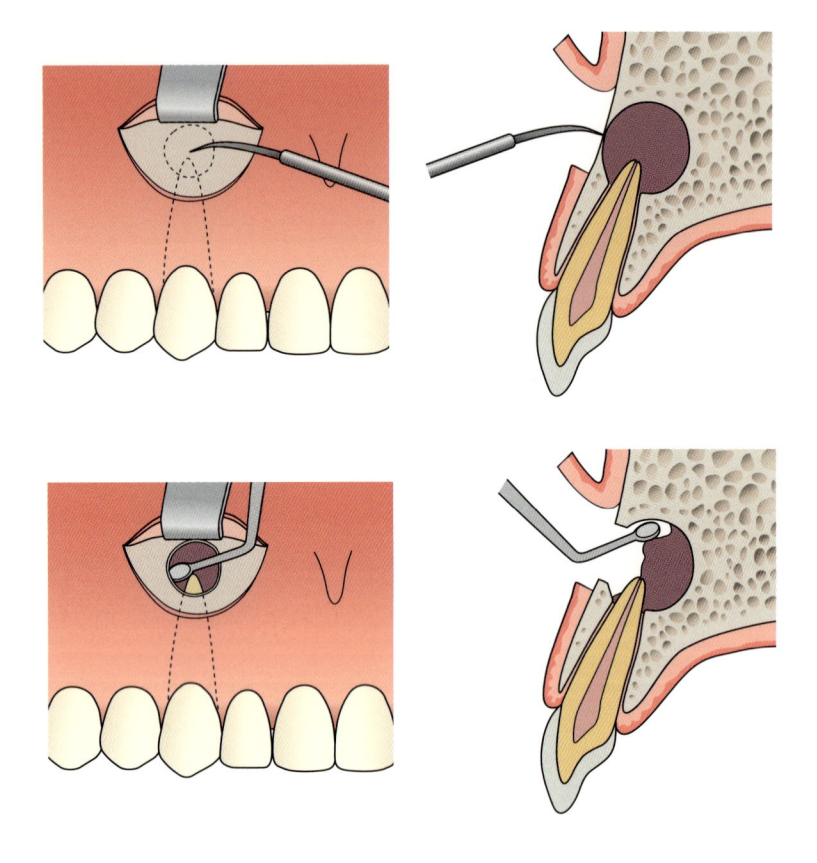

図3-10-3 骨のもっとも菲薄化した部分を探針などで探り，骨削の開始部分を決定する．

図3-10-4 鋭匙の凹の部分を骨側に凸の部分を病巣側に向け，骨面に沿いながら病巣を周囲骨より剥がしていく．

ます．このとき，一方向からのみ進めると層を誤りやすいので，周囲からの剥離を進めながら，層を確認しつつ切り進むことが重要です．

　粘膜骨膜弁を剥離，形成できれば，鉤などを用いて術野を明示することが，確実な手術を行うためにもっとも重要なことの1つです．術野の明示が可能か否かが，この後の細かな操作の成否に影響します．

　十分な剥離ができ術野を明示できれば，つぎに病巣上，すなわち根尖相当部の骨削除となります．根尖病巣が比較的大きな場合には，囊胞がもっとも拡大している部分で骨が菲薄化していることがあります．このような際には病巣が存在すると思われる部分を探針などで探ると骨の菲薄化した部分を探りあてることができ（図3-10-3），これを目安に骨の削除を進めることが可能です．

　また骨の菲薄化をともなわない症例において

は，X線写真で位置を確かめ，隣在歯の歯根との関係に留意して骨削除を進めることが重要です．切除する必要のない根の一部や隣在歯を傷つけることはもっとも注意すべきことです．

　病巣の幅径のもっとも大きなところまで骨を削除すればもちろん除去は容易になりますが，それだけ骨の削除量は増えてしまいます．ですから，器具が挿入できて，確実に病巣を除去できるだけの骨削除にとどめておく配慮も重要です．

2. 病巣の除去

　骨の削除が終わり病変を明示できれば病巣を除去します．鋭匙を用いて病巣の除去をする場合には，鋭匙の凸面側を用いて行います．

　すなわち，病巣と骨の間に鋭匙を入れるのですが，鋭匙の凹の部分を骨側に向け凸の部分を病巣側に向け，表面から病巣の深い方向に向

図3-10-5　必要な分だけ歯根端を切除する．腔内に根の一部を残すときには，その周囲の肉芽の残存に注意を払う．

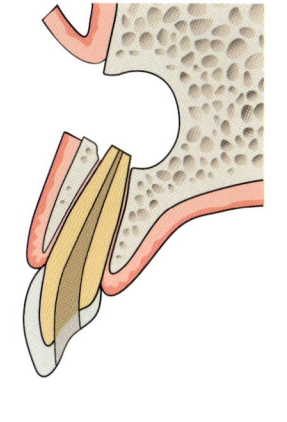

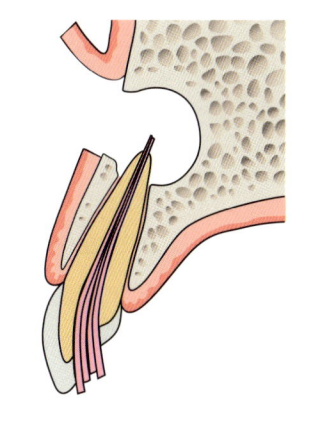

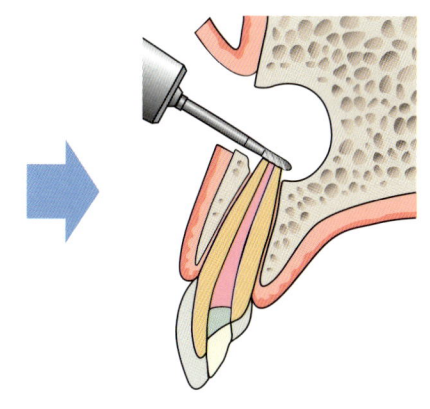

図3-10-6　術中根管充填を行う症例では，歯冠方向からガッタパーチャポイントなどで緊密な根管充填をややオーバーするように行い，歯根端切除の際にカットすることで緊密な切断面を得るようにする．

かって周囲の骨から病巣を剥がすように進めていきます（図3-10-4）．

1ヵ所からのみでなく，周囲全体から一番深いところに集めるように剥離を進め，病巣を一塊として摘出します．鋭匙をスプーンのようにして掘り出すのはあまりお勧めできません．

病巣を残存させないためにも周囲から一塊として剥離，摘出することがコツとなります．必要に応じて鋭匙のほかに粘膜剥離子なども用いて，病巣の剥離を進めます[1]．

3. 歯根端切除

根尖周囲の病巣が除去できれば，歯根の処置に移ります．根尖病巣の原因となっている歯根端を切除しますが，このとき病巣が除去された骨の腔内に突出している根尖のすべてを切除する必要はなく，必要な部分のみを切除すれば良いのです（図3-10-5）．

しかし，このとき残った歯根周囲，すなわち腔内に突出した歯根の周囲の病巣組織の残存には十分な注意が必要です．不十分な根管充填や側枝に原因があると考えられるような症例では，それらに応じた必要かつ十分な範囲の歯根端切除を行います．

ただし，手術直前に根管充填を行った症例や，術中に根管充填を行った症例であれば，あえて大きく歯根端切除を行う必要がない場合も多く，また必要に応じて逆根管充填を行うこともあります．

4. 必要に応じて根管充填

では根管充填はどのタイミングで行うのが良いのでしょうか．術中根管充填，術直前根管充填，術中逆根管充填の順に予後が良いという報告があります[3]．術中に根管充填ができる症例であれば，術中に歯冠方向からガッタパーチャ

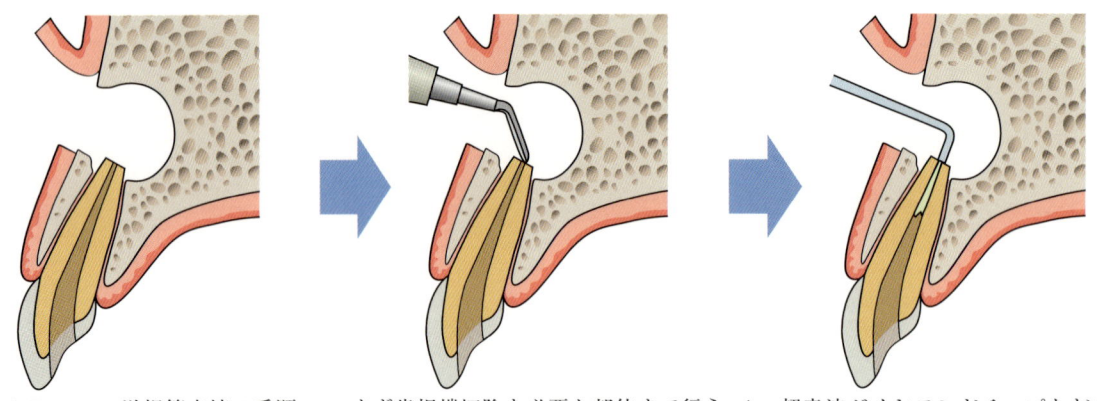

図3-10-7a〜c　逆根管充填の手順．a：まず歯根端切除を必要な部位まで行う．b：超音波ダイヤモンドチップなどを用いて根管形成を行う．c：逆根管充填材を充填する．

a|b|c

などで根管充填を緊密に行います（図3-10-6）．

このとき出血をコントロールしておくことが重要で，根管内が血液に汚染されていると失敗の要因となります．また，術直前に根管充填を行うことも選択肢の1つで，この場合は出血に注意する必要がありません．ただし，根尖病巣が残存したままの根管充填なので，根管内の細菌による汚染に注意が必要です．

貼薬などにより根管内の無菌化を図っておくこと，根管充填をオーバーになるぐらいにしておくことがコツとなります．歯根端切除を行えば，飛び出したガッタパーチャは除去され，緊密な根管充填が得られます（図3-10-6）．この場合の根管充填は，根尖病巣の急性化を避けるという観点から，できるかぎり手術の直前に行うことが望ましいということになります．

冠の除去ができない症例などでは，術中に歯根端切除を行ったのちに逆根管充填を行うことになります（図3-10-7a〜c）．

しかし実際には，術野が狭いことや出血をともなうことなどから，逆根管充填を完璧に行うことは困難です．しかし，超音波ダイヤモンドチップなどによる清掃と根管形成，象牙質接着性をもつ逆根管充填材の開発など，以前と比較して現在では格段にその成功率は上がっており，これら有用な材料を用いることが成功の鍵

とも言えるかもしれません．逆根管充填材には細胞毒性がなく安全で，象牙質との接着性を有し，材質の経年変化が少ないものが望ましく，筆者らは現在，4META/MMA・TBB接着性セメントを用いていますが，今後より適切な材料が開発されてくることが期待されます．

超音波ダイヤモンドチップ，マイクロスコープ，マイクロミラーなどを用いることによって成功率は上昇しますので，これらを用いることも重要な要素となるでしょう[4]．

5．閉創

病巣の摘出と歯根端切除が終了すれば，削除した骨に鋭縁がないかを確かめ，あればラウンドバーなどで削除し，内部を生理食塩水にてよく洗浄し（使用した逆根管充填材によっては充填後洗浄をしないほうが良い場合があるので注意が必要です[1]），粘膜骨膜弁を復位して縫合します．

縫合には絹糸や吸収性縫合糸がよく使われますが，口腔内での汚染などを考慮してナイロン糸が使われることもあります．術後には抗菌薬を必要に応じて投与し，術後感染の予防を行います．

約1週間で抜糸を行い，創の哆開がないことや，歯に動揺などが現れないことなどを経過観

察します．また，骨の治癒状態を経時的に観察することも重要です．

III 歯根端切除術の予後因子について

歯根端切除後の予後を決定する因子としては，①病巣の残遺，②残った歯根の長さと骨支持量，③根管充填による辺縁封鎖性，④根管充填材の為害作用，⑤術後感染などが挙げられます．

これらの要素を改善することにより歯根端切除術の成功率は上昇します[1]．

参考文献

1. Stuart E, Lieblich：15章．外科的歯内療法の原則．現代口腔外科学．原著第5版．東京：エルゼビア・ジャパン，2011；301-327.
2. 西嶋克巳．第13章．歯根尖切除術．図説口腔外科手術学．上巻．東京：医師薬出版，1988；183-190.
3. 森靖博ほか．歯根尖切除術における根管充填法の違いによる治療成績の比較検討．岐歯学誌 2004；30：257-259.
4. 澤田矩宏．最先端歯内療法．補綴誌 2010；2：218-225.

第3部　口腔内処置編

Oral Operative Edition 11

顎嚢胞の手術の選択基準
〜鑑別診断のポイント〜

I 顎口腔領域の嚢胞

　嚢胞とは，生体内に病的に形成された嚢状構造物です．顎口腔領域の嚢胞は，発生部位，由来によりさまざまな分類がなされています．また，発生頻度は高く顎口腔領域の疾患の1/4から1/3を占めています．実際の臨床での遭遇頻度が高いことから，正しく診断し的確に対応することが重要です．

II 診断のポイント

1. 肉眼所見
　肉眼所見は歯の状態（埋伏，生活歯あるいは失活歯，打診痛，動揺度）を診ます．羊皮紙（様）音や羊皮紙様感は，顎骨内嚢胞の，波動は軟組織内嚢胞の特徴の1つです．

2. X線所見とそのほかの画像所見
　嚢胞はX線所見では境界比較的明瞭な骨硬化線で囲まれたX線透過像を示します．診断に際してはX線透過像の大きさ，形態，部位，辺縁の状態，歯との関係が重要です．
　CT所見では疾患の三次元的な解剖学的位置関係や，骨吸収の程度，内容物の石灰化の有無がわかります．

3. 病理組織学的検査・穿刺
　一部組織を採って調べる試験切除術か，より正確な診断が可能である全摘出術を行います．また穿刺も行います．

III 顎嚢胞の手術法・パルチ（Partsch）法

1. 開窓法（パルチⅠ法・副腔形成術）
　開窓法は嚢胞壁を部分的に除去して開放創として残りの嚢胞壁を保存して口腔粘膜と縫合し，口腔の副腔を形成する方法です（図3-11-1）．嚢胞内容液の排除および内圧を解除して骨増殖を誘導し，空洞の縮小を期待する方法でもあります．一般に大きい嚢胞に適応されます．

2. パックドオープン（Packed Open）法
　嚢胞壁は全摘出し，なかにガーゼを留置しておく方法です（図3-11-1，図3-11-2）．

3. 嚢胞摘出術・パルチⅡ法
　嚢胞壁を全摘出し，摘出のために切開した創を完全に閉創する方法です（図3-11-1，図3-11-3）．比較的小さい嚢胞に適応されます．
　原則的には，嚢胞壁の完全摘出と一次閉鎖で，骨新生による修復を目指しますが，年齢，審美，術時の偶発症および全身状態，そのほか表3-11-1に示すような利点，欠点を考慮し手術法を選択することが重要です．ここでは，発生頻度の高い歯根嚢胞および含歯性嚢胞につい

顎嚢胞の手術の選択基準〜鑑別診断のポイント〜

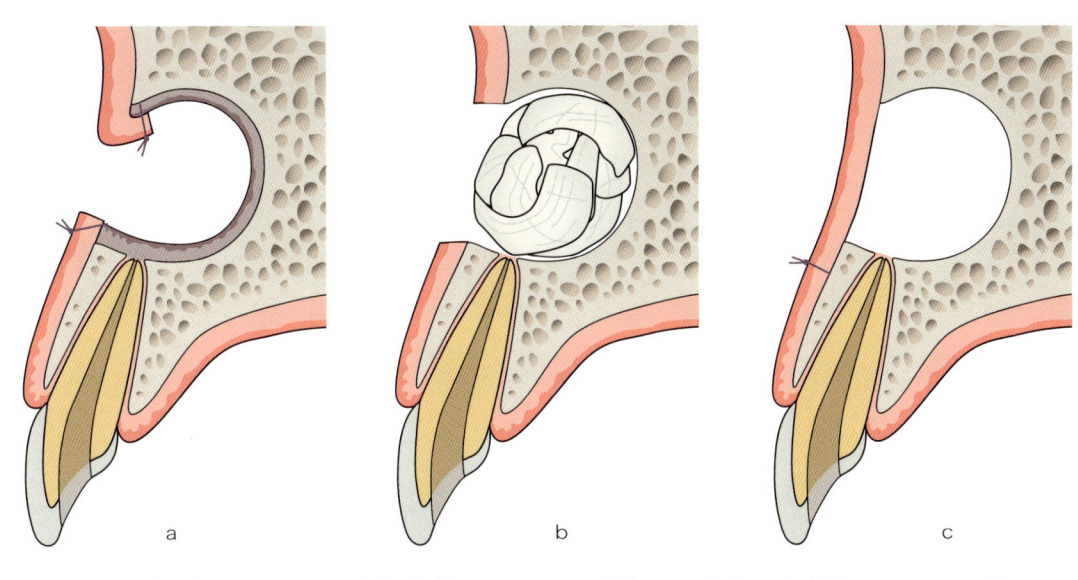

図 3-11-1　顎嚢胞の手術法．a：パルチⅠ法（開窓法）．b：パルチⅠ法（パックドオープン法）．c：パルチⅡ法．

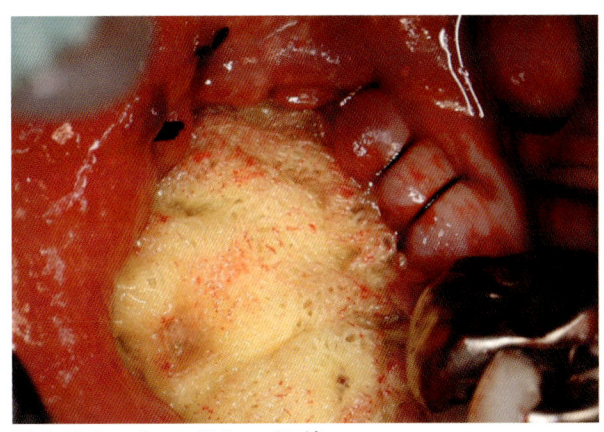

図 3-11-2　パックドオープン法．

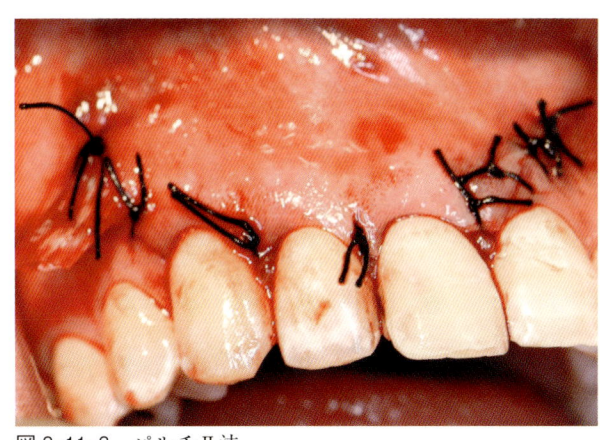

図 3-11-3　パルチⅡ法．

てさらに詳しく述べます．

Ⅳ 歯根嚢胞

1. 歯根嚢胞の症状，所見

　もっとも発生頻度の高い顎骨嚢胞です．う蝕，歯髄壊死を経て生じた歯根肉芽腫のなかにマラッセの上皮遺残が侵入，増殖し，この上皮索，あるいは上皮索によって囲まれた肉芽組織の中心部が周囲血管からの栄養供給が断たれて壊死をきたし，いわゆる変性融解によって生じるとされる炎症性嚢胞です．

　好発年齢は 20〜30 歳代で，好発部位は上顎では側切歯にもっとも多く，ついで中切歯．下顎では大臼歯に多いのが特徴です．症状初期には，違和感を認めることもありますが，多くは自覚症状がありません．なお原因歯は失活しています．

　X 線所見からは歯根を含む境界明瞭な円形，単房性透過像が認められます．原因歯の歯根膜腔と透過像は連続しています（図 3-11-4a，b）．病理所見は上皮層，肉芽層，線維性結合組織層の 3 層構造からなります．

第 3 部　口腔内処置編

表 3-11-1　顎嚢胞の処置(手術法)とその利点・欠点

手術法	パルチⅠ法 開窓法	パルチⅠ法 パックドオープン法	パルチⅡ法
嚢胞壁	保存	摘除	摘除
手術創	開放	開放	縫合閉鎖
外科的侵襲	小	やや大	やや大
手術所要時間	短い	短い	やや長い
poor risk 患者に対し	適	やや適	検討を要する
創治癒 一期的	早い	遅い	早い
創治癒 最終的	遅い(ただし若年者では比較的早い)	遅い(ただし若年者では比較的早い)	やや早い(高齢者は前2法よりやや早い)
創感染の可能性	原則的には少ない	原則的には少ない	ありうる
嚢胞関連歯の歯髄保護	可能	不可	不可
治療期間	長い	長い	短い
術後不快事項	食物片などの嵌入による不快感あり	食物片などの嵌入による不快感あり	ほとんどなし

●歯根嚢胞のX線所見

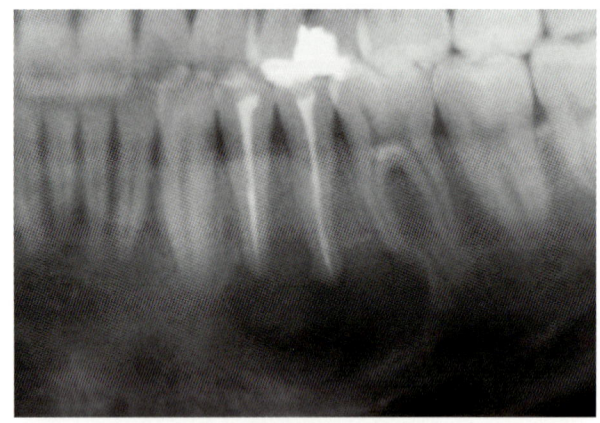

図 3-11-4a, b　病変と歯根膜腔との連続性が確認できる．　a|b

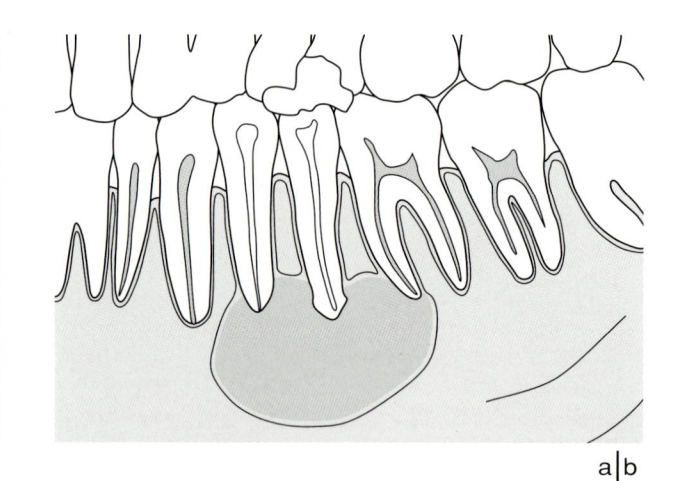

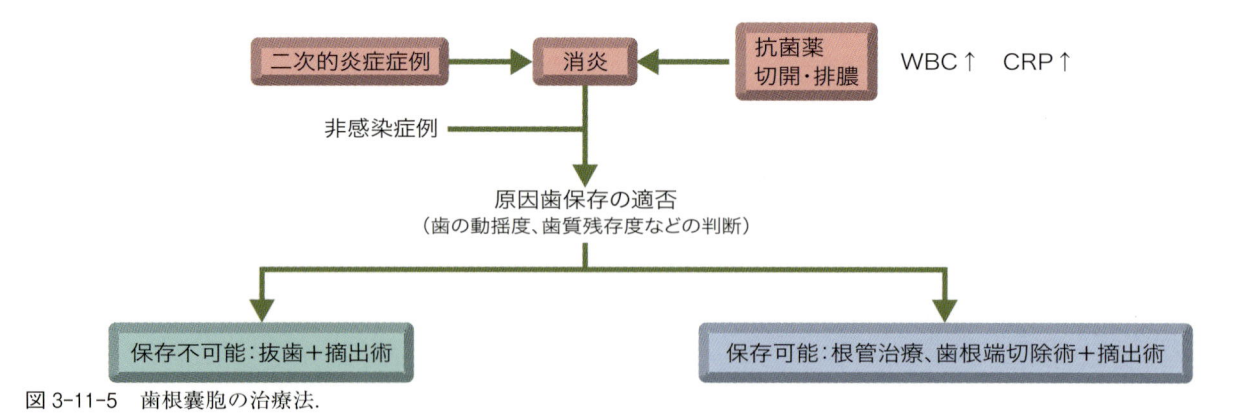

図 3-11-5　歯根嚢胞の治療法．

鑑別診断としては上顎中切歯，側切歯に発生した場合は，鼻口蓋管嚢胞や鼻歯槽嚢胞との鑑別が必要となります．

2. 歯根嚢胞の治療

二次的に炎症を起こしている場合は，まず抗菌薬投与あるいは切開，排膿し，消炎を図りま

顎嚢胞の手術の選択基準〜鑑別診断のポイント〜

●歯根端切除術と嚢胞摘出術を行った症例

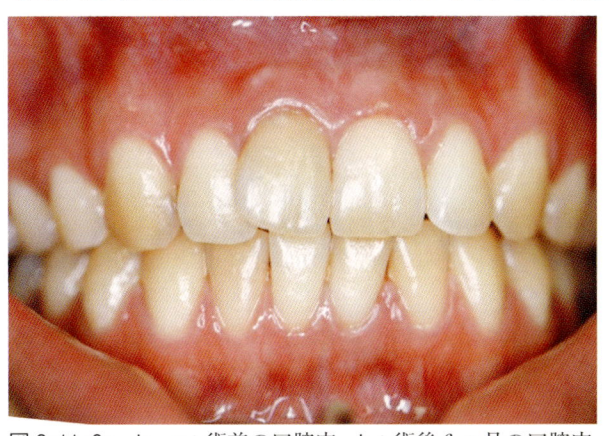

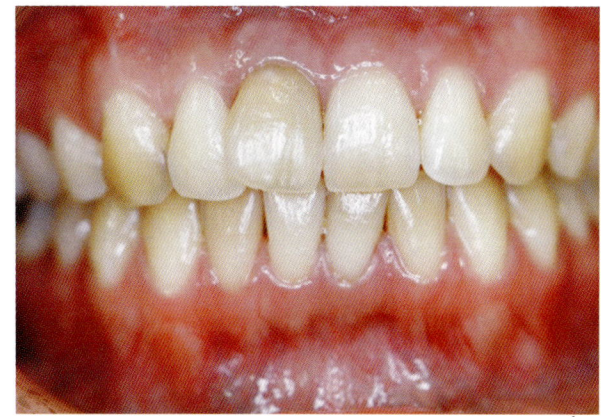

図3-11-6a, b　a：術前の口腔内．b：術後6ヵ月の口腔内．術後の瘢痕はほぼ認めず経過良好である．

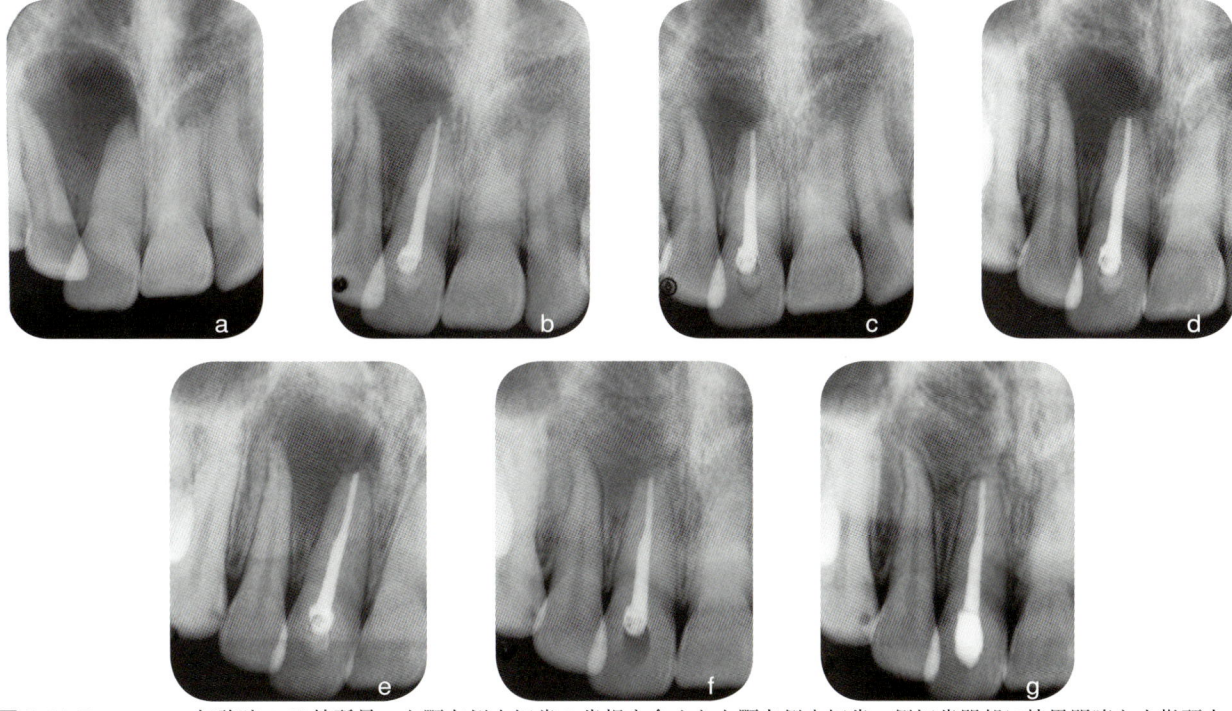

図3-11-7a〜g　a：初診時のX線所見．上顎右側中切歯の歯根を含めた上顎右側中切歯，側切歯間部に境界明瞭な小指頭大の透過像を認めた．b：術前のX線所見．根管治療後，根管充填を行った．c：術直後のX線所見．d：術後1ヵ月のX線所見．e：術後3ヵ月のX線所見．骨添加を認めた．f：術後6ヵ月のX線所見．さらに骨添加を認め，周囲骨組織との境界がほぼ消失した．g：術後12ヵ月のX線所見．再発傾向は認めず経過良好である．

す．歯の動揺度，歯質残存度から，原因歯保存の適否を判断し，保存不可能な場合は，抜歯および嚢胞摘出術を行います．

保存可能な場合は，根管治療を行ったのち，歯根端切除術および嚢胞摘出術を行います（図3-11-5）．手術後，少なくとも1年間は，定期的に経過観察を行う必要があります．図3-11-6, 7は，根管治療を行ったあと，歯根端切除術および嚢胞摘出術（パルチⅡ法）を施行した症例です．

第 3 部　口腔内処置編

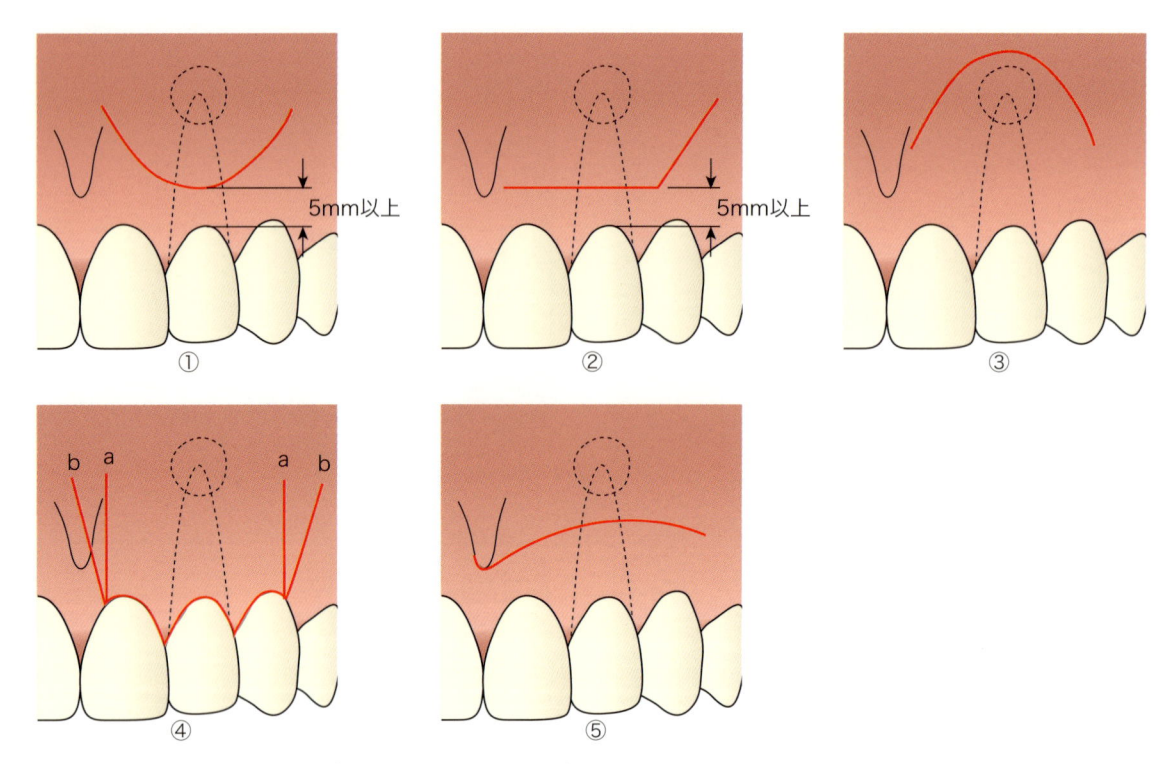

図 3-11-8　歯根端切除術の切開線．①パルチ(Partsch)法，②ラインメイラー(Reinmöller)法，③ピヒラー(Pichler)法，④ノイマン・ペーター(Neumann-Peter)法(図中 a)とワスムンド(Wassmund)法(図中 b)，⑤遠藤法．

3. 歯根端切除術の切開線

図 3-11-8 に示すようにさまざまな切開線がありますが，囊胞の大きさ，骨欠損の状態から切開線を判断・選択します．

V　含歯性囊胞

1. 含歯性囊胞の症状，所見

囊胞腔内に埋伏歯の歯冠を含む囊胞です．歯冠がほとんど形成された時期に，歯冠を覆っている退縮エナメル器に囊胞化が起こって生じる発育性囊胞です．好発年齢は 10〜30 歳代ですが，きわめて緩慢に発育して 40 代以降の比較的高齢者に発見されることもあります．

好発部位は下顎では智歯部・小臼歯部，上顎では智歯部・犬歯部などが挙げられます．過剰歯に関連することもあります．

症状は発育緩慢ですが，増大すると羊皮紙様感を触知します．自覚症状に乏しく，被覆粘膜も健常なことが多いのですが，囊胞に隣接する歯が圧排され，位置異常や歯根の吸収を起こすこともあります．

X 線所見からは埋伏歯の歯冠を含む単房性，境界明瞭な透過像を認めます．透過像は，セメント-エナメル境から歯冠を含んで発生しているのが特徴です．原因歯は本来の部位より著しく離れた位置に移動することがあります．

病理所見は囊胞腔内に埋伏歯の歯冠を入れ，そのエナメル質表層の退縮エナメル上皮に裏装上皮が連続しています．上皮と線維性結合組織との境界は平坦です．

鑑別診断としてはエナメル上皮腫や角化囊胞性歯原性腫瘍などの歯原性腫瘍との鑑別が必要となる場合があります．囊胞は頰舌的な骨の膨隆は少ないことが多いのに対して，腫瘍の多く

は膨隆を認めます．また，エナメル上皮腫では，歯根吸収の頻度が高いことから，歯根状態の確認も，鑑別に重要です．

2．含歯性嚢胞の治療

二次的に炎症を起こしている場合は，まず抗菌薬投与あるいは切開，排膿し，消炎を図ります．智歯，あるいは過剰歯が原因の場合は，原因歯の抜去および嚢胞摘出術を行います．

正規の歯に由来したものでは開窓術を行い，原因歯が萌出して，歯列に正常に配列することを期待することもあります．

第3部 口腔内処置編

Oral Operative Edition 12

口腔内良性腫瘍の手術

I どんな病変なのか

　口腔内良性腫瘍とは口唇，舌，頬粘膜などに多く発生する腫瘤性の病変です（図3-12-1）．日常臨床でも多く遭遇し，増大すると違和感を生じたり，機能障害（開口障害，構音障害など）をきたすことがあります．

　発生母地として，粘膜上皮，腺上皮，線維組織，脂肪組織から由来することがほとんどですが，慢性的な刺激による炎症反応性の組織増殖も多くみられます．

　良性腫瘍の多くは，境界明瞭で表面性状滑沢な腫瘤や膨隆としてみられますが，血管腫，リンパ管腫では深在性でびまん性のものもあり，皮下にまで及ぶことがあります．

　一般に，腫瘍に対する治療は，腫瘍を物理的に取り除く手術療法がもっとも確実で有効です．ここでは，診察室で安全に簡単に行える腫瘍摘出手術のポイントを紹介します．

II まずは診断

　口腔内に腫瘤をみつけたならば，その腫瘤がいったい何なのか，知識をフル動員して診断する必要があります．無闇に切ってはいけません．

　まずは，発育経過の十分な問診を行いましょう．腫瘤を自覚してからの経過が長く，外向性で表面性状が平滑，さらに境界明瞭な有茎性腫瘤ならば，十中八九は良性腫瘍でしょう．硬さは，血管腫・脂肪腫のように軟らかいものから骨腫・軟骨腫のように硬いものまでまちまちで

●口腔内良性腫瘍

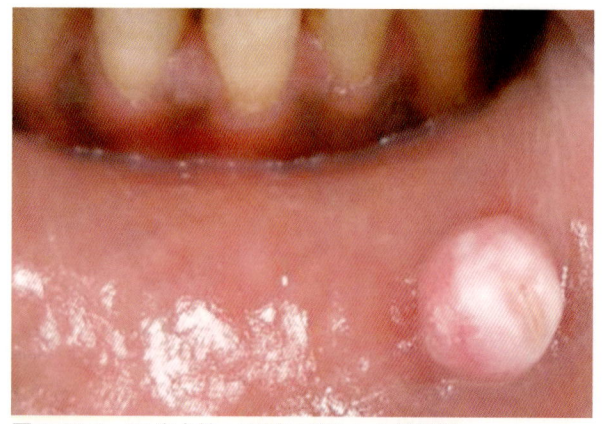

図3-12-1　52歳女性．下唇に発生した線維腫．

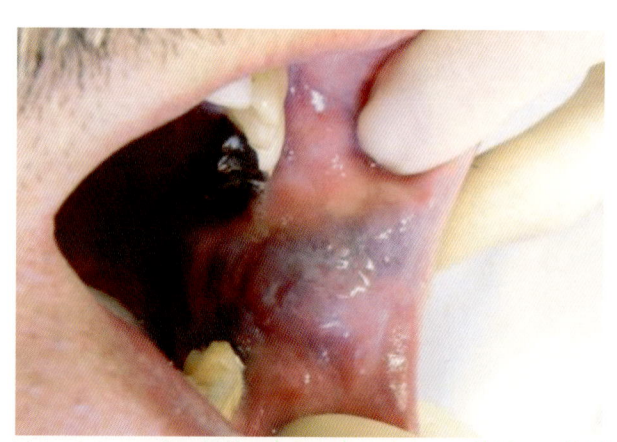

図3-12-2　62歳の男性．左側口角に達する血管腫．血管腫にメスを入れると大出血を起こすことがある．

口腔内良性腫瘍の手術

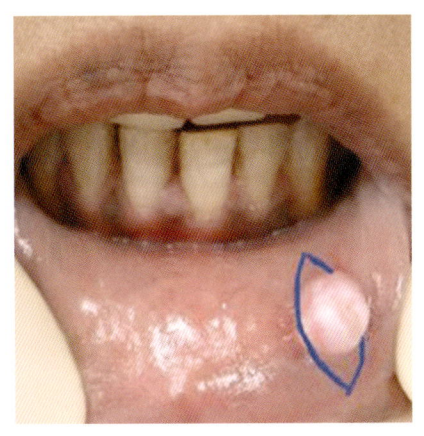

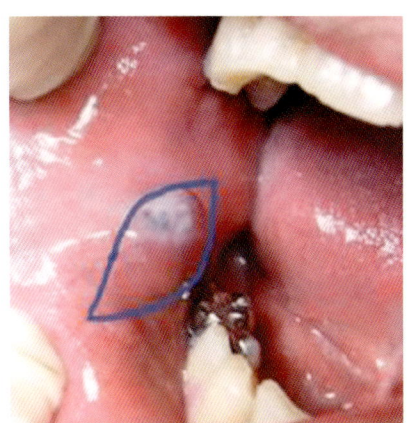

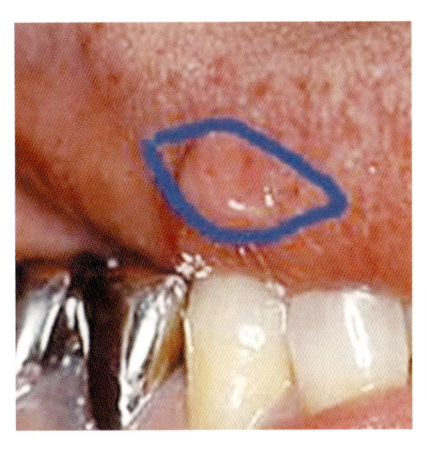

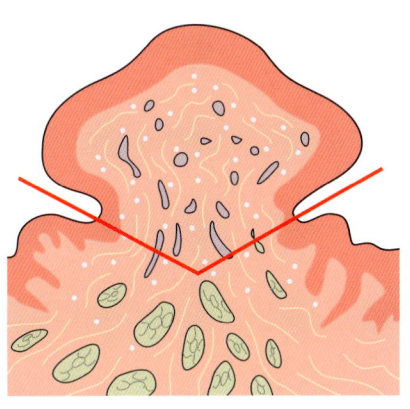

図3-12-3a〜d　腫瘍および有茎基部を含み，一部健常粘膜も一緒に切除．

すが，一般的に弾性軟なものが多いように思われます．

注意点としては，境界明瞭な膨隆があっても，発育の経過が早期に急激に増大している，非可動性で周囲に硬結がある，表面が凹凸不整で骨吸収をともなっている場合は悪性の可能性もあります．悪性ではないが，可動性硬固物があって皮下と近接している，表面が凹凸不整，病変が広範囲にわたるような場合は，病診連携を活用して，自分で手をつけずに専門施設での精査が望まれます（図3-12-2）．

III　腫瘍を切除する

周囲組織と境界が明瞭な有茎性小腫瘍の場合は，基部を含めて切除します．茎部で切除すると腫瘍細胞を取り残し再発することがあります．基本は腫瘍の基部を取り囲むように紡錘形に切除することです（図3-12-3a〜d）．

軟組織に発生した良性腫瘍を切除する場合は，介助者の把持がポイントとなります．明視野を得て，いたずらな出血を防止するためには介助者のアシストが不可欠です．

口唇では，まず介助者に下唇粘膜を明示させるようにしっかり把持させます．No.15メスで縦方向（唇紋に沿って）に紡錘形の粘膜下切開を加えます．有鈎ピンセットで腫瘍付近の健常組織を牽引しながら周囲より剥離していきます．

出血を認めた場合は，電気メス，または止血鉗子で適宜止血操作を行います．縫合では，そのまま縫縮すると口唇腺を巻き込み貯留嚢胞を形成することがありますから，切除周囲組織にアンダーマイニング（切り込み）を十分行ってか

第3部　口腔内処置編

171

第3部　口腔内処置編

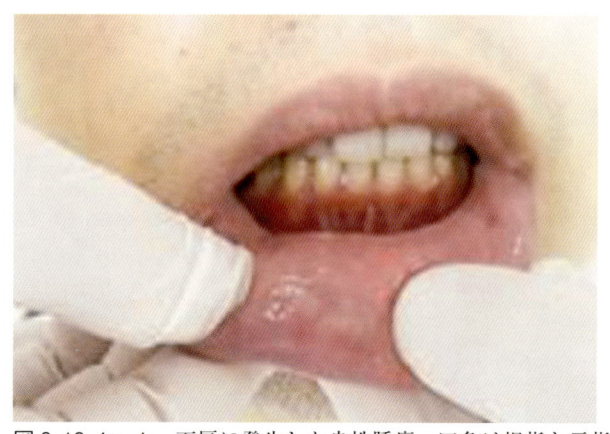

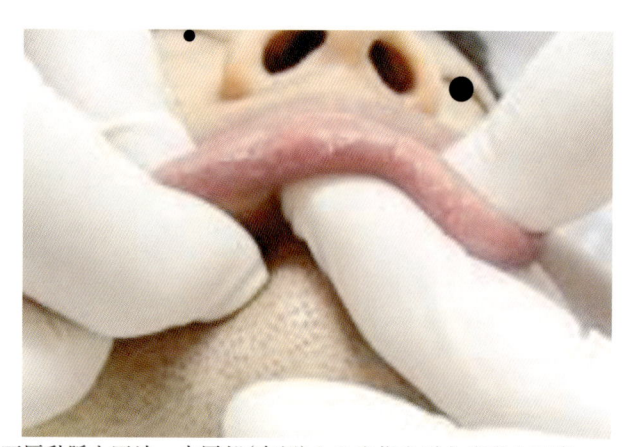

図 3-12-4a, b　下唇に発生した良性腫瘍．口角は拇指と示指で下唇動脈を圧迫．赤唇部（裏側）から中指を添え病変を固定．

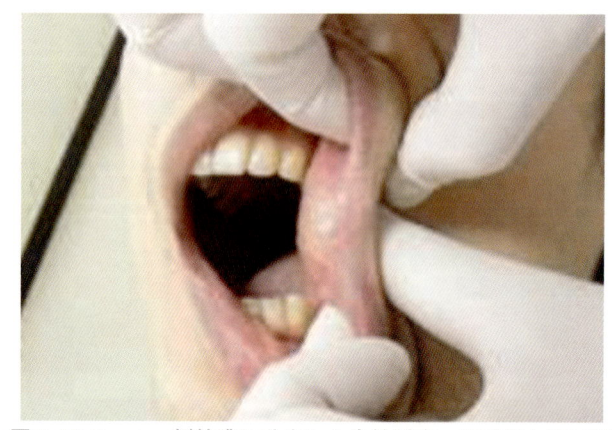

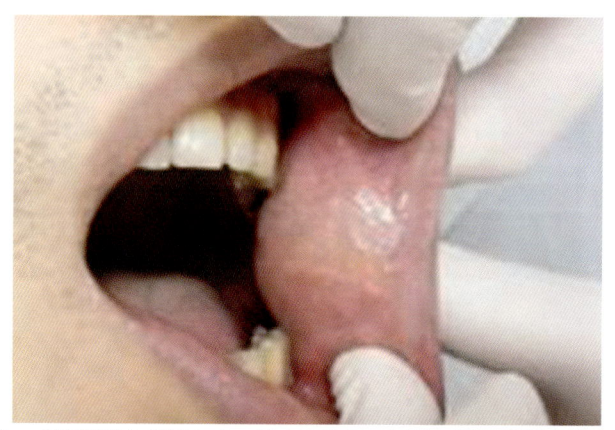

図 3-12-5a, b　頬粘膜に発生した良性腫瘍．両拇指と両示指を使って頬粘膜を翻転させ，病変を明示．同時に周囲栄養血管を圧迫する．

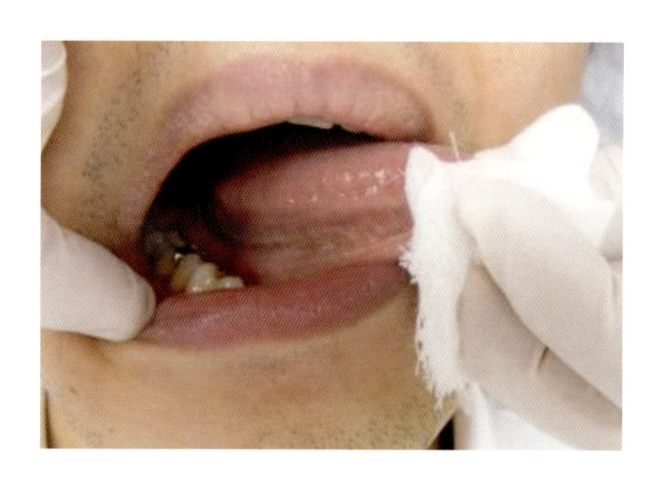

図 3-12-6　舌に発生した良性腫瘍．ガーゼ使用し，舌尖部を把持し健側へ牽引．口角も牽引する．

ら，その部分の縫合をしたほうが良いでしょう（図 3-12-4a, b）．

頬粘膜では，介助者の拇指と示指を使って，頬粘膜を翻転させます．耳下腺の開口部に注意し，咬合平面に平行に紡錘形切除を行います．

切除範囲の設定は口唇と同様です．

切開は筋層の深さまでにとどめます．腫瘍の深さは事前に触診（麻酔してからの触診では明確に範囲を認知できない）と画像所見から把握しておきます．術中の肉眼所見も大切な情報となり

ますので，いたずらな出血は避けてください．縫合は口唇のときと同様にアンダーマイニングをしてから行います（図 3-12-5a，b）．創が深い場合は筋層内部縫合（吸収性糸）が必要となります．

　舌では，介助者に舌尖部をガーゼで把持させ，健側に牽引させます（図 3-12-6）．場合によっては舌尖に糸をかけ牽引することもあります．舌縁部ならば上下方向，舌背ならば前後方向に切開線の長軸を設定します．口唇と同様に病変基部に合わせ，紡錘形に切除します．

　縫合ではアンダーマイニングは必要ありません．深くなければ一次縫縮してください．深い場合は，筋層内部縫合（吸収性糸）が必要となります．

参考文献

1. 大谷隆俊，高橋庄二郎，園山昇．図説口腔外科手術学．中巻．東京：医歯薬出版，1999．

2. 社団法人日本口腔外科学会（編），野間弘康，瀬戸晥一，福田仁一，栗田賢一，木村博人，山根源之，朝波惣一郎（編集）．イラストでみる口腔外科手術．第 2 巻．東京：クインテッセンス出版，2011．

第 3 部　口腔内処置編

第3部　口腔内処置編

Oral Operative Edition 13

エプーリスの切除

I　エプーリスとは

　元来，エプーリスとは「歯肉の上にあるもの」という意味の語で，歯肉に生じた良性の限局性腫瘤を総括した臨床名として用いられてきました．しかし，現在では歯肉に生じた炎症性あるいは反応性の増殖物を意味し，真性腫瘍は含まないとするのが一般的とされています．

II　成因

　エプーリスは歯肉の結合組織，歯根膜あるいは歯槽骨から生じる慢性増殖性腫瘤といわれています．その発生には種々の外的刺激が関係していると考えられています．
　炎症に起因するものは，局所に加わる機械的・外傷性刺激，たとえば不適合な充填物，金属冠，義歯による刺激，歯石，残根歯などが重要な因子となります．また，女性ホルモンの変調も一因となるとされています．

III　エプーリスの分類

　組織学的に種々の分類が試みられていますが，わが国においては石川らの分類[1]が一般的に用いられています（図3-13-1）．
　これらのうち，肉芽腫性エプーリス，線維性エプーリス，血管腫性エプーリス，および骨形成性エプーリスは，炎症に起因する形成物（炎症性エプーリス）とされていますが，骨形成性エプーリスと線維腫性エプーリスは腫瘍性病変（腫瘍性エプーリス）と考えられています．

1. 炎症性エプーリス

　炎症性エプーリスは慢性辺縁性歯周炎に種々の局所的あるいは内因性の要因が加わり形成されると考えられています．健常歯肉とは明らかに異なる隆起した腫瘤で，基部が広いもの，または細くポリープ状のものもあります．
　腫瘤表面は滑らかな球形あるいは卵円形のものが多いのですが，多結節性に凹凸のあるもの，分葉状のものもあります．大きさは，小豆大から手拳大までさまざまです．発育は一般に緩慢ですが，急速に大きくなり，その後，発育が緩やかとなるものもあります．
　エプーリスの色調，硬さはエプーリスの臨床

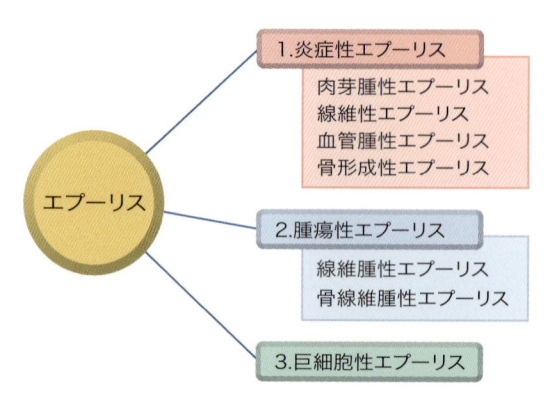

図3-13-1　エプーリスの分類．

エプーリス
- 1. 炎症性エプーリス
  - 肉芽腫性エプーリス
  - 線維性エプーリス
  - 血管腫性エプーリス
  - 骨形成性エプーリス
- 2. 腫瘍性エプーリス
  - 線維腫性エプーリス
  - 骨線維腫性エプーリス
- 3. 巨細胞性エプーリス

174

●線維性エプーリスと骨形成性エプーリス

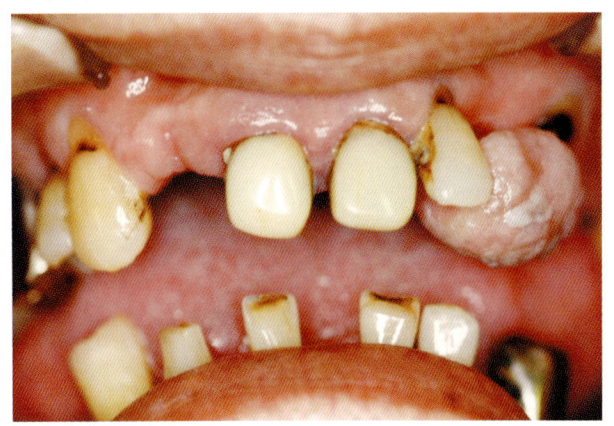

図 3-13-2 線維性エプーリス.

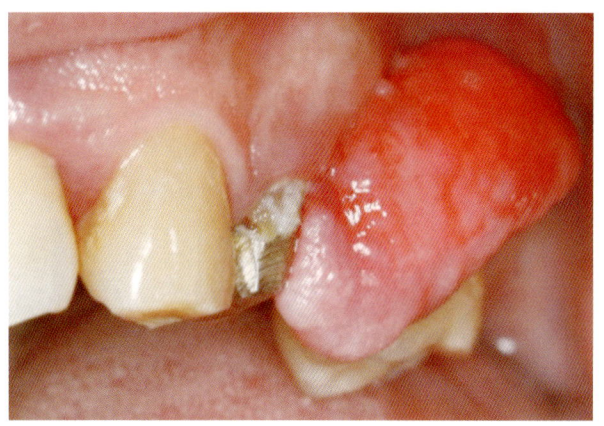

図 3-13-3 骨形成性エプーリス.

経過と関連があります．形成後早期の小さいものでは赤みを帯び，軟らかく，弱い物理的刺激が加わっても出血することがあります．

a．肉芽腫性エプーリス

エプーリスのなかで頻度が高く，炎症細胞浸潤をともなう毛細血管に富んだ幼弱な結合組織からなっています．炎症の程度はさまざまであり，高度に炎症細胞浸潤をともなうものから線維成分の多いものまで認められます．

b．線維性エプーリス

肉芽腫性エプーリスとともに頻度の高いもので，毛細血管の増殖や炎症細胞浸潤は少なく，線維組織の増殖が著明な腫瘤を形成します．肉芽腫性エプーリスが長期経過を経て線維化が進行し，組織が線維性成分によって置換されたものと考えられます（図3-13-2）．

c．血管腫性エプーリス

毛細血管の増生ないし拡張が著明であり，血管腫様の構造を示すものをいいます．エプーリスのなかでは頻度は比較的低いものです．

臨床的に妊娠性エプーリスと呼ばれるものはこの型に属する場合が多いのです．妊娠3ヵ月頃に発生し，比較的急速に大きくなりますが，分娩後は発育停止，縮小，消失することもあり

ます．そのため妊娠による卵胞ホルモン，黄体ホルモンの変化が関係しているといわれています．また妊娠前期のものは血管増殖に富む肉芽腫性のものが多く，妊娠後期のものは血管腫性のものが多いといわれています．

d．骨形成性エプーリス

線維性組織のなかに骨様硬組織の形成がみられるものを骨形成性と言います．臨床像は，基本的に線維性エプーリスと同じですが，腫瘤中に骨形成を認め形成された骨量が多いものでは，X線不透過像を認めます．

このタイプでは腫瘤の基底部の骨が圧迫されて表面が陥凹し，歯が腫瘤に圧迫され移動あるいは傾斜することで，歯列不整が生じることがあります（図3-13-3）．

2．腫瘍性エプーリス

歯肉の線維腫および骨線維腫で，それぞれ線維腫性エプーリス，骨線維腫性エプーリスと呼ばれています．頻度は炎症性エプーリスに比較すると，腫瘍性エプーリスはまれとされています．

3．巨細胞性エプーリス

肉芽組織のなかに破骨細胞に類似する多数の巨細胞を有するエプーリスで，組織像は，周辺性巨細胞修復性肉芽腫と同様となります．

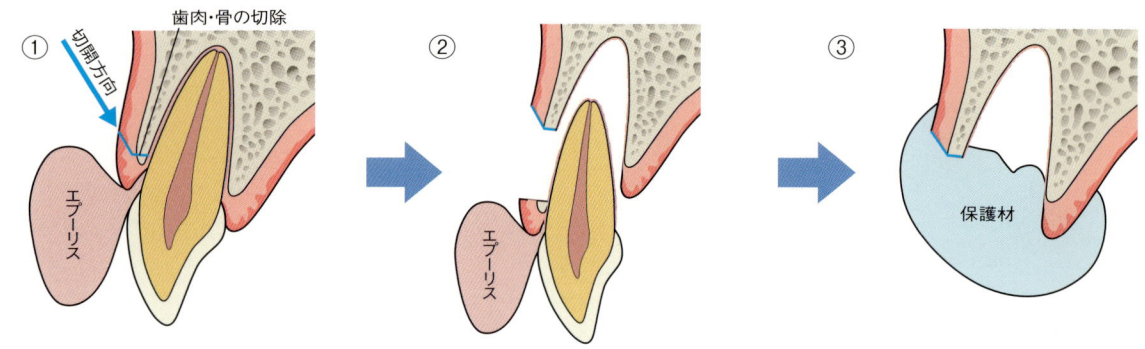

図3-13-4 エプーリスの治療方針．外科的切除術．茎部を含めて外科的に切除する．①：切除範囲．②：一塊として切除．③：創部の保護[2].

IV エプーリスの特徴

1．好発年齢，性差，好発部位

エプーリスの好発年齢は20歳以降で，40歳代にピークがみられます．性差は男性より女性に好発します．また妊婦に発生するものを妊娠性エプーリスと呼んでいます．

好発部位としては上顎は下顎に比べやや多く，いずれも前歯部に多く発生し，ついで大臼歯で，小臼歯は比較的少ないといわれています．

頬舌的位置関係では頬側が舌側よりやや多い傾向にありますが，大きなものでは両側に及ぶものもあります．大部分は歯の存在する部位，とくに歯間乳頭部に好発しますが，歯の存在しない部位に発生することもあります．

2．臨床所見

多くは有茎性であり，大きいものでも茎部は比較的細くなるといわれています．大きさはさまざまですが，顔貌の変形をきたすほどの大きさのものも報告されています．表面の粘膜は健常色を呈するものが多いのですが，発赤をともなうものや，咬傷によりびらん，潰瘍を形成しているものもあります．

硬さは，弾性軟から骨様硬までさまざまなものが認められます．発育は緩慢で，疼痛などの自覚症状は通常みられませんが，大きくなると歯の傾斜，転位，弛緩，動揺をきたすこともあります．

3．X線所見

腫瘤の存在する部位には，骨吸収像がみられることがあります．また，硬組織を形成するエプーリスにおいては，石灰化の程度に応じたX線不透過像が認められます．

4．鑑別診断

歯肉の癌腫，肉腫（線維肉腫が多い）または転移性腫瘍がこれと類似した腫瘤を形成することがあります．

5．治療と予後

エプーリスは，外科的に除去されます．ただし，妊娠性エプーリスは分娩後に縮小あるいは自然消失することがあるので，妊娠中は手術を見送り，分娩後に検討することが多いです．

手術は関連部位の歯および歯槽骨を含めて腫瘤を除去することが原則とされていますが（図3-13-4），歯の移動がなく，骨植状態が良い場合には腫瘤を除去して，基部の骨削をするだけで良好な結果が得られる症例もあります．

しかし表層だけの切除では再発をきたすことがあるので，歯根膜，歯槽骨の十分な掻爬，抜歯が必要と考えられます．

●肉芽腫性エプーリスの症例

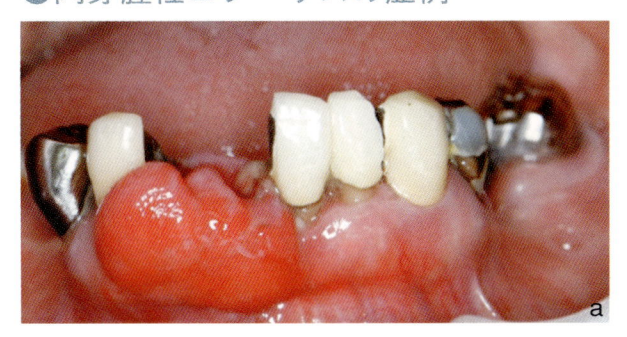

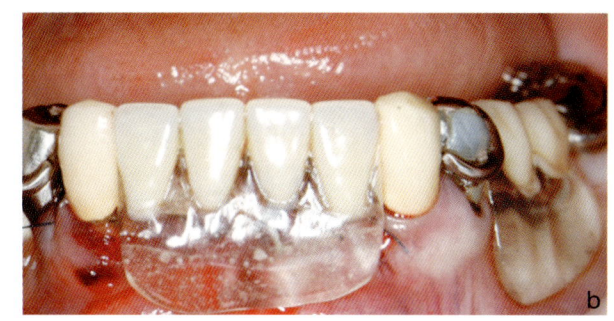

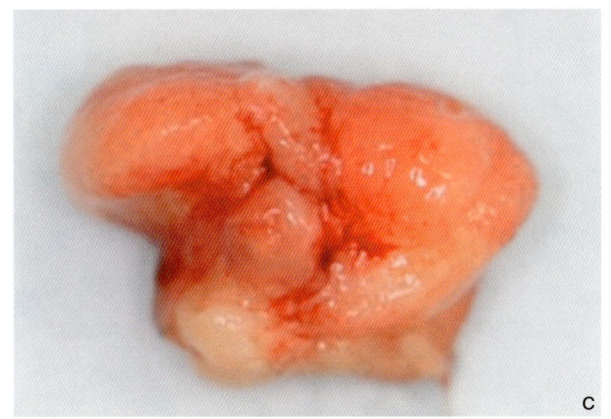

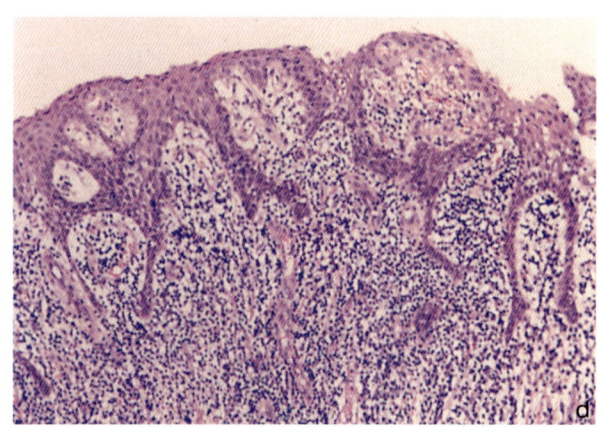

図3-13-5a〜d　a：術前の口腔内．b：切除および抜歯後に創部の安静と止血および審美性の回復を目的とした義歯を装着．c：切除物．d切除物病理組織像．

6. 先天性エプーリス

　先天性エプーリスは，新生児の出生時に歯肉にみられる良性の限局性小腫瘤で，この腫瘤は特有な組織像を示し，顆粒細胞腫と同様の所見を呈するものが多いとされています．

V　肉芽腫性エプーリスの症例

1. 初診から臨床診断

　患者は下顎前歯部の歯肉が腫れたとの主訴で来院した60歳の女性(図3-13-5a)．初診は2007年2月です．

　現病歴は3週間前に近医歯科を受診した際に当該部を指摘されたとのことです．既往歴に特記事項はありません．臨床診断名は下顎前歯部の良性腫瘍としました．

2. 処置および経過

　2007年5月に切除術および下顎左側中切歯と同側側切歯の抜歯を施行しました．摘出物病理検査結果は肉芽腫性エプーリスでした(図3-13-5b〜d)．

参考文献

1. 石川悟郎(監修)．口腔病理．改訂版．京都：永末書店，1982．
2. 泉廣次(監修)．口腔外科学．第一版．東京：学建書院，1984．

Oral Operative Edition 14

骨隆起・外骨症（下顎隆起，口蓋隆起）

I 骨隆起・外骨症

　骨隆起とは成熟した骨の反応性増殖または発育異常のことです（骨増生）．骨の内部に発生するものを内骨症，骨表面から外側に突出するものを外骨症あるいは骨隆起と呼びます．外骨症の典型は下顎隆起や口蓋隆起があります．多くは左右対称性に発生します．

　好発年齢は幼・小児の頃にはほとんどみられませんが，思春期以降にしだいに増殖してきます．性差および発生機序としては，白人では約20％程度ですが，日本人では約50％と高頻度で，女性のほうがやや多くみられます．原因は未だ明らかではなく，歯ぎしりや噛みしめといった咬合負荷などの環境因子と遺伝的要因の両方が考えられています．

1．下顎隆起

　単発または多発性で，釣鐘型，半球形の結節として下顎骨舌側に増生し，ほとんどが両側性です（図3-14-1）．病理組織学的所見としては，下顎隆起は緻密な層板骨からなりますが，骨髄はほとんどみられず，骨細胞もわずかです．

　下顎臼歯部分欠損で部分床義歯を作製する場合，下顎隆起がリンガルバーにあたって疼痛を訴えたり，無歯顎の場合は義歯の安定を損なうので，この場合切除が必要です．

● 下顎隆起と口蓋隆起

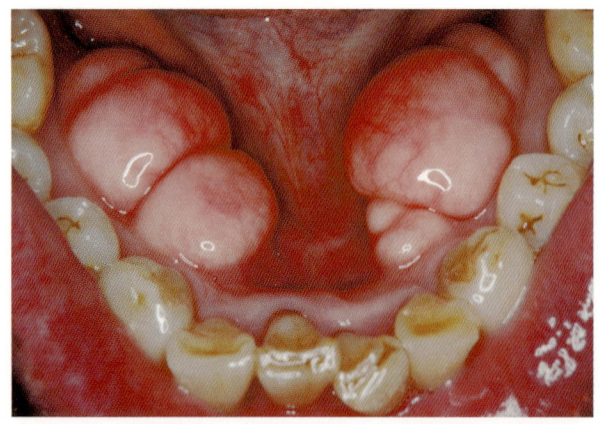

図3-14-1　下顎隆起．多発性であり，釣鐘型，半球形の結節として下顎骨舌側に増生し，両側性に認められる．

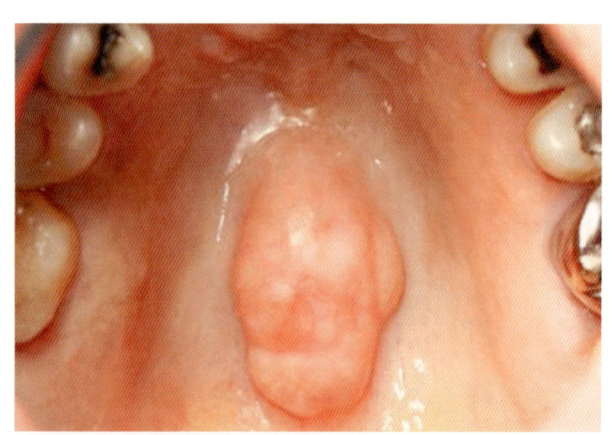

図3-14-2　口蓋隆起．硬口蓋正中縫合部に発生した広い基部を有する骨隆起である．上顎の義歯装着の障害や構音障害をきたすことがあり，また被覆する粘膜が薄いため外傷性刺激により潰瘍を形成することがある．

2. 口蓋隆起

硬口蓋正中縫合部に発生する広い基部を有する骨隆起のことです（図3-14-2）．上顎の義歯装着の障害や構音障害をきたすことがあり，また被覆する粘膜が薄いため外傷性刺激により潰瘍を形成することがあります．病理組織学的所見としては，口蓋隆起は層板骨と脂肪髄からなります．治療の必要はありませんが，義歯装着の障害や構音障害をともなう場合は削除します．

II 切除術

①下顎舌側骨隆起（下顎隆起）切除

1. 切開法

a. 有歯顎の場合の切開法

有歯顎における下顎骨隆起除去の切開線は，骨隆起を中心とした舌側の歯間乳頭部歯頸部に設定します．

切開断端から口底側への縦切開は，粘膜骨膜弁（フラップ）が断裂しやすく，出血や浮腫による舌下・顎下隙への炎症の波及が危惧されます．さらに縫合の困難さから治癒遅延が起こりうるなどの理由から，一般的には行われないことが多いです．

具体的に述べると，患者の顎を術者に傾け，後方は第一大臼歯から前方に向かい，歯頸部切開を円刃刀（No.15）の尖端部で行います．前方への切開延長を図り，視野を得るようにします．歯間乳頭部での切開が不十分だと，後述する剥離の際にフラップの断裂を起こしたり，的確な骨膜下剥離に失敗してしまいます．そうなると出血量も多くなり，骨膜剥離も難渋するので，付着歯肉は十分に切離します．

フラップ形成は前方部の舌側歯間乳頭部から，尖端が細く小さな骨膜起子，もしくは骨膜剥離子にて剥離を行います．骨膜起子ないし剥離子はつねに尖端部を骨面にあてて，ショルダーの部分でフラップを起こすようにして剥離を進めます．歯頸部は付着が強固ですので，同部の剥離は困難です．そこで剥離子をていねいに挿入し，まず歯頸部に沿って第一大臼歯まで歯頸部剥離をするのがコツです．

ついで，有鈎ピンセットにてフラップを挙上しながら，大きめの骨膜起子ないし剥離子で骨隆起周囲より最突出部を剥離します．最突出部は粘膜が非常に薄くなっていますから細心の注意が必要です．万が一，剥離途中で破れてしまった場合には，そのまま周囲から剥離を進め，縫合の際，一緒に縫合すれば良いでしょう．口底側は顎舌骨筋の付着部までとして袋状に剥離を進めます．

b. 骨隆起付近に歯がない場合の切開法

骨隆起を中心にして歯槽頂上で歯槽部に沿った切開線を設定します．局所麻酔をする前に術前設計を行いましょう．ピオクタニンを用いて切開線を印記し，それに沿って行うと切開がしやすくなります．後端は舌側に，前方端は唇側に向かないように円刃刀（No.15）を用いて骨面に直角に骨膜切開を行います．

遠心から近心に向かって，メスを寝かせて腹で切開します．その際，メスを把持する反対の手の拇指と示指で歯槽部をはさみ，垂直に圧排するようにして粘膜に緊張を与えると切開しやすいです．メスを把持する指先の力を抜き，方向に注意して切開します．

2. 骨隆起の除去

まず細めのフィッシャーバーまたはラウンドバーにて切れ込み（ガイドグルーブ）を骨隆起直上に入れます（図3-14-3, 4）．

骨ノミを用いて骨削除を行うには，図3-14-5に示すように刃の角度の2等分線の延長方向に割れるので，この点に留意して骨ノミの挿入方向を決めます．骨瘤の大きさに見合った平ノミを使い，刃先の向きを骨面に沿わせて骨瘤にあて鎚打し，可及的に一塊として骨塊を切除・

第 3 部　口腔内処置編

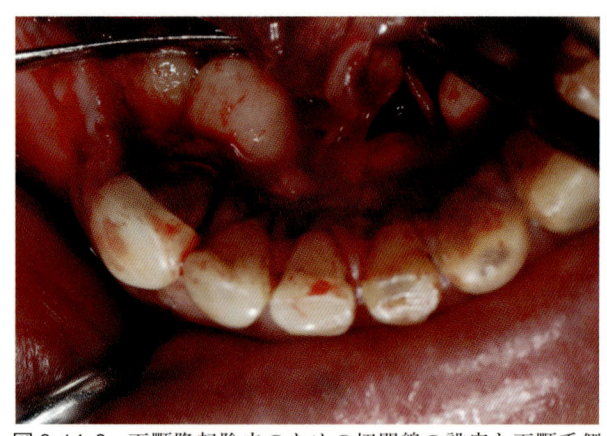

図 3-14-3　下顎隆起除去のための切開線の設定と下顎舌側歯肉粘膜骨膜弁の剥離．有歯顎における下顎舌側骨隆起除去の切開線は，骨隆起を中心とした舌側の歯間乳頭部歯頸部に設定する．フラップ形成は前方部の舌側歯間乳頭部から，尖端が細く小さな骨膜起子，もしくは骨膜剥離子にて剥離を行う．

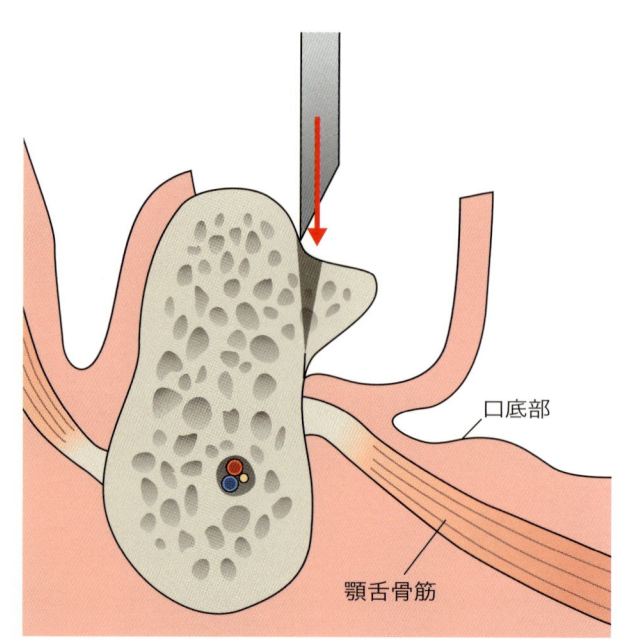

図 3-14-4　下顎隆起の除去．平ノミを使い，刃先の向きを骨面に沿わせて骨瘤にあて鎚打し，可及的に一塊として骨塊を切除・摘出する．

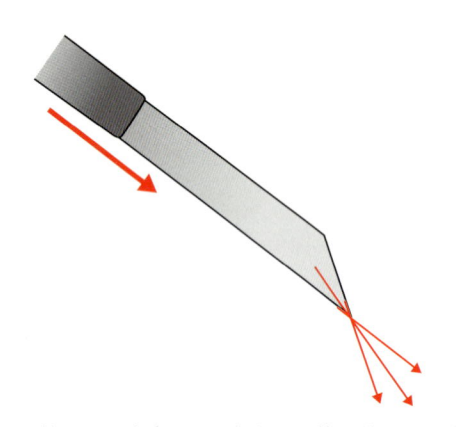

図 3-14-5　骨ノミの方向．刃の角度の 2 等分線の延長方向に割れる．

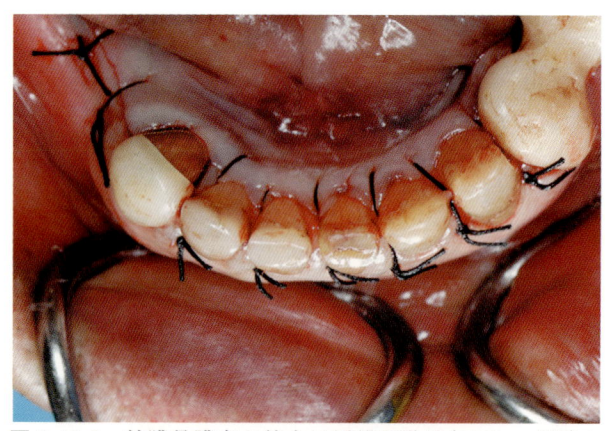

図 3-14-6　粘膜骨膜弁の縫合は剥離可動側（フラップ側）から行うのが原則であるので，舌側から直針と 3-0 または 4-0 絹糸を用いて後方のフラップより縫合を行う．

摘出します．
　この際，くれぐれも顎舌骨筋の付着部を超えて口底部の隙まで落し込まないように注意深く行いましょう．骨瘤の除去後は骨バーおよび骨ヤスリにて骨面を平坦にします．

3. 骨隆起の除去後の縫合

a. 有歯顎の場合の縫合

　粘膜骨膜弁の縫合は剥離可動側（フラップ側）から行うのが原則ですので，舌側から直針と 3-0 または 4-0 絹糸を用いて後方のフラップより縫合を行います．
　有鉤ピンセットにてフラップを把持し，歯間乳頭部中央に直針を通し，頰側歯間乳頭歯肉の

180

中央部に抜きますが，このときに骨膜を通しておかないと結紮の際に断裂したり，術後の創哆開が起こりやすくなるので，確実に骨膜を通します．舌側の糸断端を口腔外で直針につけ直し，舌側より歯間鼓形空隙を通し，頬側に出します．ついで外科結びあるいは男結びを行い，ゆるみのないように結紮し，結び目を頬側につくります．フラップが歯頸部で密着する程度として，あまり締めすぎないようにします．頬側から針を通すと思いどおりのところに通すのが難しく，またフラップ断端の断裂，縫合した部位付近の粘膜断裂，舌の損傷が起こるので行いません（図3-14-6）．

b．骨隆起付近に歯がない場合の縫合

有歯顎の場合と同様に，剥離側（舌側のフラップ側）より縫合を行います．除去した骨隆起が大きい場合には，適度に剥離側のフラップをトリミングします．フラップを有鉤ピンセットにて把持し，創縁から3mm程度離れたところでフラップ面に直角に針を半ばまで通して，有鉤ピンセットで針を把持したら，再度持針器で把持し直してフラップから抜きます．

ついで，針を把持し直してから非フラップ側（固定側）の同じ位置に骨膜を通し，粘膜面から直角に針を出して縫合します．一気に両側のフラップを通そうとすると断裂をきたすことがありますから，分けて確実に縫合しましょう．縫合間隔は5mm程度で，単純結紮を行い，創面と縫合糸が直角になるようにし，きつく締めすぎないようにします．

緻密な縫合や連続縫合は創縁への血流遮断になるので行いません．糸の結び目は切開線上ではなく頬側にくるように結紮します．針付き糸を使用する場合には外科結びにて結紮を行うとゆるみが少なくてすみます．持針器で針の先端や弾機孔部を把持すると針先が曲がったり，こわれやすいので把持しません．

②口蓋隆起切除

1．切開法

切開線は骨隆起の正中で近遠心的に，大きさに応じた正中切開が基本となります．視野の獲得と手術操作の点から，頭部後屈あるいは頭部低位など必要に応じて患者の体位に考慮する必要があるでしょう．

大きな骨隆起や分葉状の場合には正中切開線の上端または両端でY字型の側方切開を加えます．また大きな分葉状の口蓋隆起の場合，あらかじめトリミングを想定して中央にレンズ状の切開を加えるのも有効です（図3-14-7，8）．フラップの左右側前後端4ヵ所に糸を通し，左右にフラップを牽引すると術野が得られます．

後方の側方切開は，大口蓋動静脈・神経を損傷しないように設定します．骨隆起が分葉状，凹凸不正の場合には切開が不十分となり，フラップの断裂，出血をきたすので湾刃刀（No.12）を用いて陥凹部やアンダーカット部の切離を確実に行って，出血をできるだけ抑えます．フラップの形成は正中から側方に行いますが，粘膜が薄く，また骨隆起の凹凸不正やアンダーカットが存在するため，剥離時にフラップの断裂をきたしやすいので，尖端の細く小さな剥離子（図3-14-9）を用いて，ていねいに剥離します．

2．骨隆起除去

あらかじめ骨隆起側にトリミングする分の口蓋粘膜を予測したうえで付着させた状態で切開・剥離操作を行うのも1つの方法です．まず細めのフィッシャーバーまたはラウンドバーを使って，口蓋隆起に図3-14-10に示すように切れ込みを入れます．

ついで骨瘤の大きさに見合った片刃平ノミを使い，刃先の向きを骨面に沿わせて骨瘤にあて左右両側から鎚打し，可及的に一塊として骨塊を切除・摘出します．通常は図3-14-10中の左に示すノミの入れ方を行いますが，大きな力

第3部　口腔内処置編

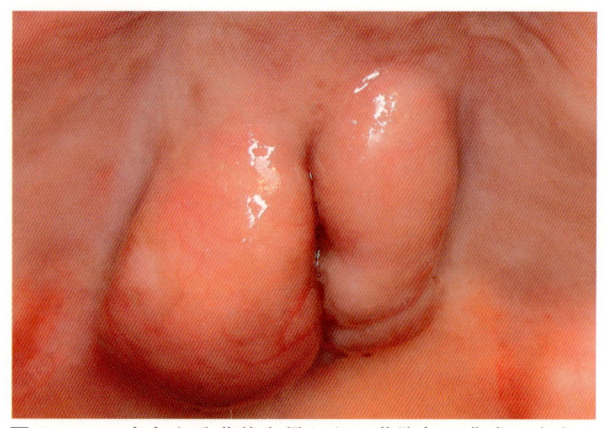

図 3-14-7　大きな分葉状を呈した口蓋隆起．非常に大きな口蓋隆起で分葉状を呈している．骨隆起の正中で近遠心的に，大きさに応じた正中切開が基本．粘膜が薄く，また骨隆起の凹凸不正やアンダーカットが存在するため，剥離時にフラップの断裂をきたしやすいので，尖端の細く小さな剥離子を用いて，ていねいに剥離する．

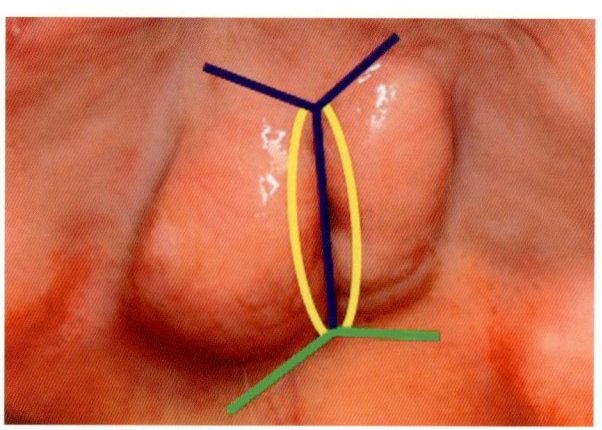

図 3-14-8　口蓋隆起除去のための切開線の設定．大きな口蓋隆起の場合には切開線の上端または両端でY字型の側方切開を加える．紫の切開線に縁を加える．または黄色のレンズ状切開を加えトリミングを行う．

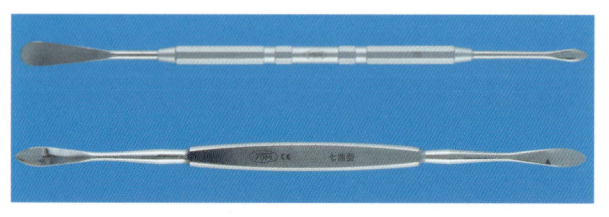

図 3-14-9　歯肉剥離子．図中上：歯肉剥離子（YDM 社製・7B）．図中下：七浦型歯肉剥離子（YDM 社製）．

図 3-14-10　口蓋隆起除去．口蓋隆起に図に示すような切れ込みを入れる．ついで骨瘤の大きさに見合った片刃平ノミを使い，刃先の向きを骨面に沿わせて骨瘤にあて左右両側から鎚打し，可及的に一塊として骨塊を切除・摘出する．場合により刃先を逆にあてたほうが安全に切除できる．骨瘤の除去後は骨バーおよび骨ヤスリにて，骨面を平坦にする．

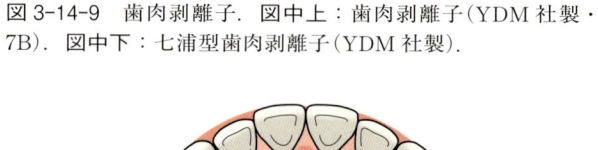

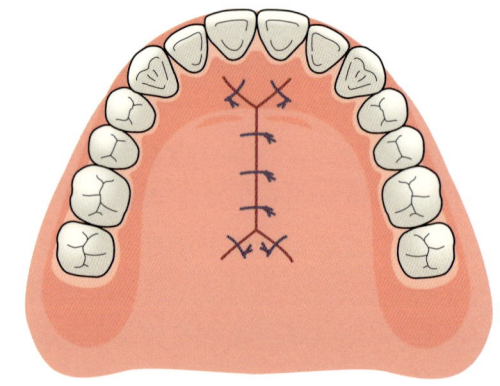

図 3-14-11　縫合．有歯顎で高口蓋の場合には前方部の縫合が難しい．強湾曲丸針で縫合する．

で除去しようとするとノミは矢印の方向へ動くため，深く骨を削除することとなります．場合によっては同図の右に示すように刃先を逆にあてたほうが安全に除去できます．この場合，ノミを上へ挙げると下方の骨ごと除去してしまう結果となります．いずれにしても大きく骨を取るのではなく注意深く分割して少量ずつ除去するほうが安全です．骨瘤の除去後は骨バーおよび骨ヤスリにて，骨面を平坦にします．

3. 縫合

口蓋は陥凹しており視野が悪いので，頭部後

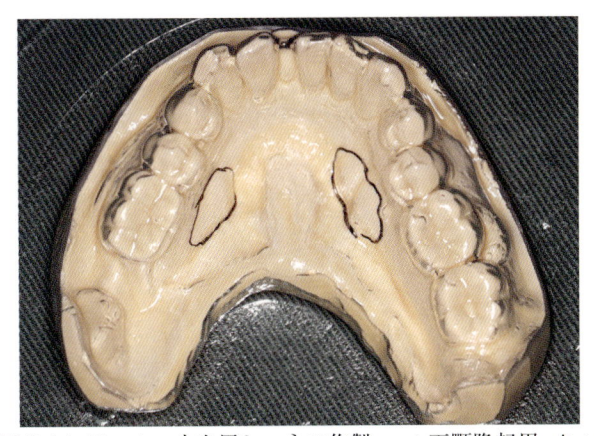

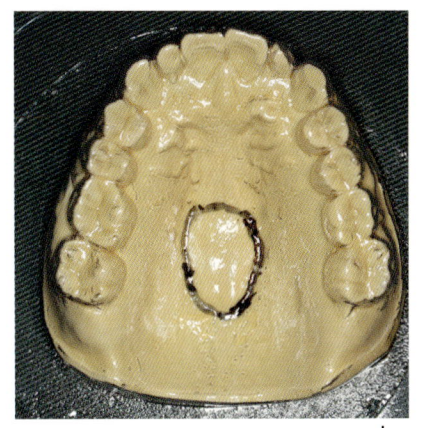

骨隆起・外骨症(下顎隆起，口蓋隆起)

図 3-14-12a, b　止血用シーネの作製．a：下顎隆起用．b：口蓋隆起用．

表 3-14-1　診断や手術についてのポイント

①手術の適応とするか，回避が可能かを判断する．
②患者の基礎疾患の有無，対処法に留意する．とくに糖尿病，循環器疾患，骨粗鬆症などを有する場合には慎重に対処する．
③診断は特徴的な局所所見から比較的容易であるが，片側性に発症したものでは，ほかの疾患との鑑別診断に留意する．
④それぞれの隆起の解剖学的背景を十分に把握する．
⑤骨膜を含めた剥離を確実に行い，粘膜骨膜弁を損傷しない．
⑥止血シーネによる過度の圧迫は，循環障害による粘膜壊死をきたす可能性があるので注意を要する．
⑦術後に抗菌薬を投与し，感染予防に努める．

屈の状態での処置となります．したがって，手早く確実に縫合を終了させましょう．強湾針と3-0または4-0絹糸を用いて後方のフラップより縫合を行います(図 3-14-11)．

中央部の口蓋粘膜骨膜弁は薄く切れやすいので，針にて引っ張らないように注意しましょう．余剰フラップのトリミングは切除量の目安が難しく，切りすぎると骨面の被覆が不可能となりますから，慎重に行います．

口蓋隆起切除面は血流が悪く，粘膜骨膜弁も菲薄なため壊死しやすく，骨面の露出が起こると治癒が遅延するので十分な注意が必要です．結紮時にはフラップが断裂しやすく，糸も締めにくいので，外科結びで結紮します．

III　止血用シーネの装着

術前に印象採得によって治療用模型を準備しておきます．この模型上で術後の状態を想定し，骨隆起部分をスタンプバーなどでトリミングをして，図 3-14-12a，bに示すような止血用シーネを作製しておきます．簡易消毒後，縫合終了後に速やかに口腔内に装着し，圧迫します．

こうすることで止血はもちろん，死腔をつぶし，血腫の形成ひいては感染を予防することができます．材料に軟性と硬性レジンがあるので，使用部位によって使い分ければ良いでしょう．なお表 3-14-1 に骨隆起・外骨症の診断や手術についてのポイントを挙げておきます．

第3部　口腔内処置編

Oral Operative Edition 15

顎下腺導管内唾石の摘出
～前方2/3まで～

I　はじめに

　ここでは，前方部の顎下腺管（ワルトン管）内唾石に対して，口腔底の局所解剖（図3-15-1a）を整理し，安全で確実な摘出術のための診断・治療のポイントについて述べていきます．

II　口腔底の局所解剖

　顎下腺管は舌下小丘の開口部より後方につれて口底粘膜下の深部を走行しています．通常は下顎第一大臼歯部付近，つまり前方2/3で舌神経と交叉しています．また舌下動静脈も顎下腺管に伴走しています（図3-15-1b）．

III　臨床症状と診断

　唾石症のもっとも特徴的な症状は，いわゆる唾仙痛です．さらに顎下部の腫脹や硬結をともなうこともあり，急性炎症をともなう場合には，口底粘膜の発赤や腫脹，舌下小丘からの膿

●口腔底の局所解剖

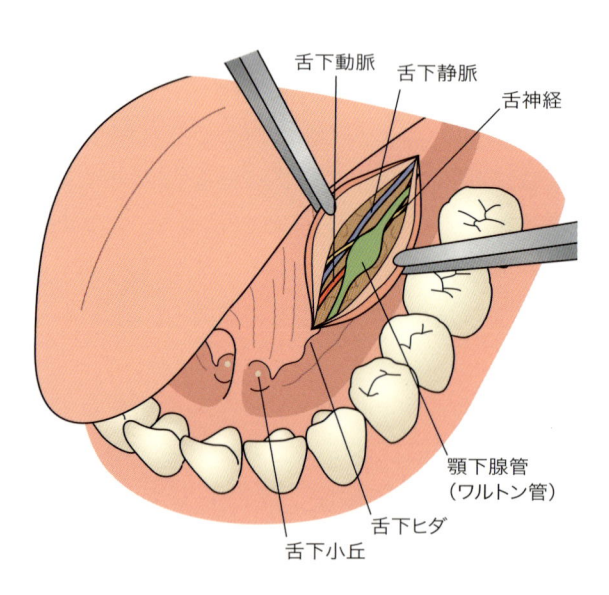

図3-15-1a　顎下腺管は舌下小丘の開口部から口腔粘膜直下を走行し，下顎大臼歯部で舌神経と交叉する．

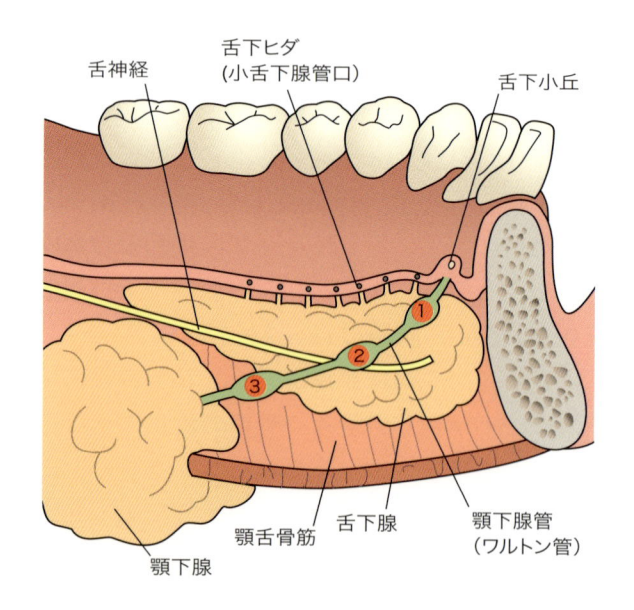

図3-15-1b　図中①：顎下腺管開口部付近に存在する唾石（粘膜を通して黄白色の唾石が透見できる場合）．図中②：顎下腺管前方2/3に存在する唾石（舌神経との交叉部より前方）．図中③：顎下腺管後方1/3に存在する唾石（舌神経との交叉部より後方）．

顎下腺導管内唾石の摘出〜前方2/3まで〜

● 顎下腺管開口部の唾石

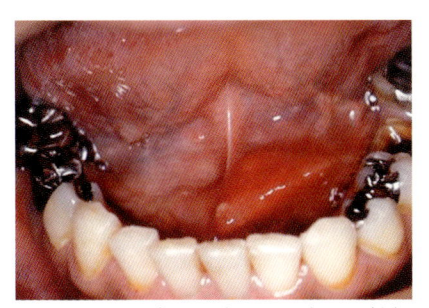

図 3-15-2a　唾石が舌下小丘直下に触知および透見できる．

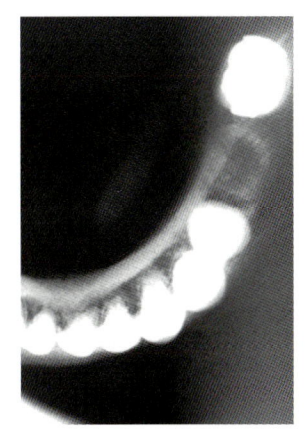

図 3-15-2b　歯列と顎骨との重なりを考慮すると，咬合法X線写真の撮影が有効である．

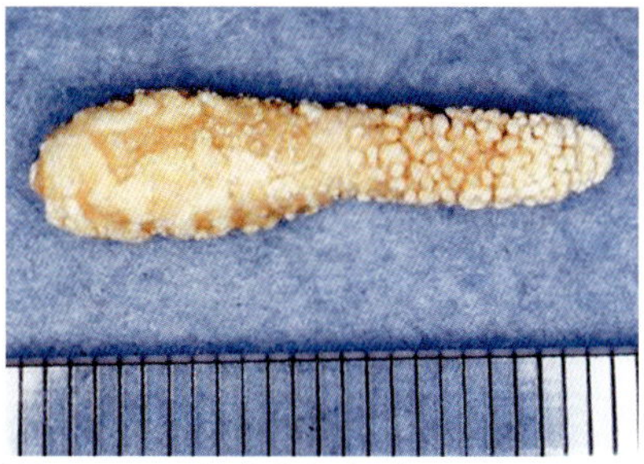

図 3-15-2c　摘出された唾石．

性唾液の流出を認めます．

　このような場合には，まず消炎鎮痛薬・抗菌薬を投与し，消炎を図ります．また消炎により舌下小丘から唾石が自然排出することもありますが，一方，無症状であってもX線写真によって偶然発見されることもあります．以下に具体的な診断手順を挙げていきます．

1．視診と触診

　上記の臨床症状を認めた場合には顎下腺唾石を疑い，顎下腺管開口部付近をよく観察します．開口部付近の唾石の場合，粘膜を通して黄白色の唾石が透見できます（図3-15-2a）．

　つぎに，開口部付近に貯留した唾液をガーゼで拭い，顎下部を軽くマッサージして唾液流出の有無を観察します．また，唾石の存在により，唾液の流出障害が起きますので，唾液流出量の左右差を観察することが大切です．

　続いて双指診にて顎下腺から舌下小丘にかけて硬固物の有無を確認します．また唾液腺ゾンデ（涙管ブジー）を舌下小丘より顎下腺管内に挿入して唾石の触知を試みることもあります．

2．画像検査

　X線検査（咬合法やパノラマX線）やCTを組み合わせた画像検査を行います．開口部付近での唾石（図3-15-2b, c）については歯列と顎骨との重なりを考慮すると，パノラマX線写真に加えて咬合法X線写真の撮影が有効です．またオフィスサージャリーの適応か否かを診断します．

　開口部よりも後方部の唾石（図3-15-3, 4）についてはパノラマX線写真に加えて，顎下腺との位置関係を把握するため，CT検査が必要です．

　具体的には，唾石の存在する部位は下記の3ヵ所に大別されます．

①顎下腺管開口部付近に存在する唾石（粘膜を通して黄白色の唾石が透見できる場合・図3-15-2a〜c参照）．

②顎下腺管前方2/3に存在する唾石（舌神経との交叉部より前方・図3-15-3a〜f参照）．

③顎下腺管後方1/3に存在する唾石（舌神経との交叉部より後方・図3-15-4a〜c参照）．

　オフィスサージャリーの適応は①，②のみです．顎下腺管は舌下小丘の開口部から口腔粘膜直下を走行していて，この部分の存在する唾石は双指診にて触知可能なことが多く，局所麻酔下に外来で摘出できます．一方，③の場合の手

第3部　口腔内処置編

第3部　口腔内処置編

● 顎下腺管前方2/3に存在する唾石の摘出術

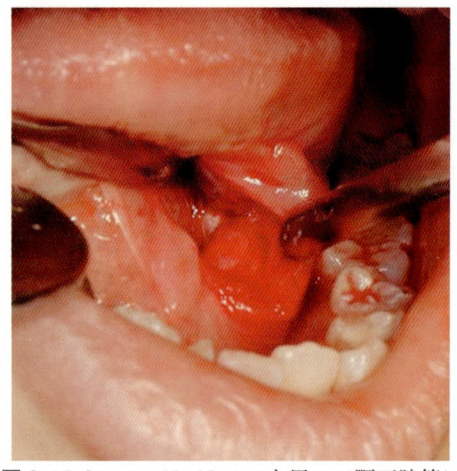

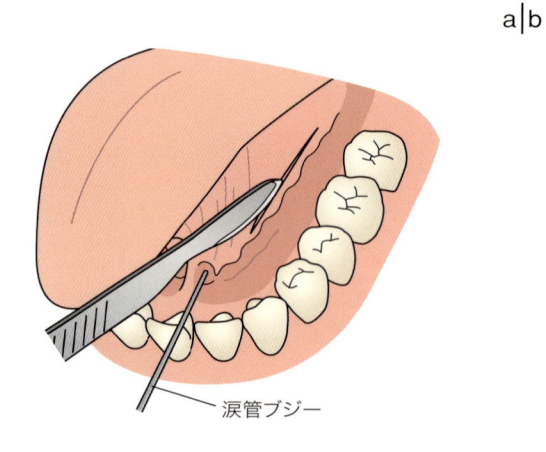

図 3-15-3a, b　No.15 メスを用いて顎下腺管に沿って唾石直上の口腔粘膜に 2 cm の切開を加える．舌下腺を避けるために舌下ヒダのやや内面を切開する．

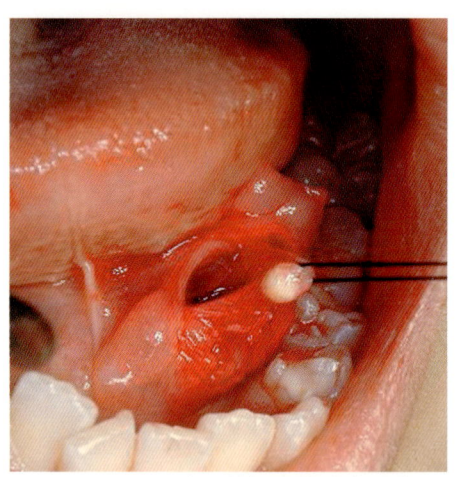

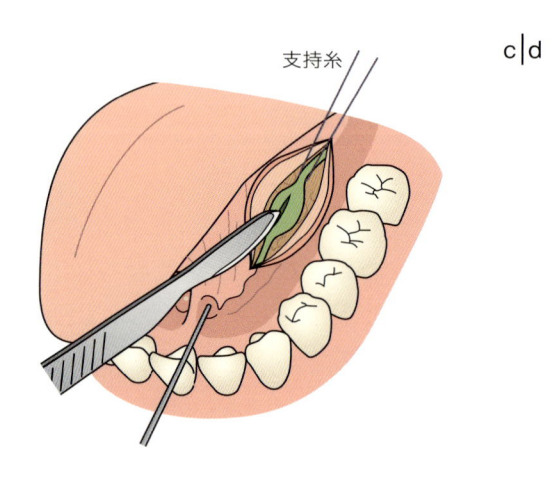

図 3-15-3c, d　顎下腺管の長軸方向に唾石の直上を No.11 メスで切開する．

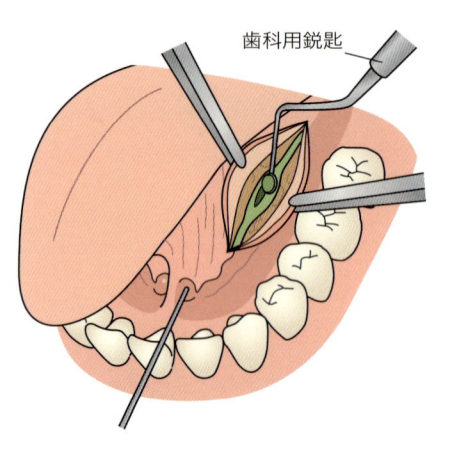

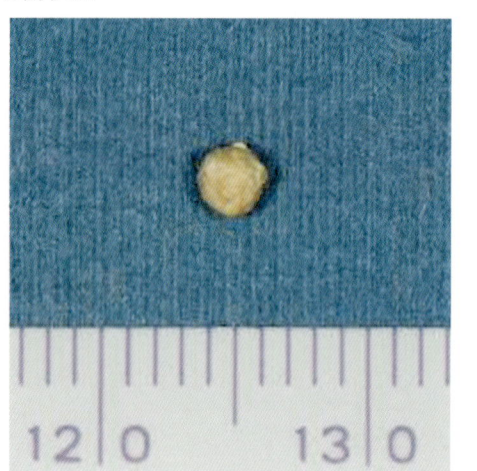

図 3-15-3e, f　歯科用鋭匙で唾石を摘出する．顎下腺管内を生理食塩水で洗浄する．顎下腺管壁と口腔粘膜を 2 針ほど縫合し新たな開口部とする．

術難易度は一気に上昇します．通常，全身麻酔下で摘出を要することになるので，口腔外科専門医に紹介すべきです．

次項では，顎下腺管開口部および前方2/3付

顎下腺導管内唾石の摘出〜前方2/3まで〜

● 顎下腺管後方1/3に存在する唾石（口腔外科への紹介が必要な症例）

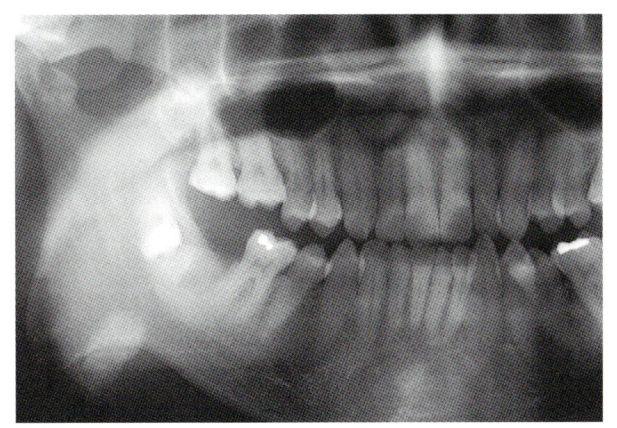

図3-15-4a　パントモX線写真．右側下顎顎角部に不透過像を認める．

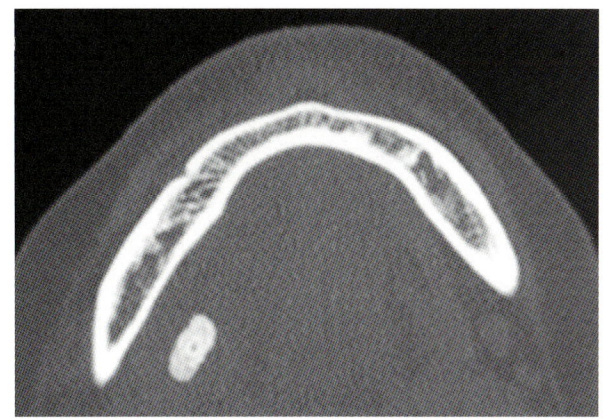

図3-15-4b　CT画像．軸面上にて唾石が認められる．

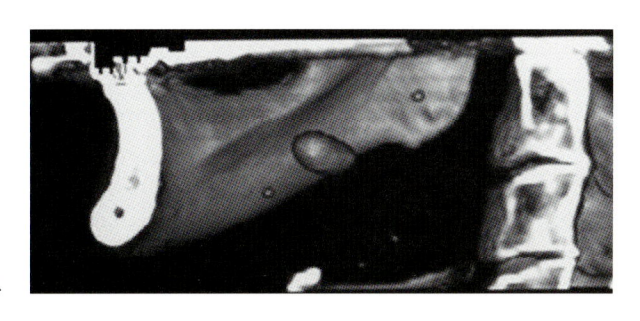

図3-15-4c　3D（CT）画像．

近に存在する唾石の摘出法について解説していきます．

IV　顎下腺管開口部付近の唾石摘出術（図3-15-2a〜c参照）

1．浸潤麻酔
舌下小丘とその周囲に浸潤麻酔を行います．

2．開口部切開・唾石摘出
5分以上待ったのち，唾石近くの粘膜を鑷子で把持して固定し，No.11メスの先端で唾石に達するまで開口部を拡げるように切開し，唾石を摘出します．唾石を摘出すると混濁した粘稠性の唾液が多量に流出します．

3．顎下腺管内の唾石残存の確認
残存唾石の有無を双指診で触診し，顎下腺から前方に顎下部をしごいて細かな唾石があっても切開部から排出されるようにします．顎下腺管内を生理食塩水で洗浄します．切開部からの自然な流唾を図るため，切開部の縫合は行いません．

4．術後の経過観察
切開部からの自然な流唾を持続させるため，術後は十分な水分摂取を指導しましょう．柑橘類や梅干などの食物摂取も流唾に効果的ですが，摂取時に血中カリウムの急激な上昇をともなうため，心・腎疾患を有する患者の場合には注意が必要です．

V 顎下腺管内前方2/3の唾石摘出術（図3-15-3a〜f参照）

　顎下腺管開口部からあらかじめ涙管ブジーを管内に留置し，顎下腺管をブジーごともち上げられるようにしておきます．開口部から流出する唾液の量が少ないと，ブジーの挿入が困難となる場合があります．

1. 浸潤麻酔

　切開目標は唾石直上とし，この部分を中心にやや後方まで浸潤麻酔を行います．十分な量の麻酔薬が口腔底軟部組織に浸潤すると，唾石の触知が困難になることがあるので，麻酔前には双指診にて正確に唾石の位置を確認し，歯との位置関係などで場所を明確にしておくことが重要です．

2. 顎下腺管遠心部の縫合

　粘膜剥離の際に唾石の移動が考えられる場合には，切開を行う前に唾石より遠心側の顎下腺管に糸を1針かけて唾石の腺側への移動を防ぎます．

3. 口腔粘膜切開

　5分以上待ったのち，No.15メスを用いて顎下腺管に沿って唾石直上の口腔粘膜に2cmの切開を加えます．
　このときに，舌下腺を避けるために舌下ヒダのやや内面を切開します（外側を切開すると舌下腺の開口部を損傷し，ラヌーラの原因となる．図3-15-2参照）．
　浸潤麻酔の量が十分ならば，粘膜下の結合組織が蒼白色に浮腫状を呈し，この浮腫組織のなかを奏功します．

4. 剥離（顎下腺管・唾石の同定）

　顎下腺管を鈍的に剥離することにより容易に同定・保存することができます．涙管ブジーの留置が困難であった場合でも，この方法を用いることができるので，慌てることはありません．逆に言うと，十分顎下腺管周囲に浸潤麻酔薬を注射しておくことが顎下腺管同定のコツです．

5. 顎下腺管切開・唾石摘出

　顎下腺管の長軸方向に唾石の直上をNo.11メスで切開し，歯科用鋭匙で唾石を摘出します．

6. 顎下腺管内の唾石残存の確認

　残存唾石の有無を双指診で確認しながら，顎下腺から前方に顎下部をしごいて残存唾石の流出を促します．X線写真で唾石が1つにみえても複数個存在する場合があるので，顎下腺管内の唾石を十分観察し唾液流出がないか確認します．

7. 洗浄・縫合

　再度，顎下腺管内を生理食塩水で洗浄し，顎下腺管壁と口腔粘膜を2針ほど縫合し新たな開口部とします．術後に顎下部を口腔外から圧迫して唾液の流出を確認しましょう．

8. 口腔外科専門医への紹介

　唾石摘出術は前述の術式に加えて，アシスタントの高い習熟度が必要で，口腔底部の出血は止血困難であることからも，粘膜下に透見できる場合のみを対象にして行うことが賢明です．仮に開口部付近の唾石摘出を試みて摘出困難のため中断となった場合には，術後に切開部が瘢痕化し，ブジーの再挿入が困難となってしまいます．
　唾石症を初診する開業医の初期対応としては，①X線写真（咬合法）による唾石の確認，②急性症状に対する消炎鎮痛剤（NSAIDsやアセトアミノフェンなど）とセフェム系抗菌薬の内服投与による消炎処置を行うことが必要かつ十分な処置でしょう．

急性症状を緩和させ，患者に唾石の位置や治療法について説明し，口腔外科専門医への紹介を早期に行うことが，失敗を回避するためのポイントです．

参考文献

1. Contemporary Oral and Maxillofacial Surgery 5th Edition James R. Hupp, Edward Ellis III, Myron R. Tucker ed., St. Louis, Mosby Inc and Elsevier Inc., 2008；397-405.
2. 社団法人日本口腔外科学会(編)，野間弘康，瀬戸晥一，福田仁一，栗田賢一，木村博人，山根源之，朝波惣一郎(編集). イラストでみる口腔外科手術. 第2巻. 東京：クインテッセンス出版, 2011；126-130.
3. Werner Platzerほか. ペルンコップ臨床局所解剖学アトラス 頭部・頸部. 第3版. 東京：医学書院, 1995.

Oral Operative Edition 16

口腔上顎洞瘻閉鎖手術

I 抜歯時における口腔上顎洞瘻

　上顎の歯根尖と上顎洞底が接近している場合や，根尖病巣などにより上顎洞底の骨が吸収した部位では，抜歯によって根尖部と上顎洞が穿孔することがあります．また同時に歯根が上顎洞内へ迷入することがあります．上顎洞穿孔は上顎第一大臼歯，第二大臼歯，第二小臼歯の順に多く発生します．

　上顎洞穿孔時，穿孔部の径が小さく（5mm以下），抜歯窩が深く上顎洞に炎症のみられない場合には，血餅によって封鎖されて自然治癒することがほとんどですが，穿孔部の径が大きい場合（5mm以上），あるいは上顎洞底の骨が薄い場合では飲水が鼻から漏れたり，副鼻腔炎の症状を併発し，周囲より洞内へ上皮が入り込み口腔上顎洞瘻を形成します．とくに上顎洞底部の歯根尖部の歯槽骨に慢性炎症がある場合や上顎洞粘膜に慢性炎症がある場合は口腔上顎洞瘻を形成しやすくなります．

　口腔上顎洞瘻の自然閉鎖を望めない場合には，口蓋，頬側，辺縁歯肉骨膜弁を用いて口腔上顎洞瘻閉鎖術を行います．同時に上顎洞炎を併発している場合は，即時的に穿孔部を閉鎖せず，洞内洗浄などで消炎を図ったのちに上顎洞根治手術と合わせて穿孔部の閉鎖手術を行います（図3-16-1〜3）．

II 歯科インプラントと関連した口腔上顎洞瘻

　上顎洞底までの骨幅が不十分な部位への歯科インプラント埋入後に生じるインプラント体の上顎洞迷入や脱落が原因の口腔上顎洞瘻がありますが，その対応法は抜歯時における口腔上顎洞瘻と基本的には同様です．

　歯科インプラント体が上顎洞内に迷入した場合には，上顎洞炎を併発する前にインプラント体を摘出し，閉鎖手術を行うことが大切です（図3-16-4）．

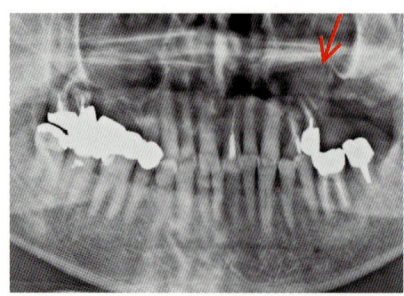

図3-16-1　左側上顎第一大臼歯相当部の上顎洞底線が破壊されている．洞底部に歯根の迷入を認める（赤矢印）．

図3-16-2　迷入していた上顎第一大臼歯の歯根．

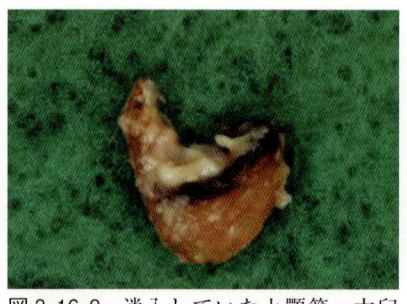

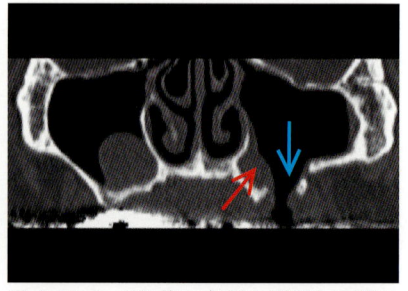

図3-16-3　CT像．左側上顎洞と口腔の交通（青矢印）と上顎洞底部の粘膜肥厚（赤矢印）を認める．

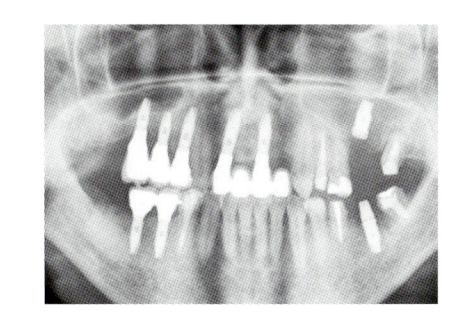

図 3-16-4　左側上顎洞に迷入した歯科インプラント体.

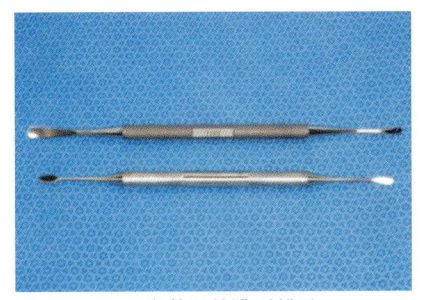

図 3-16-5a　歯科用骨膜剥離子.
図 3-16-5b　デリケート破骨鉗子. 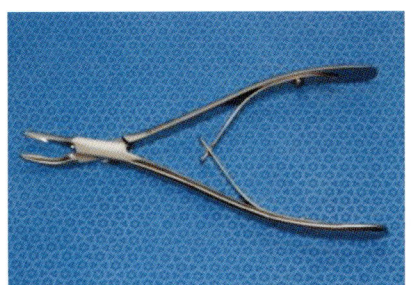
図 3-16-5c　クライルウッド型持針器. 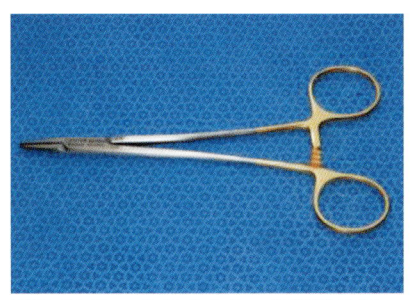
図 3-16-5d　丹下式持針器. 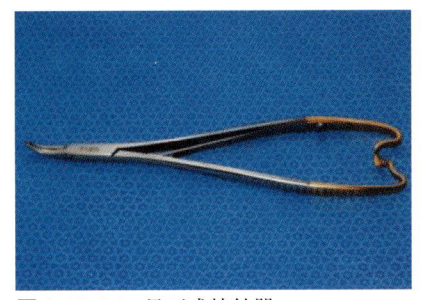
図 3-16-5e　カストロビジョー型持針器. 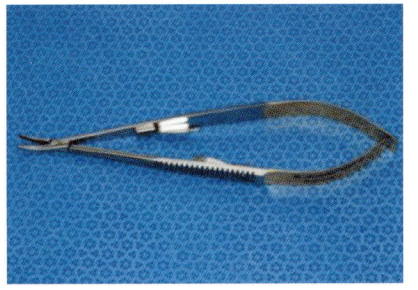
図 3-16-5f　上：マッカンドー型鑷子．下：アドソン型鑷子. 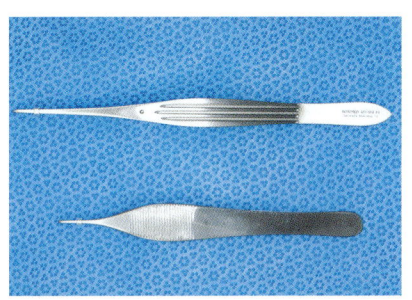
図 3-16-5g　マカンドー型鑷子（左：無鉤，右：有鉤）．
図 3-16-5h　はさみ（上：糸切りはさみ，下：抜糸はさみ）．

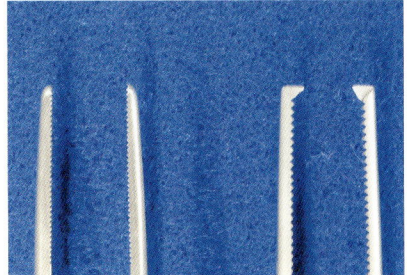

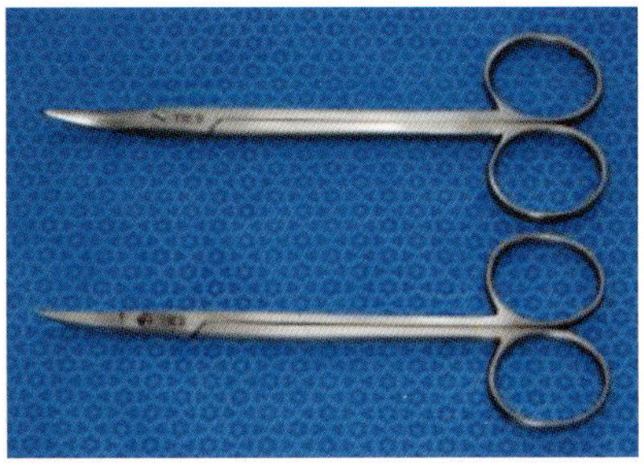

III　器材・薬剤

口腔上顎洞瘻閉鎖術に必要な基本器具を以下に挙げておきます．

1．常備しておきたい器具など
① 歯科用局所麻酔用注射器．
② No.5，11，12の替え刃メス．
③ 歯科用骨膜剥離子（図 3-16-5a）．
④ 破骨鉗子（デリケートタイプ）（図 3-16-5b）
⑤ 持針器（5.0-6.0針用）．クライルウッド型，丹下型，カストロビジョー型など（図 3-16-5c〜e）
⑥ ピンセット（有鉤，無鉤）マッカンドー型，アドソン型など（図 3-16-5f, g）．

第3部　口腔内処置編

表 3-16-1　口腔上顎洞瘻閉鎖術

①歯肉骨膜弁閉鎖法（頬側歯肉骨膜弁閉鎖法，口蓋側粘膜骨膜弁閉鎖法）
②粘膜筋肉弁閉鎖法
③骨弁閉鎖法
④二重弁閉鎖法
⑤口蓋 island flap（島状皮弁）閉鎖法
⑥橋状弁，辺縁弁による閉鎖法

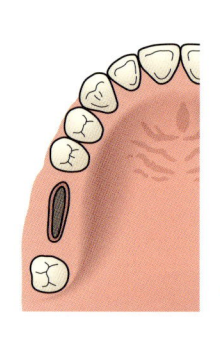

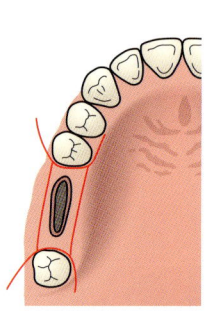

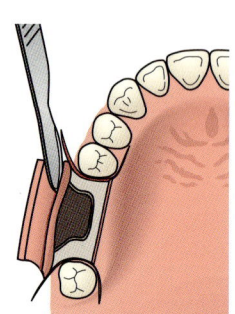

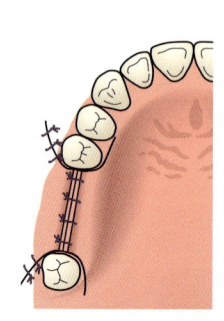

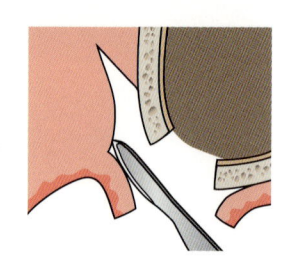

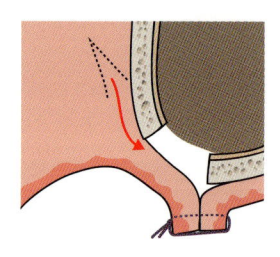

図 3-16-6　十分な減張切開と粘膜の緊張のない状態での縫合.

⑦針付きナイロン糸（5.0-6.0）.
⑧剪刀（糸切りはさみ，抜糸はさみ・図3-16-5h）.

2. そのほか術式に応じて準備する器具など
①床副子（創保護用シーネ）.
②抗菌薬軟膏.
③サージカルドレッシング材（コーパック®，サージカルパック®）.
④コラーゲン使用人工皮膚（テルダーミス真皮欠損用グラフト®，テルプラグ®）.

IV　口腔上顎洞瘻閉鎖術

　抜歯などで生じた口腔上顎洞瘻閉鎖術は表3-16-1に挙げた方法で行われますが，実際の診療で行われるのは歯肉骨膜弁閉鎖法（頬側歯肉骨膜弁閉鎖法，口蓋側粘膜骨膜弁閉鎖法）がもっとも一般的な方法で，術式も比較的簡単です.

1. 頬側歯肉骨膜弁閉鎖法

　もっとも一般的な口腔上顎洞瘻閉鎖法です.とくに抜歯後の上顎洞の穿孔，あるいは歯が上顎洞内に迷入した場合に，頬側歯肉に問題がなければ非常に良い方法です.また，コールドウェル・リューク（Caldwell-Luc）法（上顎洞根治術）と同時に抜歯する場合にも，頬側歯肉骨膜弁で閉鎖する方法は有用な方法です.
　この方法で重要なことは，頬側歯肉骨膜弁を延長させるため，内側の骨膜の一部を減張補助切開することで，この操作で頬側歯肉弁を20～30 mm程度延長することが可能となり，十分に瘻孔を補って口蓋粘膜と一次縫合が可能となります.
　ここで重要なポイントは，伸展した頬側歯肉弁は弱いテンションで縫合部の粘膜が口蓋粘膜と面と面とで縫合できることで，縫合は水平マットレス縫合を加えることが重要です.また，瘻孔の両側隣在歯近遠心の歯槽骨の温存が重要で，十分な歯槽骨が残っていないと頬側歯肉骨膜弁で閉鎖しても，両隣在歯の歯肉縁部に

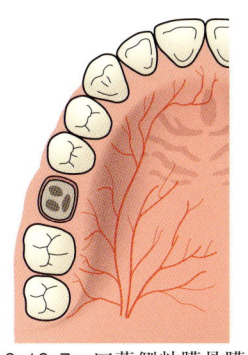

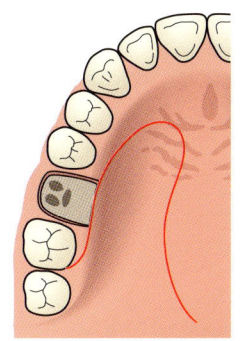

図 3-16-7　口蓋側粘膜骨膜弁閉鎖法での縫合.

瘻孔が残存する可能性が高くなります．

欠点としては，開口運動によって，可動性部分につながっているため創の哆開が起こりやすいこと，また弁の形態的特徴により口腔前庭部が浅くなりやすく，その後の補綴的処置の妨げとなることが多く，後日，口腔前庭拡張術などの補綴前処置が必要になる場合があります（図3-16-6）．

2. 口蓋側粘膜骨膜弁閉鎖法

この方法でもっとも重要なことは口蓋粘膜骨膜弁には必ず大口蓋動脈を含むように設計することです．この口蓋弁は主軸血管型皮弁（axial pattern flap）で栄養動脈を含む皮弁で，血行が良く安全性が高い方法です．また開口運動により可動性部分が少ないので創面が哆開する確率が低い方法でもあります．

しかし口蓋粘膜は厚くて硬いため縫合しにくいこと，皮弁を屈曲させにくいこと，弁を形成するとき切歯管や大口蓋動脈の一部を切断するので出血が多いこと，弁を回転したあと口蓋骨の一部が露出するため，骨面に肉芽が新生するまで保護する必要があります（図3-16-7）．

従来，露出骨面の保護材として，抗菌薬軟膏ガーゼ，ガーゼ型酸化セルロース，サージカルパックなどが使用されていましたが，現在もっとも推奨される保護材は，コラーゲン製剤（テルダーミス真皮欠損用グラフト®・図3-16-8）です．本材は骨面を被覆することにより，疼痛を

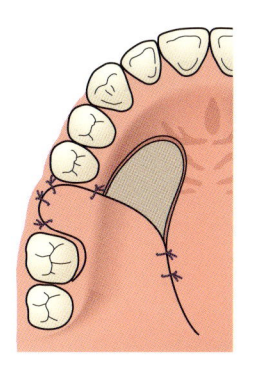

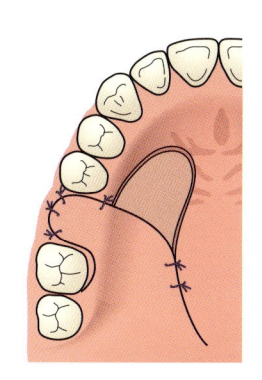

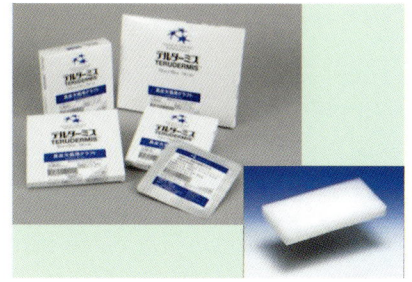

図 3-16-8　テルダーミス真皮欠損用グラフト®．

抑え，骨面に肉芽の新生を増進し，感染を予防する効果があります．

V　術後の処置と経過のポイント

口腔上顎洞瘻閉鎖術の術後の抗菌薬，消炎鎮痛剤投与は術前の上顎洞炎の有無により変わってきます．上顎洞炎のない場合は3～5日の投与，上顎洞炎がある場合は，2～4週間投与することもあります．

また，術後の注意事項として，患者が鼻を強くかんだり，必要以上にうがいをしたり，口腔内創面を舌でいじったり，口腔に空気がもれるかをいつも試したりして人工的に穴をあけないように，十分に指導しておくことも必要です．

抜糸は術後10日～14日に行います．また，補綴的処置は歯槽骨が十分再生改造される術後3ヵ月以降に行いましょう．

Oral Operative Edition 17

口腔内採骨と骨移植

I 骨移植術の適応

　インプラントが長期にわたり，良好な骨結合を維持するためには，その周囲に十分な量の骨が必要です．骨造成手術としては，一般に，骨移植術と骨誘導再生(Guided bone regeneration：GBR)がありますが，ここでは比較的使用頻度の高い口腔内からの骨移植術について述べていきます．

　骨移植術の適応には，①裂開状欠損，②開窓状欠損，③歯槽堤狭窄(幅3mm以内)，④歯槽堤の垂直的骨欠損(3mm以上)，⑤腫瘍や囊胞摘出後の骨内欠損，⑥上顎洞底・鼻腔底の挙上，⑦顎骨切除後の広範囲にわたる骨欠損などが挙げられますが，欠損形態，骨質，残存骨量などの適切な評価のもとで(表3-17-1)，移植骨の量と採取部位，移植方法が決定されます．

II 移植骨の採取部位

　ブロック骨・皮質骨の採取はオトガイ部，下顎骨外斜線部から行います．術野からの少量の骨を採取する場合は，下顎臼後部(下顎臼歯部のインプラント埋入に際し，切開を遠心方向へ延長し，トレフィンバーなどを用いて採取)，前鼻棘部(上顎前歯部のインプラント埋入に際し，少量の骨が必要な場合に応用可能)から採取します．またインプラントの埋入窩形成時にドリルに付着した骨切削片や，ボーントラップに採取した骨細片を利用することもあります．

　これら以外の骨の採取部位としては頰骨下稜，骨隆起部(口蓋隆起や下顎隆起などから採骨し利用)があります(図3-17-1)．

III 採骨時の注意事項

　採骨の量は必要最小限にとどめます．オトガイ部からの採骨を行うときは，下顎前歯の挺出感などの症状が出現する恐れがあるので，下顎前歯歯根尖から最低5mm以上離します．

　また舌側に穿孔すると舌下動脈やオトガイ動脈の損傷の危険があるため舌側皮質骨は残します．採骨する部位がオトガイ孔に近いと知覚異常をきたす恐れもあるので，オトガイ孔に注意しましょう．

　術後の腫脹や皮下出血などに十分な注意を払い，術中は十分な止血を，術後は必要に応じてバンデージなど圧迫を行います．

　骨隆起(とくに下顎隆起)からの採骨は，被覆粘膜が薄いため，採骨後に創哆開を起こし，骨が露出することがあるので，縫合時に注意が必要です．フィッシャーバーやマイクロボーンソウを用いる場合には十分な注水下で非侵襲的に行いましょう．

表 3-17-1　残存骨の評価方法

Seibert の分類（歯槽堤欠損形態の分類）	Class Ⅰ	歯槽堤の頬舌的幅径の喪失.
	Class Ⅱ	歯槽堤の垂直的高径の喪失.
	Class Ⅲ	歯槽堤の垂直的高径および頬舌的幅径の喪失.
Misch の分類（CT値による骨質の分類）	D1（Type Ⅰ）	緻密な骨皮質で，骨―インプラント界面の接触率は90％前後である．下顎前歯部に多い．
	D2（Type Ⅱ）	厚みのある多孔質の緻密骨と比較的粗な海綿骨からなり，骨―インプラント界面の接触率は75％前後である．下顎前歯・臼歯部，および上顎前歯部に多い．
	D3（Type Ⅲ）	薄い皮質骨と粗な海綿骨からなり，骨―インプラント界面の接触率は50％前後である．上顎前歯部や上下顎臼歯部にみられる．
	D4（Type Ⅳ）	粗な海綿骨で，骨―インプラント界面の接触率は25％である．上顎臼歯部にみられる．
Jensen の分類（骨頂から洞底までの残存骨の分類）	Class A	10mm またはそれ以上の垂直的残存骨．
	Class B	7～9mm の垂直的残存骨．
	Class C	4～6mm の垂直的残存骨．
	Class D	1～3mm の垂直的残存骨．
	Class E	残存骨質がほとんど消失．

図 3-17-1　口腔内からのドナーサイト．1：眼窩下孔，2：頬骨，3：頬骨顔面孔，4：頬骨側頭骨縫合，5：頬骨弓，6：関節結節，7：関節頭，8：筋突起，9：下顎切痕，10：乳様突起，11：下顎角，12：外斜線，13：オトガイ孔，14：オトガイ結節，15：オトガイ隆起，16：前鼻棘，17：犬歯窩，18：上顎結節，19：梨状孔，20：眼窩下縁．

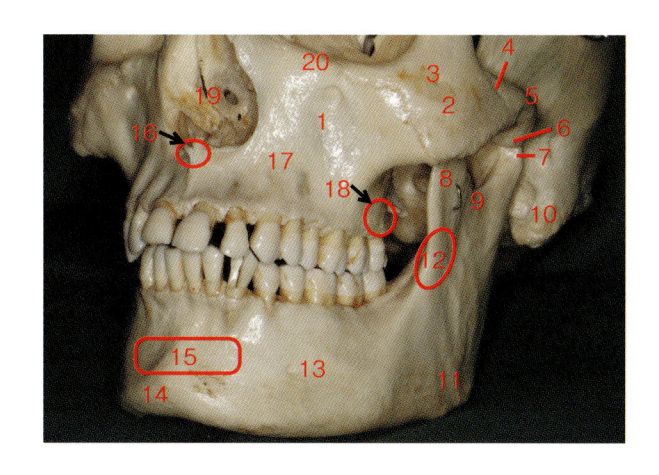

● GBR併用

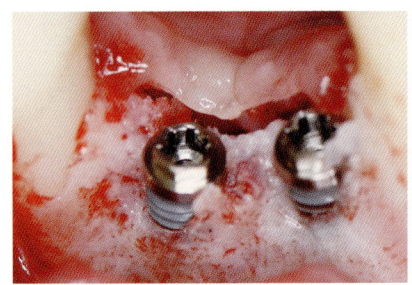

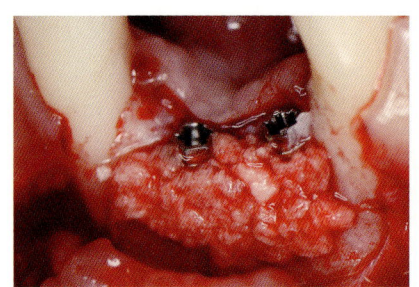

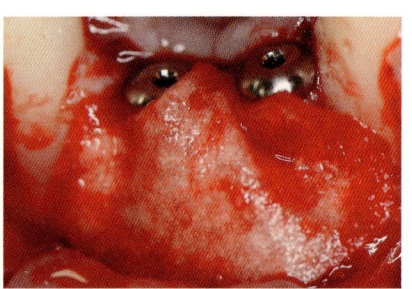

図3-17-2a〜c　a：インプラント埋入後．b：骨移植後．c：メンブレンで最低2mmは周囲を被覆する．

a|b|c

IV　骨移植

　小さな裂開状・開窓状欠損部への少量の骨移植はインプラント体の部分的露出部への骨移植などであり，GBRが併用されることも少なくありません．GBRは，遮断膜（メンブレン）を用い，メンブレンと骨との間に移植骨（移植材）をおくことにより空隙を確保し，周囲軟組織からの線維性組織の侵入を防止しつつ骨形成・骨誘導を促進する方法です（図3-17-2a〜c）．

　メンブレンを用い周囲からの線維性組織の侵入防止のために，骨欠損部（骨移植部）辺縁から3〜4mm確実に覆うことが望ましいとされています．メンブレンには吸収性と非吸収性とがありますが，それぞれ利点・欠点があり，状態により使い分けます．なおメンブレンと骨との間の空隙の確保には，さまざまな人工材の活用も可能ですが，吸収性メンブレンの使用は自家骨移植が望ましいでしょう．

V　外側骨移植

　Seibertの歯槽骨欠損形態の分類から，歯槽堤狭窄に対するベニヤグラフト（図3-17-3a〜e），垂直的骨欠損に対するオンレーグラフト，歯槽狭窄と垂直的骨欠損の両者をともなう場合に対するサドルグラフトに分けられます．

VI　内側骨移植

　抜歯窩や囊胞などの摘出後の骨欠損部への移植のほか，サイナスリフト，ソケットリフト，鼻腔底挙上術などが内側骨移植に相当します．

1．サイナスリフト

　上顎臼歯部において歯槽骨の吸収が著しく，解剖学的に上顎洞底が歯槽骨と近接している場合に，上顎洞粘膜を挙上し，自家骨を移植することでインプラントの埋入に必要な骨高を獲得する方法です．

　インプラント埋入を同時にする即時法（1回法）とサイナスリフトとインプラント埋入を分けて行う段階法（2回法）があります．歯槽骨高が4mm以上であることを目安とし，かつ初期固定の獲得可能な骨質の症例では，1回法が可能です．ただし術前に骨頂から洞底までの残存骨の適切な評価（Jensenの分類・表3-17-1参照）をしておく必要があります．

　必要な骨量はCT画像から算出されます．一般に洞底を20mm挙上する場合，6〜8mlの骨採取が必要とされますが，この骨量を口腔内から採骨することは不可能であり，その場合ドナーサイト（腸骨など）の検討が必要となります．

2．ソケットリフト

　同底部皮質骨直下までインプラント窩を形成

●オトガイ部からの採骨と上顎への移植

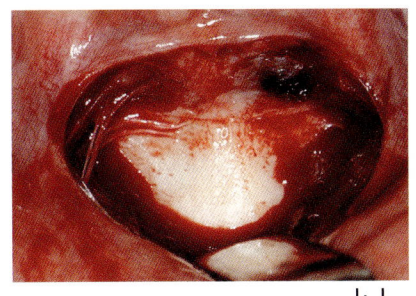

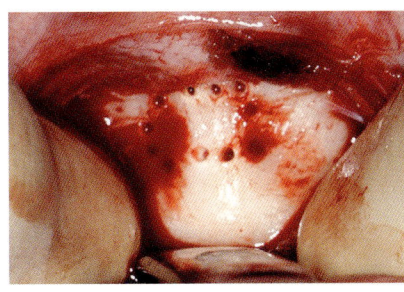

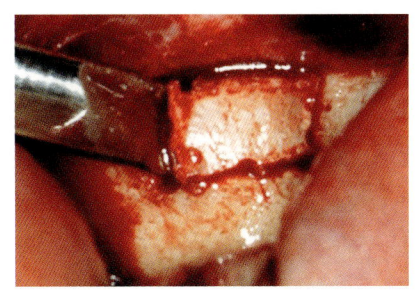

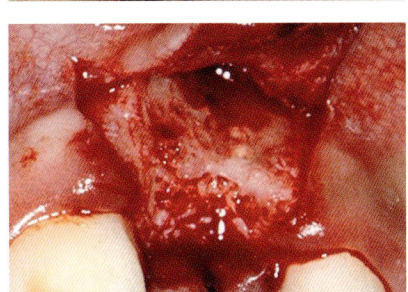

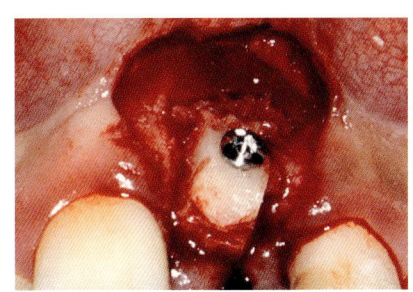

|a|b|c|
|d|e|

図3-17-3a〜e 口腔内からの採骨と骨移植．オトガイ部から採骨し，ベニヤグラフトとして，上顎に移植し確実に固定する．a：オトガイの露出．b：バーで外形線を入れる．c：ノミで採骨．d：移植床の準備．e：スクリューにてブロック骨を固定する．

して，専用のオステオトームを用いて洞底部皮質骨に若木骨折を起こし，洞底部粘膜と骨を同時に挙上する方法です．

骨頂から上顎洞底までの距離が8〜9mm以下の場合が適応となります．若木骨折に際して，必要に応じて移植骨を追加しながら洞粘膜を剥離し，挙上していく手技であることから，フロアエレベーションとも呼ばれます．

必要とされる骨量は，骨頂から洞底までの残存骨の量のみでなくその骨質（Mischの骨質の分類・表3-17-1参照）も考慮に入れて決定します．したがって，必要となる骨量は症例によって異なりますが，口腔内からの採骨で十分間に合います．

VII 中間骨移植術

狭い歯槽部を頬舌的に2分割する歯槽頂分割法と比較的広範囲にわたる歯槽堤の垂直的欠損に対する歯槽骨延長法があります．

VIII 骨移植時の注意点

移植母床はラウンドバーで皮質骨を穿孔し，海綿骨から血流を促します．移植骨はマイクロスクリューなどで確実に固定し，死腔をつくらないようにするため，移植骨と移植母床との間に，粉砕骨を填入します．

ブロック骨などの断端は，ラウンドバーなどでトリミングしてから鋭縁をなくしておきましょう．なお粘膜骨膜弁には減張切開を加え，創の哆開が起こらないよう縫合します．

参考文献

1. 坂下英明（監修）．インプラントのための骨造成手術．インプラント外科．東京：クインテッセンス出版，2006；55-63．
2. 脇田稔，山下靖雄（監修），井出吉信，前田健康，天野修（編）．口腔解剖学．東京：医歯薬出版，2009．

Oral Operative Edition 18

粘膜移植術

I 粘膜移植

　粘膜移植とは口腔内の粘膜欠損に，口腔あるいは，ほかの部位の粘膜を移植する方法です．病巣切除によって口腔粘膜を含めた軟組織の大きな欠損が生じた場合には，大型の遠隔皮弁が使われます（遊離有茎，血管柄付き）．

　比較的小さな欠損では，欠損部の創縁と創縁の縫合閉鎖による一次縫縮が行われますが，口腔内だと可動域が狭いため機能障害や審美障害を惹起することがあります．頬部や口唇は，もともと軟らかくてある程度の欠損は補える可動性を有していますが，このような部位はかぎられているので，何らかの対応が必要となります．そこで粘膜移植を行うことで粘膜欠損を整容的に復位させることができるわけです．

II 粘膜移植法の種類

　移植方法には，血管を含む組織茎を付けて近接した部位へ移植する有茎粘膜移植と，移植組織を生体から切り離して遠隔移植する遊離粘膜移植とがあります．

　さらに遊離粘膜移植には移植組織を栄養とする血管茎を挙上し，これを受給側の血管と吻合することによって，移植組織の血行を保ったまま遠隔部位に移す血管柄付き遊離粘膜移植と，組織の血行のない状態で移植する血管柄を付けない遊離粘膜移植とに分かれます．

　ここでは大型移植（有茎粘膜，血管柄付き）は省き，日常臨床で使われるものにかぎって説明します．移植の成立には，母床の血行が良好であること，移植片と母床とが密着，固定されていること，術野の感染，汚染がないことが必要な条件となります．

III 対象となる術式

　歯周病治療において粘膜移植をともなう手術として，歯肉歯槽粘膜形成術があります．この手術は，歯肉歯槽部粘膜部位の形態異常に対して，外科手術によって改善し歯周病治療と再発を防止しプラークコントロールしやすい口腔内環境を確保するためのものです．

　歯肉退縮，口腔前庭の狭小，小帯の高位付着，付着歯肉幅の不十分なものに対して，生理的形態を与えるために行います．方法には遊離歯肉移植術，上皮下結合組織移植術，歯肉弁根尖側移動術，歯肉弁側方移動術，口腔前庭拡張術，小帯切除術，二重乳頭弁移動術があります．

　以下に，遊離歯肉移植による付着歯肉拡張手術について説明します．付着歯肉拡張手術とは付着歯肉がまったくないか，あるいはあってもその幅が狭い場合が適応となり，同一口腔内の粘膜を採取し，これを付着歯肉の幅を得たい部分に移植することによって，新たな付着歯肉を

●遊離歯肉移植による付着歯肉拡張手術（切開と剥離）

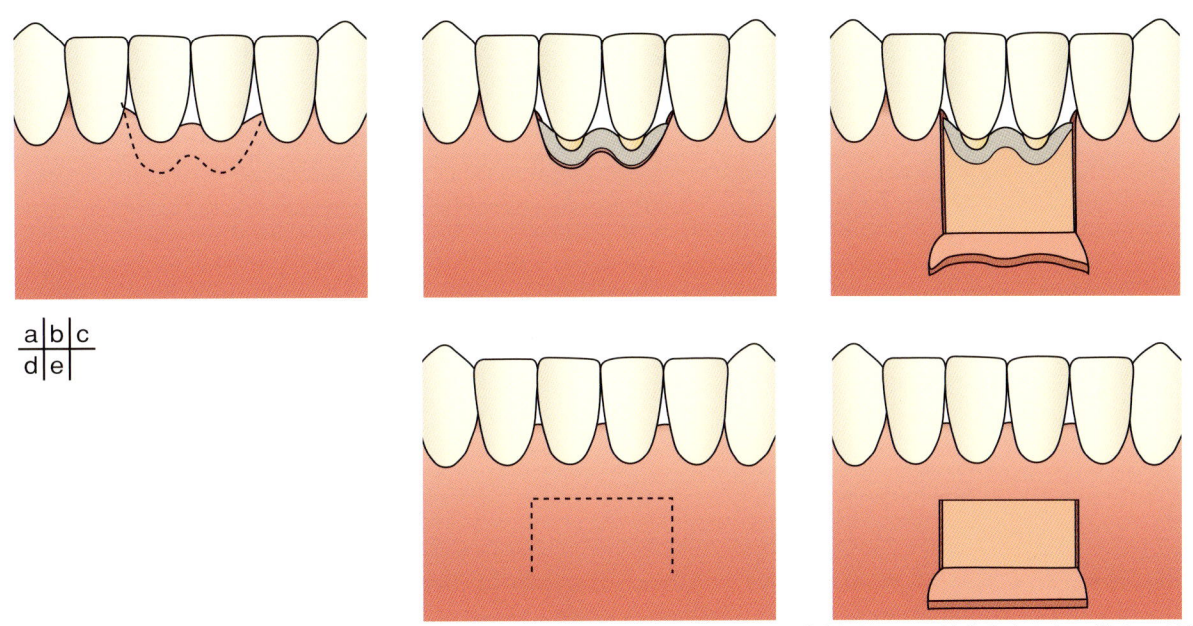

図3-18-1 a～e　a：付着歯肉がない場合の切開で歯肉切除術に準じた切開．b：同垂直切開．c：付着歯肉がない場合の剥離．d：付着歯肉がある場合の切開．e：付着歯肉がない場合の剥離．

●実際の症例

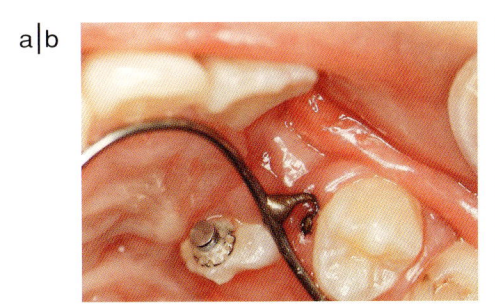

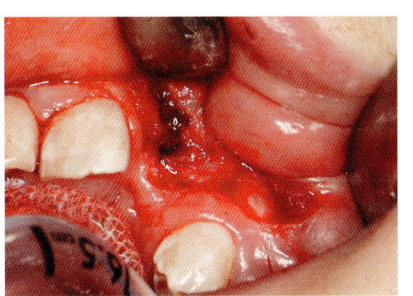

図3-18-2a,b　遊離歯肉移植による付着歯肉拡張手術．a：唇顎口蓋裂・顎裂部骨移植術術のちに，口腔前庭の著明な狭窄を認める．b：切開線は隣接歯の歯頸部から離して設定する．また，切開の深さは骨膜上とする．

得ようとする手術です（図3-18-1a～e）．

　従来から付着歯肉幅を得る手術法として歯肉弁根尖側移動手術がありますが，これが行えない場合（歯肉が薄い，歯肉が不足しているなど）に本法が適応されることになります．そのほかに，小帯や筋付着部の高位付着，異常付着を認める場合，口腔前庭が浅い場合，歯肉クレフトを修復する場合にも適応となります．

　なお，図3-18-2a,b に示したのは，唇顎口蓋裂・顎裂部骨移植術ののちに行った遊離歯肉移植による付着歯肉拡張手術です．

IV　遊離粘膜移植の術式

　切開は付着歯肉がまったく存在しない場合には，まず歯肉切除術に準じて切開します．つぎに切開部位の両端に垂直切開を加えます．この際の起始部は乳頭部を避けた近心，あるいは遠心とします．乳頭部歯肉では自浄作用が不十分であり，創が汚染される可能性があり，創傷治癒上好ましくありません．切開の深さは骨膜上で，骨膜は切らない程度とします．

第3部　口腔内処置編

● 遊離歯肉移植による付着歯肉拡張手術（縫合）

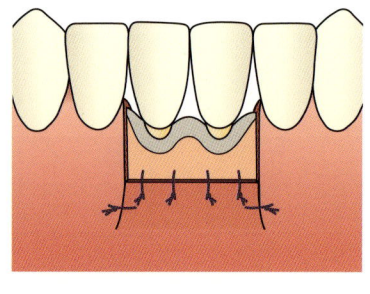

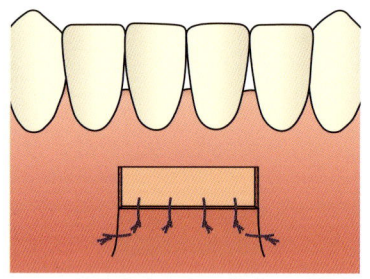

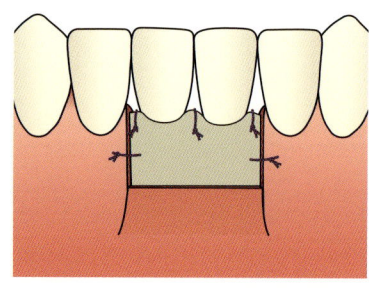

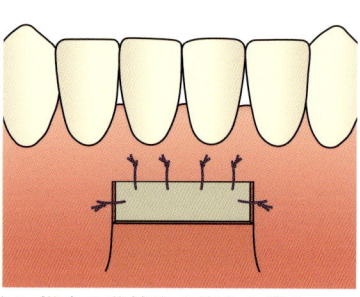

図3-18-3 a～d　a：付着歯肉がない場合の剥離弁の縫合．b：付着歯肉がない場合の移植片の適合と縫合．c：付着歯肉がある場合の剥離弁の縫合．d：付着歯肉がある場合の移植片の適合と縫合．

● 実際の症例

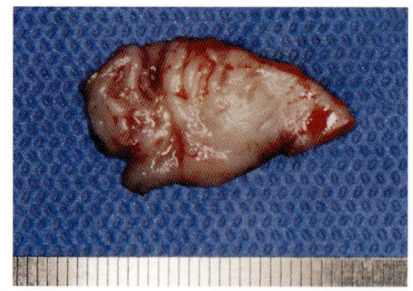

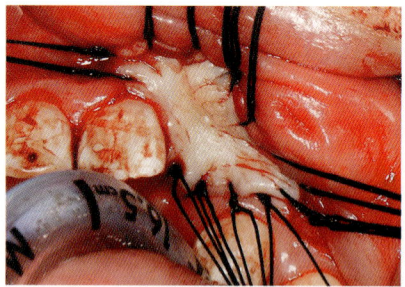

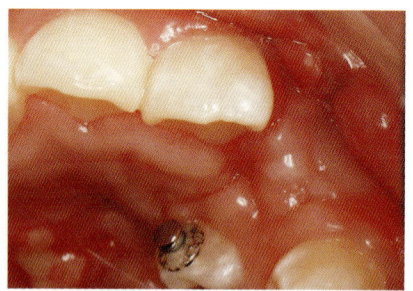

図3-18-4 a～c　a：粘膜固有層の深さ（約1mmの厚さ）で移植片を採取し，形を移植床に合わせてトリミングする．b：剥離した粘膜弁の最深部を吸収性糸で骨膜に縫合したのち，採取した遊離粘膜を移植床に縫合する．c：術後所見．付着歯肉が得られている．

付着歯肉が狭いながらも存在している場合には，まず歯肉歯槽粘膜移行部において水平切開を入れます．つぎに水平切開の両端から歯槽粘膜の方向に垂直切開を加えます．切開の深さはいずれも骨膜上とします．

どちらの場合も垂直切開の長さは，予定した移植部から2～3mm歯槽粘膜のほうに延長します．歯肉はpartial thickness（骨膜を骨に残す方法）で剥離，すなわち，まずメスで粘膜と骨膜との間に切開を入れ，続いて粘膜剥離子を用いて粘膜を分けるようにして，骨膜を骨面に残した状態で剥離します．

剥離弁の縫合は，剥離弁の先端を予定している付着歯肉の幅の最深部において，吸収性縫合糸で骨膜に縫合し移植床を固定します．

移植床の準備は，移植床の表面に付いている組織片を歯周用ハサミで切除し，ガーゼで圧迫して止血を十分に図ります．出血のある移植床に移植された移植片は，血腫によって遊離し壊死するので注意しましょう（図3-18-1a～e参照）．

V　採取部位の処置

遊離歯肉の採取部位は，一般的に硬口蓋側歯

200

粘膜移植術

● 移植粘膜の採取部位

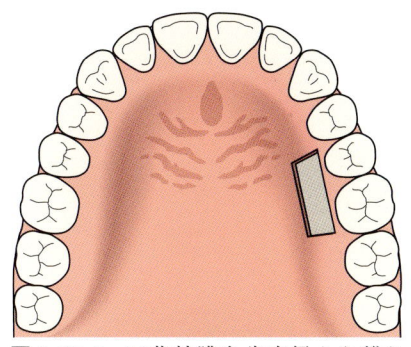

図 3-18-5 口蓋粘膜を歯肉縁から離れた部位に設定．一般的には約 1mm の厚さで移植片を切離．

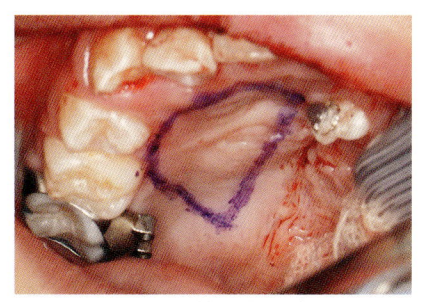

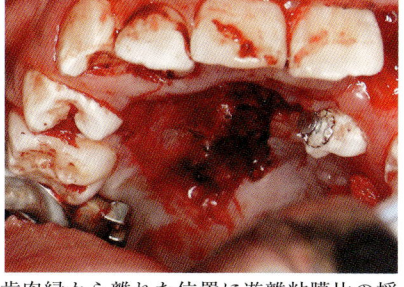

図 3-18-6 a,b 移植粘膜の採取部位．a：歯肉縁から離れた位置に遊離粘膜片の採取を設定する．骨膜は残し，partial thickness として採取する．b：移植片採取後，骨膜の残存が確認される．

肉，頬粘膜が選ばれます．硬口蓋のなかで選ばれる部位としては，臼歯部歯肉縁から 2〜3 mm 離れた部位が良いとされています．

採取にあたり大口蓋動脈の走行に十分に注意しましょう．移植片の採取は，移植片の大きさを決めるため移植床にスズ箔などをおいて型を採り，これを移植片採取部位にあて，まずこの周囲に沿って切開します．

移植片の厚さについては，厚いと生着しにくい一方，薄いと生着しやすいのですが治癒過程において収縮をきたします．一般的には 1mm よりやや厚く移植片を切離すると良好な結果を得ることができます．

移植片が採取できたなら生理食塩水で湿らせたガーゼを介して把持し，内面にある腺組織，脂肪などを歯周用ハサミで切除し，表面を平滑にして厚さを均等にしておきます．

移植片の適合と縫合については，移植片を移植床に適合して辺縁を調整し，つぎに移植片を周囲歯肉あるいは骨膜に吸収性糸で縫合します（図 3-18-3a〜d）．

図 3-18-4a〜c に採取した移植片（遊離粘膜）を移植床に縫合し，付着歯肉が得られた症例を示します．

移植片の底部においては縫合の必要はありません．縫合して固定された移植片をガーゼで軽く圧迫し，創部との密着を図ったら歯周包帯，もしくはガーゼを圧迫固定（タイオーバー）します．

移植片採取部の上皮欠損部は圧迫止血後，歯周包帯を行い保護します．歯周包帯の固定が思わしくない場合には，口蓋床を作製し維持を図ります．遊離歯肉移植片が生着するには，器質結合期で約 2 週間を要します（図 3-18-5,6）．

参考文献

1. 大谷隆俊，高橋庄二郎，園山昇（編）．図説口腔外科手術学．上巻．東京：医歯薬出版，1988．
2. 鴨井久一，伊藤公一，山田了（編）．標準歯周病学（STANDARD TEXTBOOK）．第 4 版．東京：医学書院，2006．

第 3 部 口腔内処置編

Oral Operative Edition 19

移植歯のレプリカを用いた自家歯牙移植術

I　自家歯牙移植術

　歯の再植・移植の歴史は古く，近年における臓器移植のはじまりともいわれています．しかし，われわれ歯科医師にとってはもっとも古い治療法の1つでありながら，歯根の吸収という大きな問題を抱えたままです．

　固有の歯牙と同様に削合や連結ができ，隣在歯の保全が可能となり，患者に受け入れられやすい治療法であるため，この15年ほどでその成功率は飛躍的に向上していますが，健全な歯根膜をもつ移植歯が必要であり，また移植床の骨量が十分なことなど適応症が狭く，とくに術式が規格化されておらず経験的な部分が多いため，一般臨床に応用されにくいのが現状です．

II　術後の歯根吸収

　移植後の歯を生着させるためには3つのポイントがあります．第1は，移植歯の歯根膜の損傷を最小限にとどめること．第2はできるだけ移植歯の歯根の形態と，移植床の形態を合わせること．第3は抜歯から移植までの時間を短くすることです．

　従来の自家歯牙移植術の場合，まず移植床に存在する要抜去歯を抜歯後，移植歯を抜き，その移植歯を用いて移植床の形態を移植歯の歯根の形態に合うように整えています．そのため，移植までに時間がかかり，移植歯の歯根膜が傷つき，歯根吸収の原因となっていました．図3-19-1a～cは下顎左側第一大臼歯が保存不可能なため上顎左側第三大臼歯を移植した症例です．約2ヵ月後に歯根の吸収を認めています（図3-19-1c参照）．

●移植後歯根吸収を起こした症例

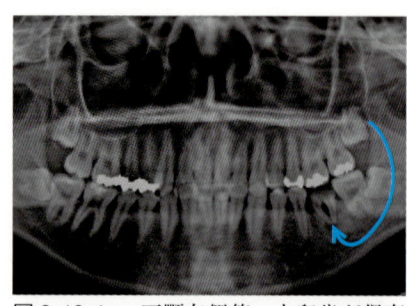

図3-19-1a　下顎左側第一大臼歯が保存不可能なため，上顎左側第三大臼歯の移植を計画（矢印）．

図3-19-1b　移植歯の上顎左側第三大臼歯の歯根は完成している．

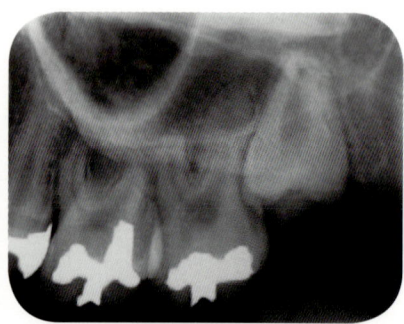

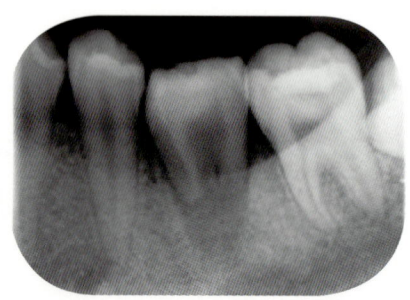

図3-19-1c　従来の自家歯牙移植術を施行したが，2ヵ月後に歯根の吸収を認めた．

●歯科用コーンビーム CT・3 DX

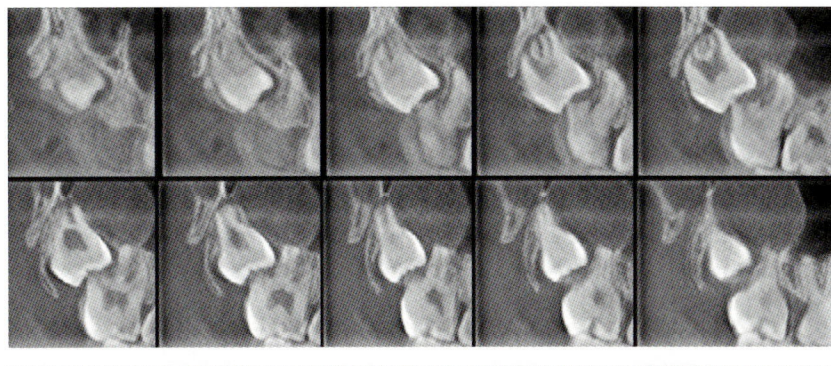

図 3-19-2a　歯列平行断像.

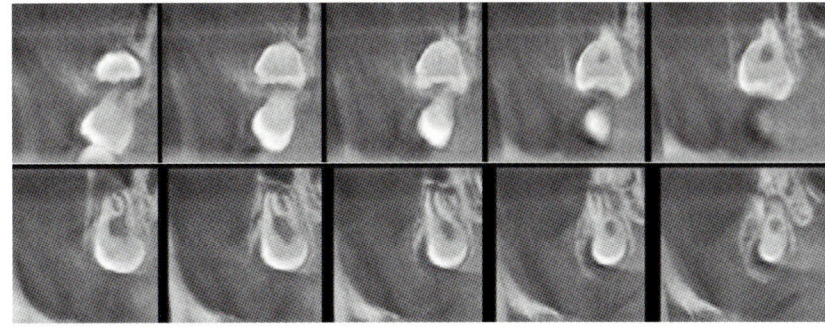

図 3-19-2b　歯列横断像.

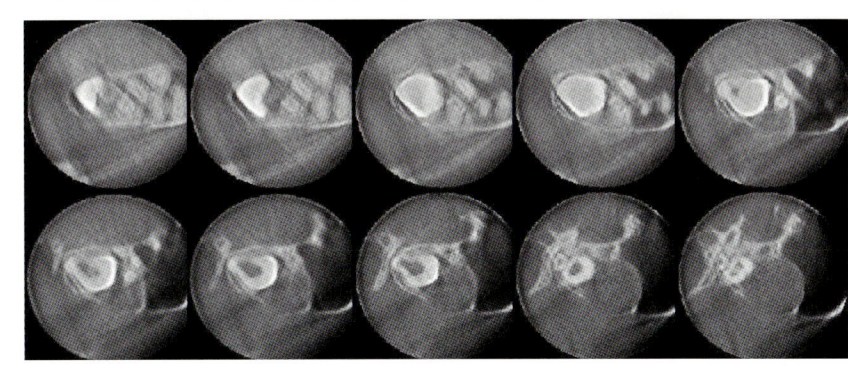

図 3-19-2c　水平断像.

III　レプリカを用いた自家歯牙移植術

　筆者らは，歯科用コーンビーム CT の画像より移植歯の三次元構造モデルを構築し，光造形システムを用いて移植歯のレプリカを作製，移植床の形成に使用しています．

　移植歯の歯根膜を損傷させることなく，移植床を形成することができ，また移植歯を移植直前に抜歯することが可能となるため，移植床に適合するまでの時間が大幅に短縮され，自家歯牙移植術の経過が良好となっています．

1. レプリカの作製

　歯科用コーンビーム CT・3 DX（モリタ社製，以下 3 DX）を用いて，撮像時間 17 秒，撮像条件は，電流 10 mA，管電圧 85 kV，付加フィルターは 1 mmCu で抜歯予定の上顎右側第三大臼歯の撮影を行いました．撮影範囲は高さ 30 mm，幅 38 mm の円柱形で，歯列平行断像，歯列横断像，水平断像の画像再構成を行いました（図 3-19-2a〜c）．得られた画像データを 0.25 mm のスライス画像とし，3 D 骨梁構造計測ソフト（R.2.02.12-S，RATOC）を用いて歯の画像のみを抽出し，三次元モデルを構築しました（図 3-19-3a, b）.

第3部　口腔内処置編

a|b

図3-19-3a　0.25 mmのスライス画像とし，3D骨梁構造計測ソフト（R.2.02.12-S, RATOC）を用いて画像を抽出した．
図3-19-3b　歯の画像のみを抽出し三次元モデルを構築．

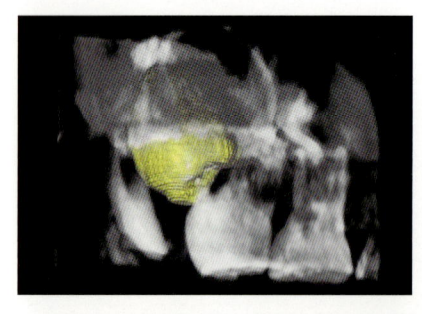

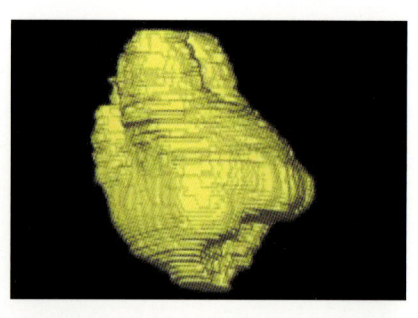

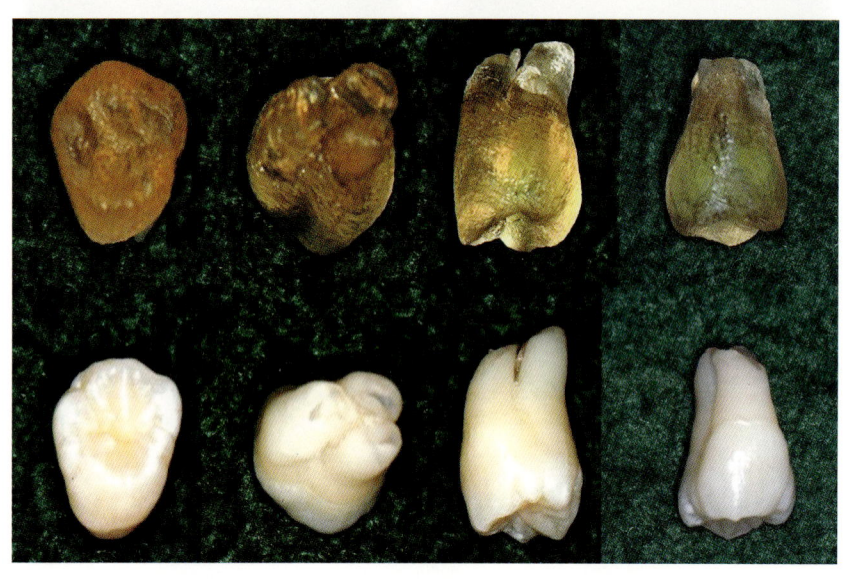

図3-19-4　光造形システムに引き継ぎ，光硬化型UDMA系レジン，デソライトを使用，SCR 8000 HD（デンケン社製）を用い三次元モデルを作製，抜去歯との比較．

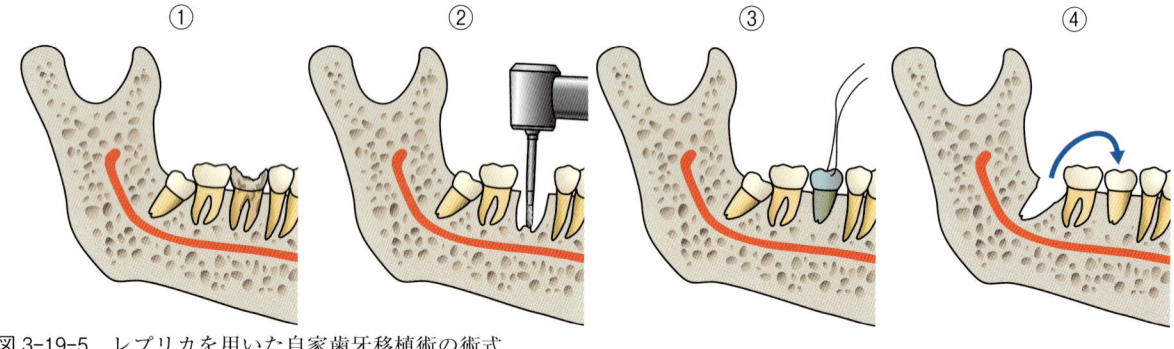

① ② ③ ④

図3-19-5　レプリカを用いた自家歯牙移植術の術式．

　光造形システムに引き継ぎ，光硬化型UDMA系レジン，デソライトを使用，SCR 8000 HD（デンケン社製）を用いレーザー部として680 nmの半導体レーザー，レーザースポット径0.15 mm，レジン積層厚0.1 mmで三次元モデルを作製，抜去歯と比較しました（図3-19-4）．

2．術式

　図3-19-5にレプリカを用いた自家歯牙移植術の術式を示します．
①第一大臼歯は抜歯の適応．移植可能な第三大臼歯が存在するため自家歯牙移植術を計画する．
②第一大臼歯を抜歯後，第三大臼歯のレプリカを用いながら，外科用バーおよびインプラント埋入用バーにて，移植床を形成する．

移植歯のレプリカを用いた自家歯牙移植術

●レプリカを用いた歯牙移植

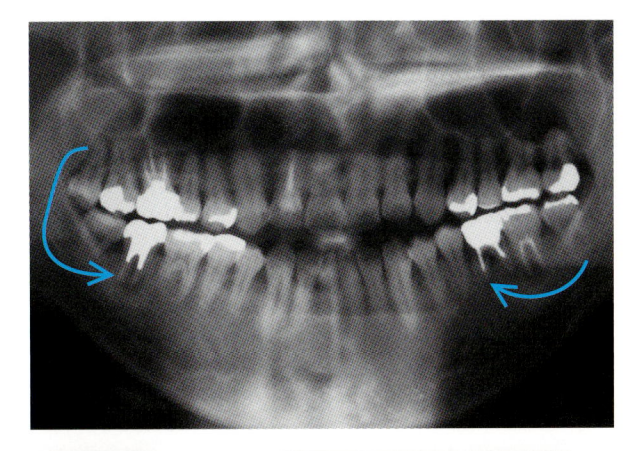

図 3-19-6a　上顎右側第三大臼歯を下顎右側第二大臼歯へ，下顎左側第三大臼歯を下顎左側第一大臼歯へ移植を計画（矢印）．

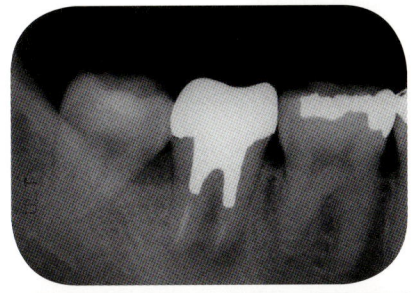

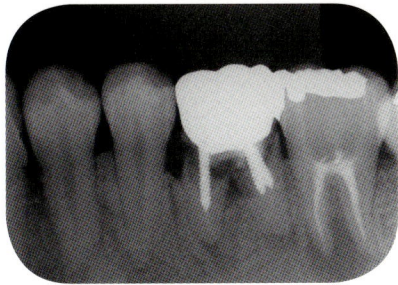

図 3-19-6b　下顎右側第二大臼歯は保存不可能．
図 3-19-6c　下顎左側第一大臼歯は保存不可能．

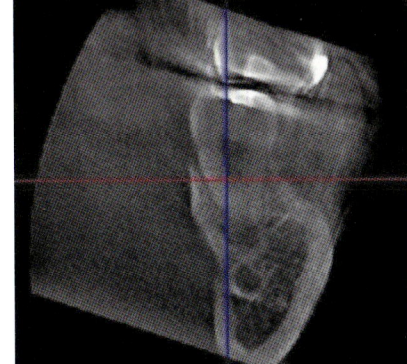

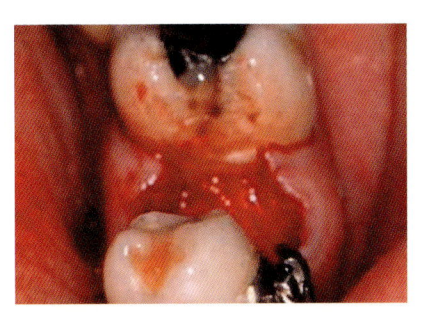

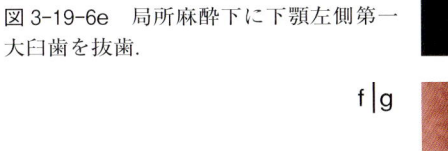

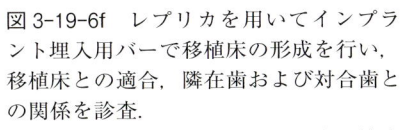

図 3-19-6d　下顎左側第三大臼歯の歯科用コーンビーム CT 画像．
図 3-19-6e　局所麻酔下に下顎左側第一大臼歯を抜歯．

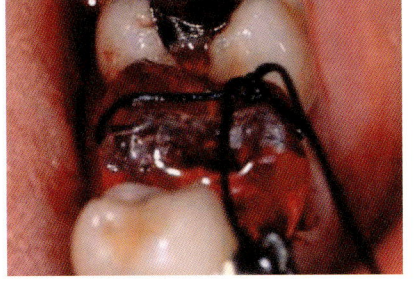

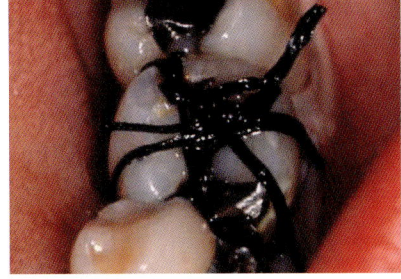

図 3-19-6f　レプリカを用いてインプラント埋入用バーで移植床の形成を行い，移植床との適合，隣在歯および対合歯との関係を診査．
図 3-19-6g　下顎左側第三大臼歯を抜歯し，ただちに移植床へ移植，縫合固定を行った．

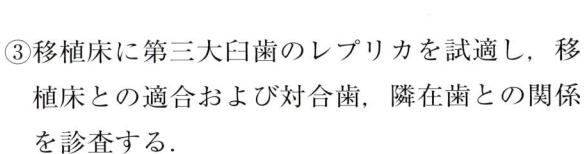

③移植床に第三大臼歯のレプリカを試適し，移植床との適合および対合歯，隣在歯との関係を診査する．
④移植歯を移植直前に抜歯し移植，縫合固定を行う．

Ⅳ　実際の症例

図 3-19-6a～k に下顎左側第三大臼歯を下顎左側第一大臼歯へ移植し，さらに上顎右側第三

205

第3部　口腔内処置編

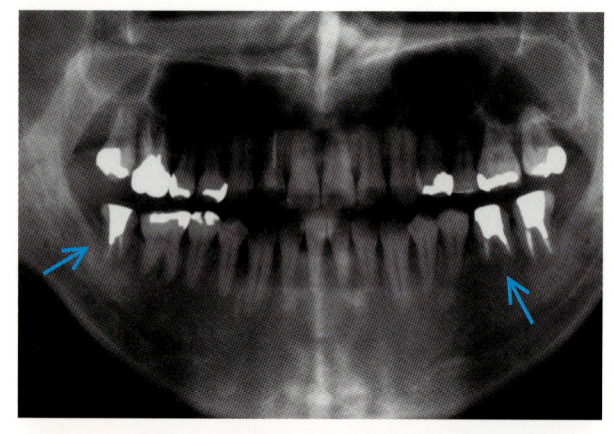

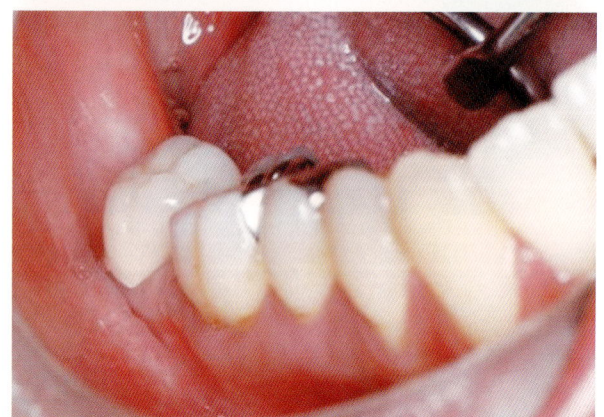

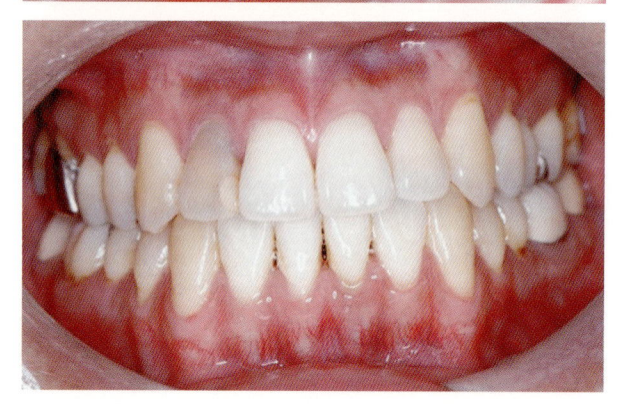

図 3-19-6h　術後8年のパノラマX線写真（矢印）．

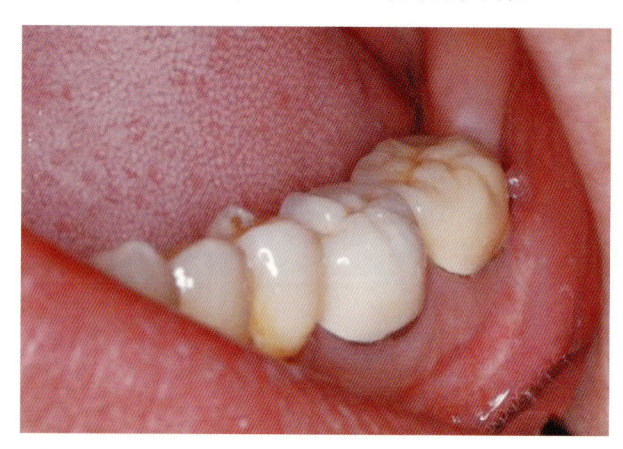

図 3-19-6i　術後8年の下顎右側第二大臼歯．
図 3-19-6j　同下顎左側第一大臼歯．
図 3-19-6k　術後8年の口腔内所見．

　大臼歯を下顎右側第二大臼歯へ移植した症例を示します．

　患者は27歳の男性．下顎右側第二大臼歯および下顎左側第一大臼歯が保存不可能と診断され，自家歯牙移植術を勧められ紹介来院しました（図 3-19-6a～c）．

　画像検査を行い（図 3-19-6d），下顎左側第三大臼歯のレプリカを作製，局所麻酔下に下顎左側第一大臼歯を抜歯し（図 3-19-6e），レプリカを用いてインプラント埋入用バーで移植床の形成を行い，移植床との適合，隣在歯および対合歯との関係を診査しました（図 3-19-6f）．

　つぎに下顎左側第三大臼歯を抜歯し，ただちに移植床へ移植，縫合固定を行いました（図 3-19-6g）．術後3週間で水酸化カルシウム製剤による根管治療を行い，術後3ヵ月でガッタパーチャポイントによる最終根管治療を行いました．4ヵ月後，同様に上顎右側第三大臼歯を下

顎右側第二大臼歯へ，移植歯のレプリカを用いて自家歯牙移植術を施行，現在術後8年を経過していますが，良好に機能しています（図3-19-6h～K）．

V　生着率の向上と今後の展望

自家歯牙移植術成功の大きな要因は，移植歯の歯根膜にあり，健全な歯根膜を有する歯根では歯根吸収は起きず，生着したあと従来の歯と同様に扱って差し支えないといわれています．

そのため移植歯の選別では単根歯が良いとされ，抜歯の際にはできるだけヘーベルの使用，歯根膜麻酔を避け，歯根膜を傷つけないようにし，植立までの時間を30分以内に完了させることが推奨されています．またその間，移植歯の乾燥の防止が重要で，生理食塩水や歯牙保存液への浸漬が必要といわれています．

移植床の形成についてみると，その形態はできるだけ移植歯に合わせるべきですが，その空隙を一定に保つことは不可能で，1～2mm程度では良好な修復が起こり，3～5mmが限界であるともいわれ，これらが成功のポイントと思われます．

筆者らの行っているレプリカを用いた自家歯牙移植術は，まず，3DXの画像データより，移植歯の歯根形態や歯根長を術前に把握することができるため，抜歯時，歯根膜組織に大きな傷害が予測される難症例を除外でき，移植歯の選択に有用です．

また，レプリカとインプラント埋入用バーを用いて，移植床を形成するため，時間的に余裕が生まれ，過剰な形成を避けることができます．さらに，隣在歯や対合歯との咬合関係も移植歯を用いることなく確認することもできるようになりました．

現在まで31例を経験しますが，移植歯の抜歯から移植床への適合まで移植歯を口腔外に放置することなく1分以内に完了し，最長例は10年で良好に経過しています．

歯根膜が機能し，矯正力をかけることができるため，要抜去歯と欠損部の回復の有効な手段として矯正治療の一環としての症例も増加しています．さらに，自家歯牙移植術の適応症拡大のため，さまざまな試みがなされており，歯牙を凍結保存後，臨床的，実験的に検討し，良好な経過の報告もみられるようになりました．今後これらの術式に対しても，レプリカを応用することは可能と思われ，望まれている術式の確立の一助となるものと考えています．

参考文献

1. Andreasen J O. Autotransplantation of molars, Autotransplantation of premolats. Ltd-Singapore : Atlas of Replantation and Transplantation of Teeth. 1992 ; 111-175.
2. Andreasen J O, Paulsen H U, Yu Z, Ahlquist R, Bayer T, Schwatz O. A long-term study of 370 autotransplanted premolars. Part 1. Surgical procedures and standardized techniques for monitoring healing. European Journal of Orthodontics. 1990 ; 12 : 3-13.
3. Hürzeler M B, Quiñones C R. Autotransplantation of a tooth using guided tissue regeneration. J Clin Periodontol. 1993 ; 20 : 545-548.
4. Inoue T, Matuzaka K. Examination of autotransplantation and replantation of teeth-the key to success of autotransplantation of teeth-.THE NIPPON Dental Review. 2004 ; 740 : 69-77.
5. Schwartz Ole. Cryopreservation as long-term storage of teeth for transplantation or replantation. Int J Oral Maxillofac Surg. 1986 ; 15 : 30-32.
6. Talim S T, Antia F E. A roentgenographic evaluation of reimplanted teeth. American Academy of Oral Roentgenology. 1966 ; 21 : 602-608.
7. Honda M, Uehara H, Uehara T, Honda K, Kawashima S, Honda K, Yonehara Y. Use of a replica graft tooth for evaluation before autotransplantation of a tooth. A CAD/CAM model produced using dental-cone-beam computed tomography. International Journal of Oral & Maxillofacial Surgery. 2010 ; 39 : 1016-1019.

Oral Operative Edition 20

顎関節疾患の診断・治療

I はじめに

ここでは，歯科診療所における顎関節脱臼と顎関節症に対する初期治療，ならびに患者を口腔外科専門医が在籍する高次医療機関（専門医）に紹介するべきタイミングについて解説します．また，顎関節症との鑑別診断を要する重要な疾患についても概説します．

II 顎関節脱臼

「顎関節脱臼」とは，いわゆる「アゴが外れた」状態で，下顎頭が関節隆起の前方に位置したまま下顎窩に戻れない状態のことを言います．したがって，患者は間延びした顔貌を呈し，関節隆起の前方に下顎頭を明確に触知できます（図3-20-1a, b）．

自力整復可能な不完全脱臼は積極的な治療対象となりませんが，自力整復できない完全脱臼は，できるだけ早く整復しなければなりません．脱臼後の経過時間が長くなるにつれて，筋スパスムや筋痛が発現し整復が難しくなるからです．

整復には，ヒポクラテス法による徒手整復を用います．患者の後頭部をヘッドレストに付けた状態で両手の拇指を下顎臼歯部の咬合面におき，残り4指で両側の下顎を包むようにつかみます（図3-20-2a）．軽く「アゴ」を揺すりながら患者にリラックスしてもらい「アゴの力」を抜くように指示します（図3-20-2b）．「アゴの力」が抜けたところを見計らって，患側の臼歯部を押し下げつつオトガイ部をもち上げるような力を加え（図3-20-2c），同時に下顎頭で関節隆起をなぞるような感覚で下顎頭を後方に誘導します（図3-20-2d）．両側性の場合には片側ずつ整復します．

整復後は2～3週間大開口の制限を指示し，必要に応じてチンキャップや弾性包帯で再脱臼を防止します．また，顎関節脱臼の誘因の1つと考えられる咀嚼筋群の過緊張を緩和する目的で，筋マッサージやスタビライゼーション型スプリントの装用も有用です．

一方，徒手整復が困難な場合や整復できても再脱臼を繰り返す場合（習慣性顎関節脱臼）には，外科的対応を念頭に専門医を紹介するべきです．

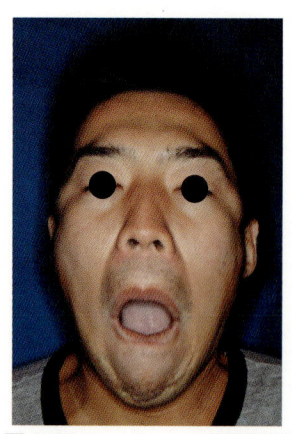

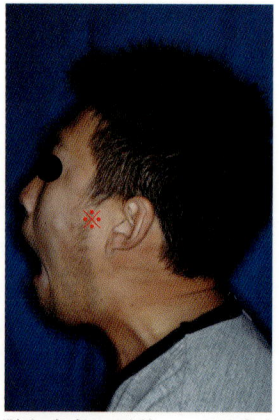

図3-20-1a, b　a：両側顎関節脱臼患者の正貌．b：同患者の側貌．※印部で関節隆起の前方に位置する下顎頭を触知できる．

●完全脱臼の徒手整復（ヒポクラテス法）

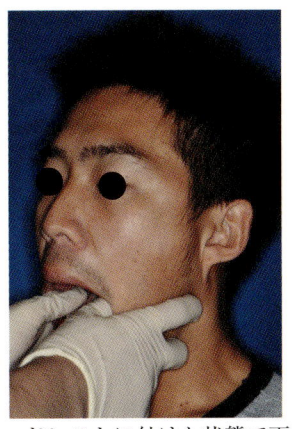

図3-20-2a　患者の後頭部をヘッドレストに付けた状態で両手の拇指を下顎臼歯部の咬合面におき，残り4指で両側の下顎を包むようにつかむ．

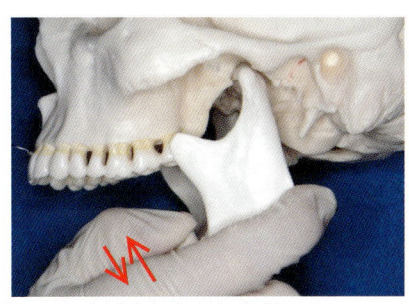

図3-20-2b　軽く「アゴ」を揺すりながら患者にリラックスして「アゴの力」を抜くように指示する．

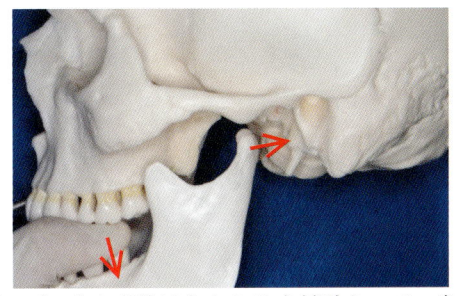

図3-20-2c　「アゴの力」が抜けたところを見計らって，患側の臼歯部を押し下げつつオトガイ部をもち上げるような力を加える．

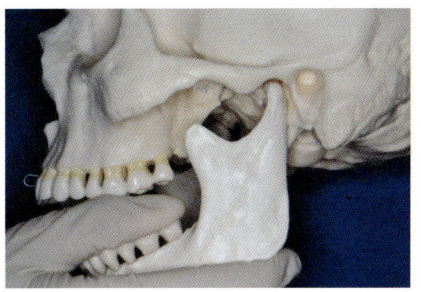

図3-20-2d　同時に下顎頭で関節隆起をなぞるような感覚で下顎頭を後方に誘導する．

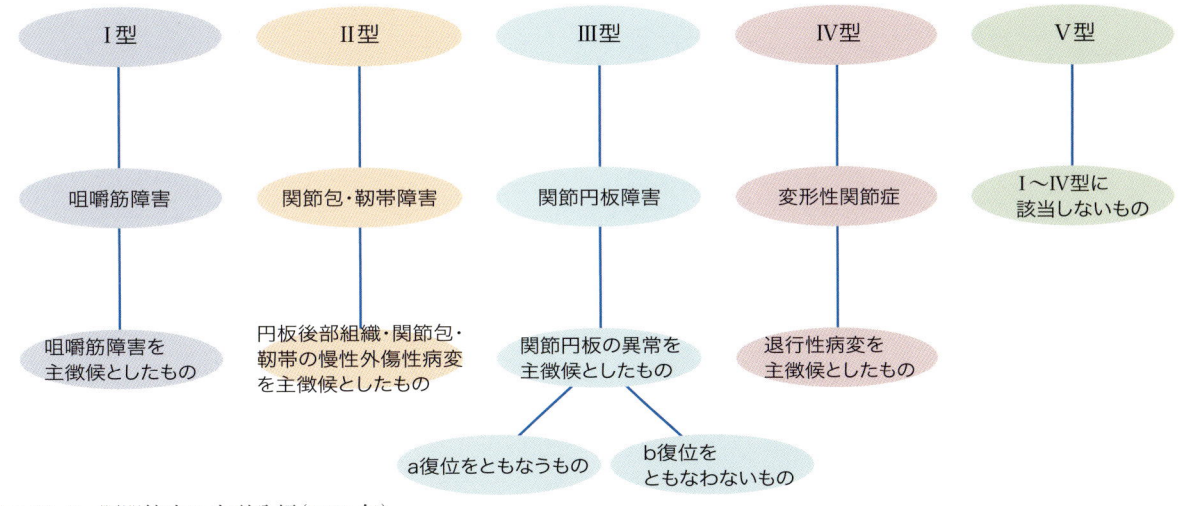

I型	II型	III型	IV型	V型
咀嚼筋障害	関節包・靱帯障害	関節円板障害	変形性関節症	I〜IV型に該当しないもの
咀嚼筋障害を主徴候としたもの	円板後部組織・関節包・靱帯の慢性外傷性病変を主徴候としたもの	関節円板の異常を主徴候としたもの	退行性病変を主徴候としたもの	

III型: a 復位をともなうもの／b 復位をともなわないもの

図3-20-3　顎関節症の症型分類（2001年）．

III　顎関節症

　顎関節症とは，「顎関節や咀嚼筋の疼痛，関節雑音，開口障害などの顎運動障害を主要症候とする慢性疾患群の総括的診断名であり，その病態には，咀嚼筋障害，関節包・靱帯障害，関節円板障害，変形性関節症などが含まれる」と

第3部　口腔内処置編

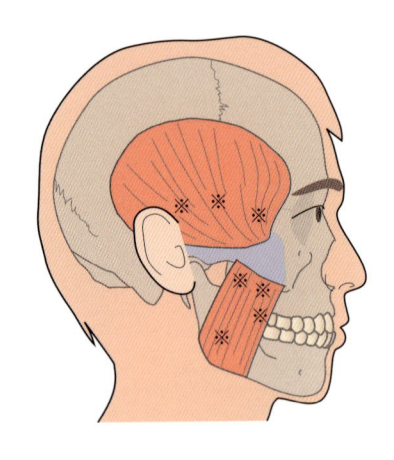

図3-20-4　※印は咬筋，側頭筋における主な圧痛点．圧痛はなくても，肩こりの「ツボ」と同じように，押すと「イタ気もち良い」ポイントを探し，小さなストロークで前後方向にマッサージするよう指導する．

● 左咬筋痛を主体とする顎関節症と誤診された左下顎骨中心性扁平上皮癌の症例

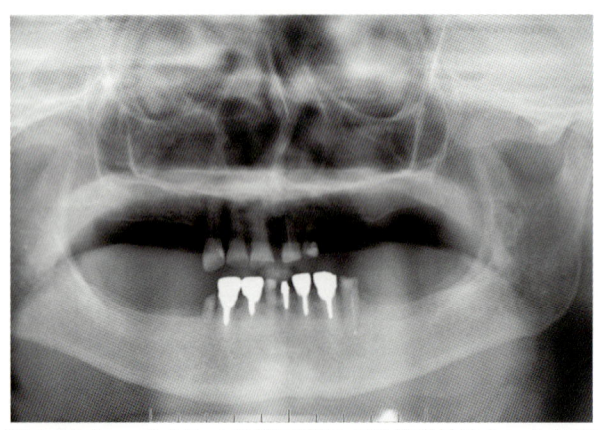

図3-20-5a　パノラマX線写真にて異常所見はないと判断され，顎関節症と診断された．

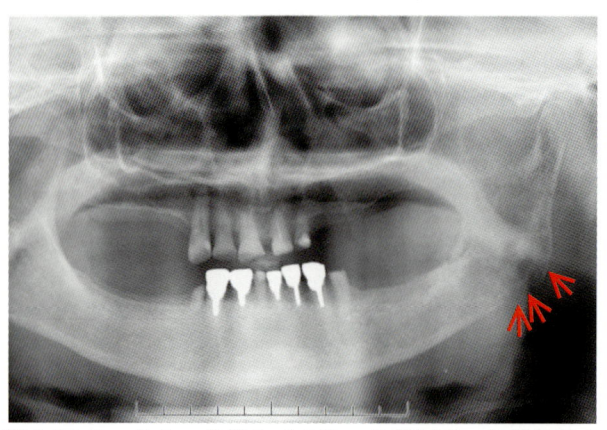

図3-20-5b　約3ヵ月後のパノラマX線写真．左顎角部を中心とする骨破壊像がある．この時点で悪性腫瘍が疑われた．

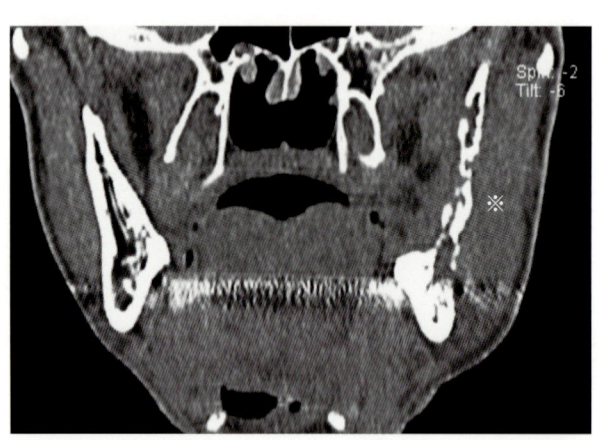

図3-20-5c　CT撮影したところ，左顎角部から下顎枝全体に骨破壊像が認められた．腫瘍は左咬筋にも浸潤（※印）していることがわかる．

定義され，障害様式に応じて5つのタイプに症型分類されています（図3-20-3）．

しかし，顎関節症の病態は多彩で，単純に1つの症型にあてはめられないこともあり，症型分類に基づいた診断・治療体系ではうまく説明できないことが少なくありません．そこで，「顎関節症の多彩な病態は，咀嚼筋群の機能失調（ブラキシズムやTeeth Contact Habit）と，その結果生じる顎関節への慢性的な圧縮荷重による炎症反応によって形成されている」と考えることをお勧めします．そうすると，顎関節症に対する初期治療の最優先課題は，咀嚼筋群の疲労回復とリラクゼーションにあることが明確になります．

具体的には，側頭筋や咬筋を中心とした筋マッサージ（図3-20-4），顎運動による咀嚼筋群のストレッチ，スプリント療法，生活指導（時々，意識してアゴの力を抜いたり，ガム噛みを控えるなど）によって対応します．スプリントの形態については，仰臥位で調整されたスタビ

顎関節疾患の診断・治療

● 化膿性顎関節炎が頭蓋内に波及した症例

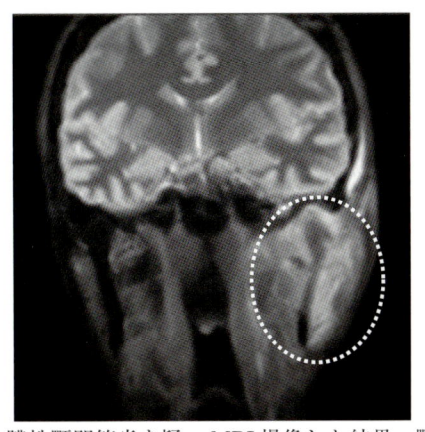

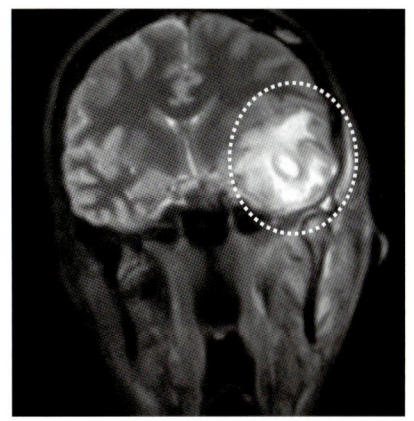

図 3-20-6a, b　化膿性顎関節炎を疑い MRI 撮像した結果，顎関節周囲に広範な炎症巣が確認された．入院下に治療を行うも頭痛が続いたため，再度 MRI 検査を施行したところ，頭蓋内への炎症の波及を認めた．　　　a|b

ライゼーション型をお勧めします．ときにソフトタイプのスプリントを見受けますが，かえってクレンチングを誘発することもあり，お勧めできません．筋症状が強い場合には，一時的な薬物（消炎鎮痛薬，筋弛緩薬や抗不安薬など）療法も有用です．

ところで，初期治療の目標は，可逆的治療によって症状の改善を図ることですから，不用意な天然歯の削合による咬合調整は厳禁です．また，スプリントの終日装用も予想外の咬合異常をまねくことがあるので注意を要します．原則として，就寝時の装用に限定するべきです．なお，これら非外科的治療によって症状が消退したら，患者自身による筋マッサージと顎運動練習の継続を指示しつつ，スプリント療法からの離脱を図ります．実際のところ，一連の適切な非外科的治療によって，約 90％ の顎関節症はコントロール可能です．

一方，これら非外科的治療が奏効せず，顎関節の疼痛による顎運動障害が残存する場合には，MRI，CT などの画像検査を行い，その所見に基づいて，顎関節洗浄療法をはじめとする外科的治療の適用を検討することになりますので，この段階で専門医に紹介するべきです．

IV　顎関節症との鑑別診断を要する疾患

「顎関節症」を思わせる症状の裏側に，生命に関わる悪性腫瘍や頭蓋内に進展した化膿性顎関節炎が隠れていることがあります．

1．悪性腫瘍

図 3-20-5a〜c に示したのは左咬筋痛を主体とする顎関節症と診断された左下顎骨中心性扁平上皮癌です．

患者は左咬筋部の圧痛と開口時痛を主訴に某病院歯科口腔外科を受診し，当初パノラマ X 線写真にて異常所見はないと判断され（図 3-20-5a），顎関節症と診断されました．スプリント療法に加え，筋マッサージなどの治療を受けるものの症状は悪化傾向を示しました．約 3ヵ月後のパノラマ X 線写真で，左顎角部を中心とする骨破壊像がみられ（図 3-20-5b），この時点で悪性腫瘍が疑われました．さらに CT 撮影したところ，左顎角部から下顎枝全体に骨破壊像が認められ（図 3-20-5c），腫瘍は左咬筋にも浸潤（図 3-20-5c 内の※印）していることがわかりました．

第3部　口腔内処置編

● 顎関節症と酷似した症状を呈する滑膜性軟骨腫症の症例

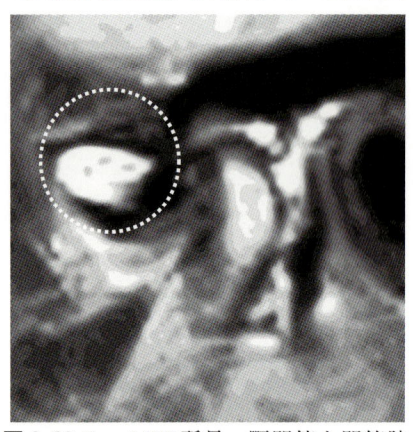

図3-20-7a　MRI所見．顎関節上関節腔の前方滑膜間腔の顕著なJoint Effusion像のなかに，点状の低信号域の散在を認める．

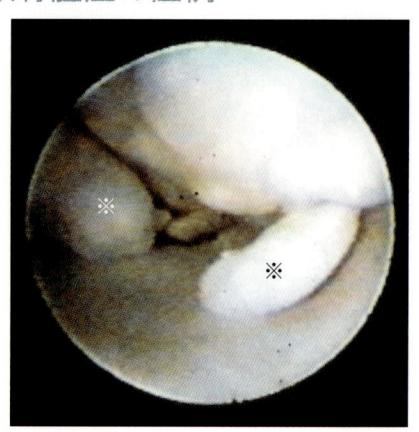

図3-20-7b　関節鏡視所見．上関節腔内に浮遊する軟骨粒（※印）を認める．

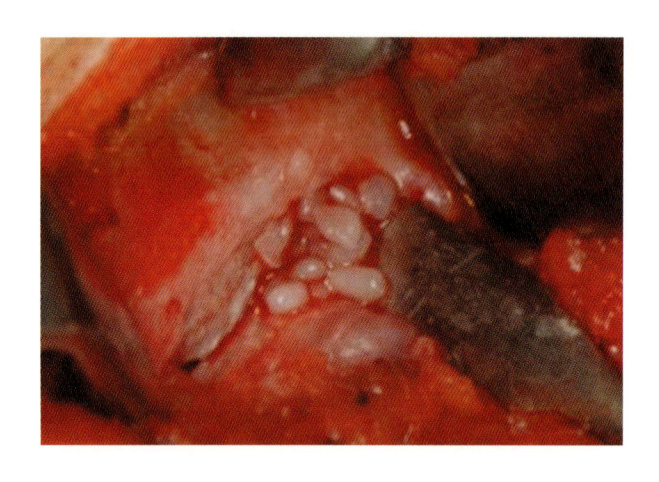

図3-20-7c　術中所見．上関節腔に大小さまざまなサイズの軟骨粒を多量に認める．これらを摘出すると同時に病的滑膜を切除した．

2. 頭蓋内に進展した化膿性顎関節炎

図3-20-6a，bは化膿性顎関節炎が頭蓋内に波及した症例です．患者は左顎関節症の診断のもと，スプリント療法と筋マッサージによる治療を受けていましたが，約1週間後に疼痛をともなう開口障害の悪化と同時に左顎関節部のびまん性の腫脹が発現してきました．化膿性顎関節炎を疑いMRI撮像した結果，顎関節周囲に広範な炎症巣が確認されました．

入院下に抗菌薬の投与と切開排膿処置を行い，炎症症状は軽快傾向を示していましたが，頭痛の訴えが続くため，再度MRI検査を施行したところ，頭蓋内への炎症の波及を認めました．その後，脳神経外科と共同で開頭をともなう消炎手術を行い，現在，後遺症もなく回復しています．

3. 滑膜性軟骨腫症

図3-20-7a〜cは顎関節症と酷似した症状を呈する滑膜性軟骨腫症です．図3-20-7aは典型的なMRI所見ですが，顎関節上関節腔の前方滑膜間腔の顕著なJoint Effusion像のなかに，点状の低信号域の散在を認めます．

図3-20-7bは関節鏡視所見です．上関節腔内に浮遊する軟骨粒（※印）を認めます．図3-20-7cは術中所見です．上関節腔に大小さまざまなサイズの軟骨粒を多量に認め，これらを摘出しました．

●咀嚼筋腱・腱膜過形成症の症例

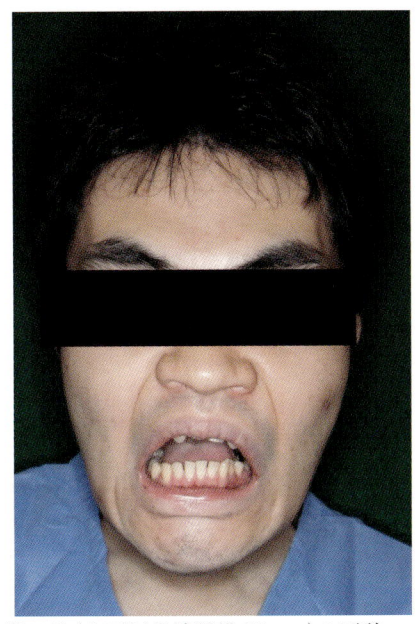

図3-20-8a　最大開口時（上下切歯端距離20mm）の正貌．

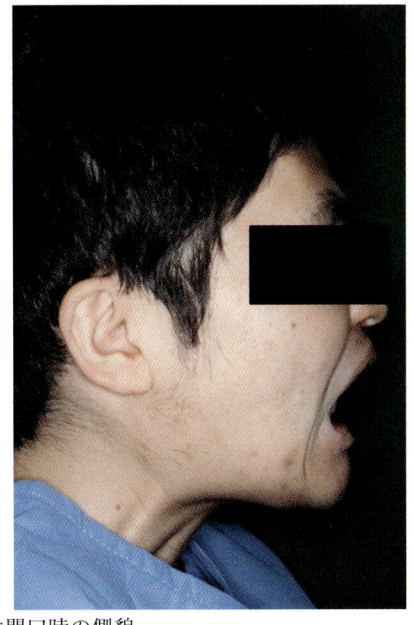

図3-20-8b　最大開口時の側貌．

4．そのほかの鑑別疾患

　このような症状のほかに，急性・慢性の顎関節炎を起こすピロリン酸カルシウム結晶沈着症，無痛性開口障害を主徴とする顎関節強直症，咀嚼筋腱・腱膜過形成症（図3-20-8a, b），筋突起過長症などが鑑別疾患として挙げられます．

　また，関節リウマチ，乾癬性関節炎，反応性関節炎，強直性脊椎炎などの全身性関節疾患の分症状として顎関節症状を呈していることもあります．さらに，破傷風やてんかん発作による開口障害もありますが，これら全身疾患に関連する顎関節症状は，ていねいな問診と現症（ほかの関節や全身症状も含めて）に対する診査によって，比較的容易に鑑別することができます．

　いずれにしても，「普通の顎関節症ではない」と少しでも疑念を感じたり，「顎関節症」に対する初期治療が1～2ヵ月以内に奏効しない場合には，速やかに専門医に紹介するべきです．

参考文献
1. 日本顎関節学会（編）．顎関節症．京都：永末書店，2003．

Oral Operative Edition 21

外傷歯の処置と関連事項

I 外傷歯を有する患者の来院

　歯の外傷は受傷直後の対応により予後が大きく左右されるので，歯科医師や補助者は対処法や予後を考慮し，冷静に対処する必要があります．

　外傷歯を有する患者の治療では，受傷原因ならびに受傷状況を把握し，全身に及ぶ損傷の有無，とくに意識状態およびバイタルサインを確認し，ついで口腔内損傷の状態を診察します．

　歯の脱落などの連絡があった場合には，歯根の乾燥を防ぐ目的で，牛乳や歯の保存液に浸漬するか口腔前底に保持するように指示します．来院までの脱落歯に対する対処が予後に大きく影響を及ぼすことから，歯科衛生士など歯科医療従事者にも十分な知識が必要です．

II 外傷歯の診察と診断

　損傷が複数個所に及ぶこともあり，それらをもれなく把握する目的で，診察は全体から局所へと診断を進めます．外力が複数個所に作用して歯の外傷をきたしている可能性があるので，すべての歯の診察を行います．すべての問題点を抽出して対処の優先順位を検討します．外傷歯の場合，歯肉裂創や口唇裂創など周囲組織損傷が合併する場合があり，同時治療が求められる場合があります．

　歯の外傷には歯の破折と脱臼があります．歯の破折には歯冠部破折（図3-21-1a～c），歯冠歯根部破折（図3-21-2），歯根破折（図3-21-3）があり，歯の脱臼には不完全脱臼と完全脱臼（脱落・図3-21-4a, b）があります．

● 歯冠破折

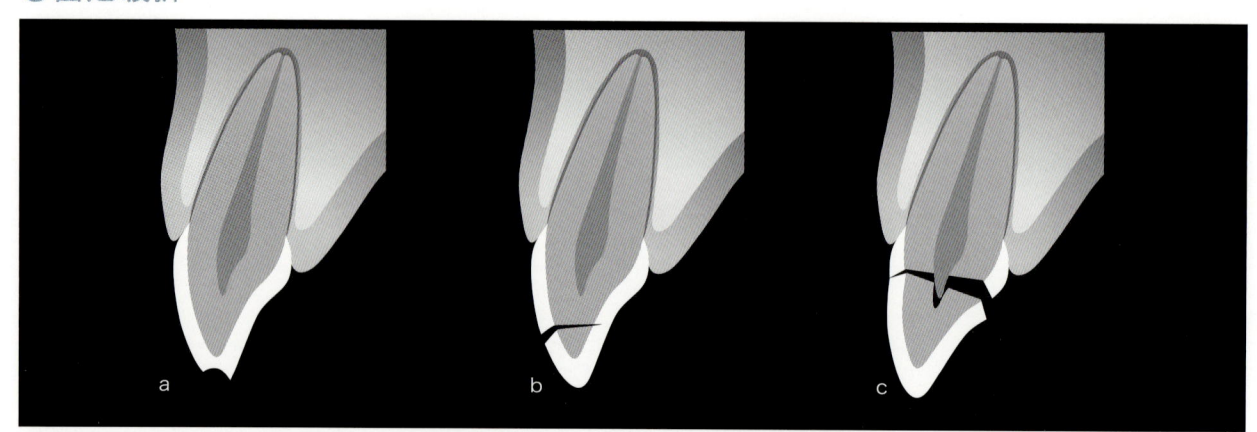

図3-21-1a～c　歯冠破折．a：エナメル質に限局した歯冠破折．b：エナメル質と象牙質に及ぶ歯冠破折．c：露髄をともなう歯冠破折（参考文献2より引用改変）．

a|b|c

外傷歯の処置と関連事項

●歯冠歯根破折

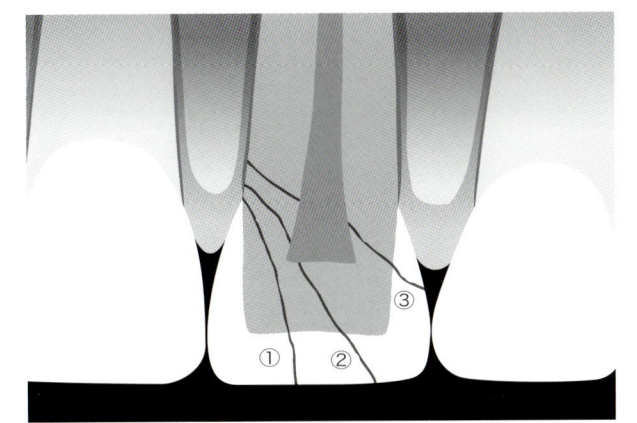

図3-21-2 歯冠歯根破折(図中の線①=単純な歯冠歯根破折．線②=露髄をともなう骨縁上歯冠歯根破折．線③=骨縁下に達する歯冠歯根破折)(参考文献2より引用改変)．

●歯根破折

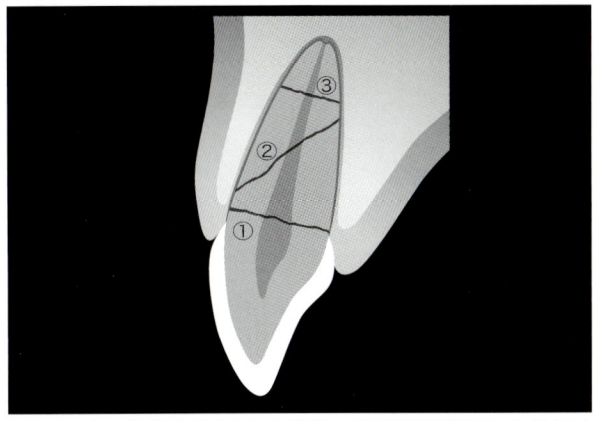

図3-21-3 歯根破折(図中の線①=浅部歯根破折から骨縁上の破折．線②=深部歯根破折から一部骨縁上の破折．線③=深部歯根破折から骨縁下の破折)(参考文献2より引用改変)．

●不完全脱臼と完全脱臼

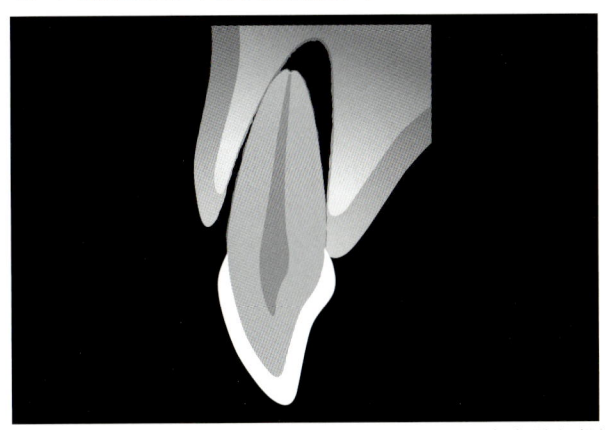

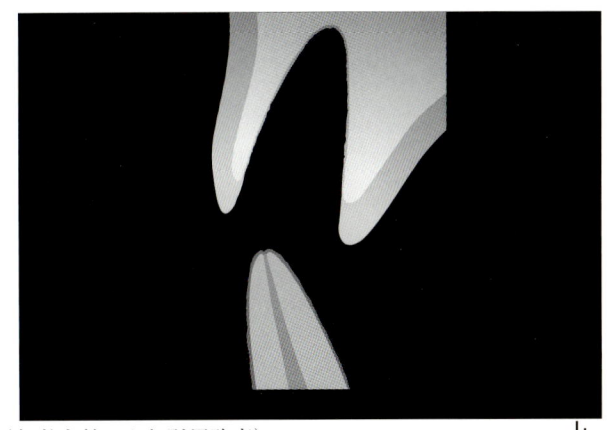

図3-21-4a, b 歯の脱臼．a：不完全脱臼．b：完全脱臼(脱落)(参考文献2より引用改変)．

　外傷歯の診察は，視診により歯の形態と歯頸線の位置を確認します．歯冠形態と歯軸の方向から歯の破折の状態，破折面の状態から露髄の有無や程度を把握し，歯頸線の位置や歯肉溝からの出血の有無を診察します．歯肉溝からの出血は歯の脱臼や歯根破折が疑われます．

　歯の打診は，打診音と打診痛から判断します．歯の破折がなく，清音で打診痛がない場合は外力が及んでいないと判断できます．打診音が濁音で，歯の動揺を認める場合は歯根破折や歯の不完全脱臼が疑われます．

　動揺度の検査は，検査をする反対の手指を歯根相当歯槽部に添えて行います．歯根部の動きを触知する場合は歯槽骨骨折を疑い，1歯を動揺させると隣在歯も同じように動揺する場合は，それらの範囲に歯槽骨骨折が疑われます．

　X線検査では，破折の有無(破折部位の位置，方向)，歯根膜腔の状態(歯の位置：不完全脱臼では歯根膜腔の拡大，圧下では歯根膜腔の消失)，歯槽骨骨折の有無などを確認します．

III 外傷歯の処置

　受傷直後の患者は精神的ショックを受けており，また受傷部の疼痛により十分な診察ができ

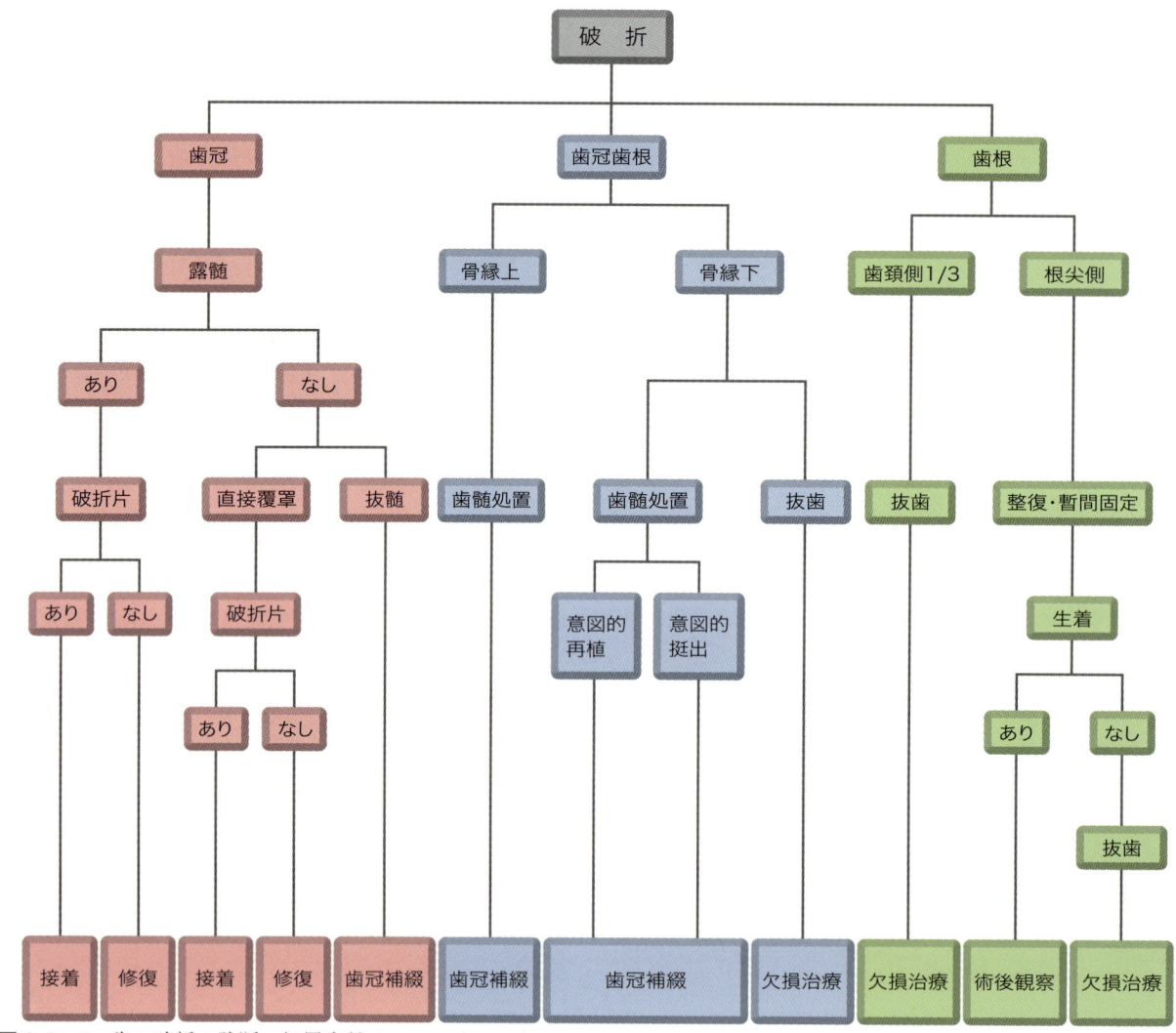

図3-21-5 歯の破折の診断・処置方針のフローチャート.

ない場合があります．その場合は，局所麻酔後に受傷歯の状態を再確認します．初診時と同じ所見であれば処置方針どおり施行し，新たな所見があれば追加処置を検討します．

1. 破折歯に対する処置(図3-21-5)

歯冠破折および歯冠歯根破折では歯の保存処置を主治療とします．歯髄は可及的に保存しますが，損傷感染および露髄の程度により抜髄を適応します．

歯冠破折の場合，エナメル質あるいは象牙質に限局した歯の破折では，歯髄腔との距離を確認し，コンポジットレジンなどで歯冠修復処置を行います．

歯冠歯根破折の症例でも，破折線が歯槽骨縁上の場合には歯髄処置と歯冠修復により保存は可能です．しかし，破折線が骨縁下に達すると保存困難な場合が多く，意図的挺出後に歯冠補綴を行うことがあります．

歯根破折では，歯頸部付近の破折例は予後不良です．歯根側での歯根破折で保存の見込みがある場合では暫間固定を行い，生着しない場合

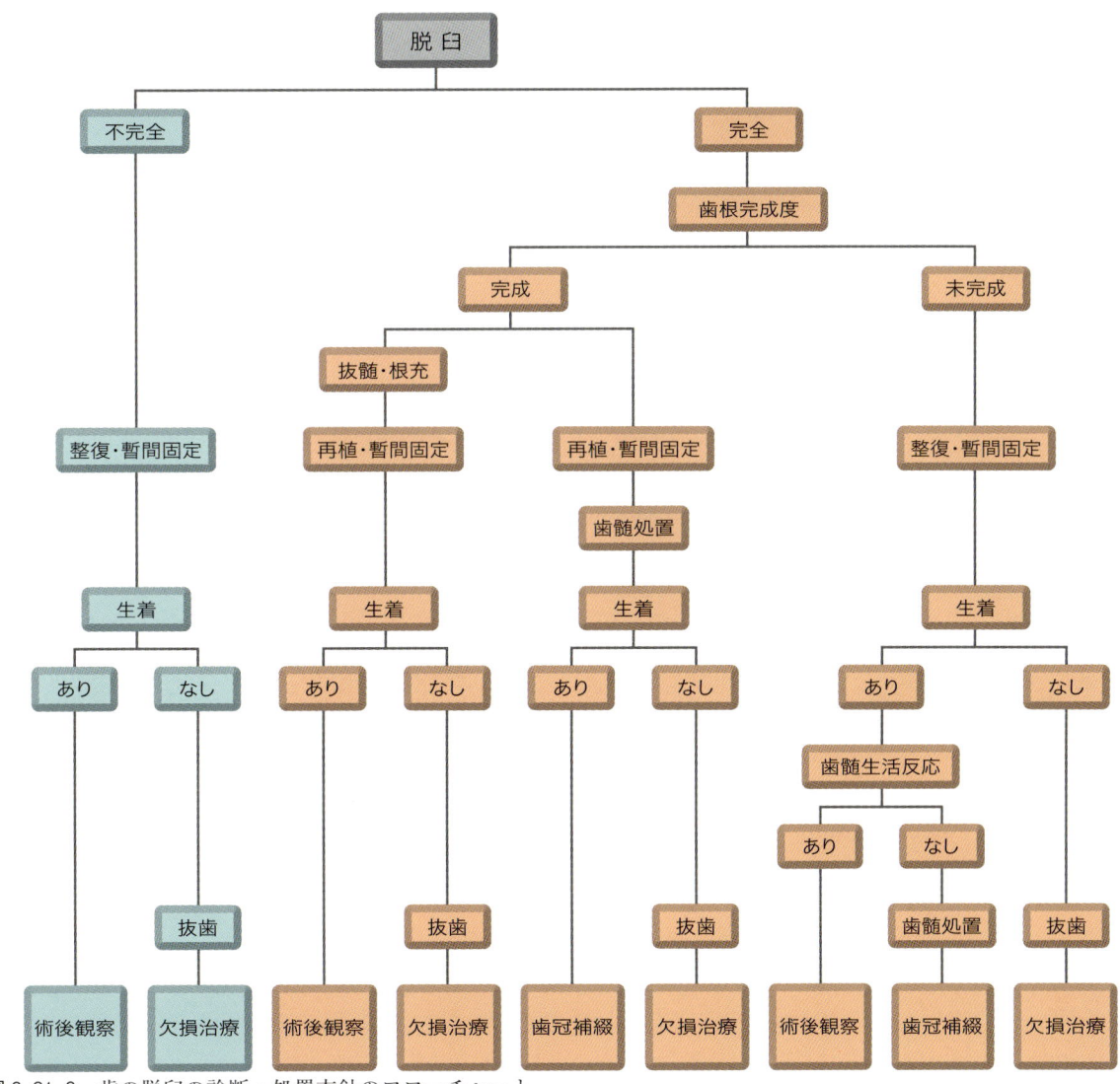

図 3-21-6 歯の脱臼の診断・処置方針のフローチャート.

2. 脱臼歯に対する処置（図 3-21-6）

　脱臼歯では歯槽窩への整復（再植）と固定および咬合の確認と調整を行います．不完全脱臼では，可及的に旧位に整復し固定します．完全脱臼（脱落）では，速やかに再植します．根未完成歯では可及的に歯髄を保存します．根完成歯の場合では，口外法で抜髄と根管充填を行い再植することがあります．受傷後短時間で再植でき

れば予後は向上します．抜髄せずに再植した場合は，術後再植の成功が確認できしだい速やかに歯髄処置を行います．

　陥入（圧下）脱臼では，確立した処置方針はありません．自然萌出を期待したり，外傷性炎症の消退後に意図的挺出を行います．また外科的に整復および固定することもあります．陥入脱臼では歯槽窩が破壊されていて固定に困難をきたすこともあり，抜歯適応となる場合もあります．

第 3 部　口腔内処置編

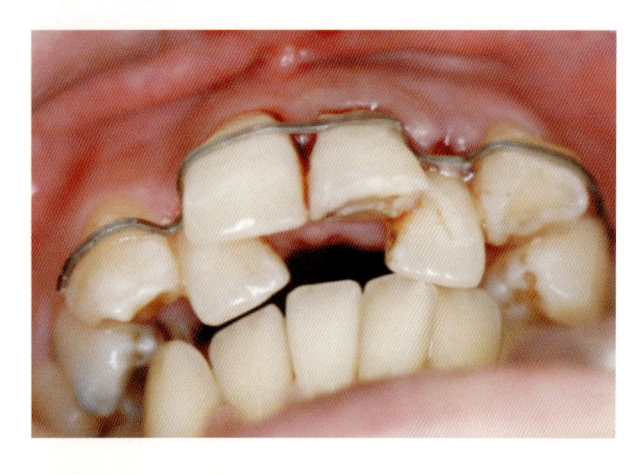

図 3-21-7　暫間固定．歯科矯正用角ワイヤーと即時重合レジンによる固定．

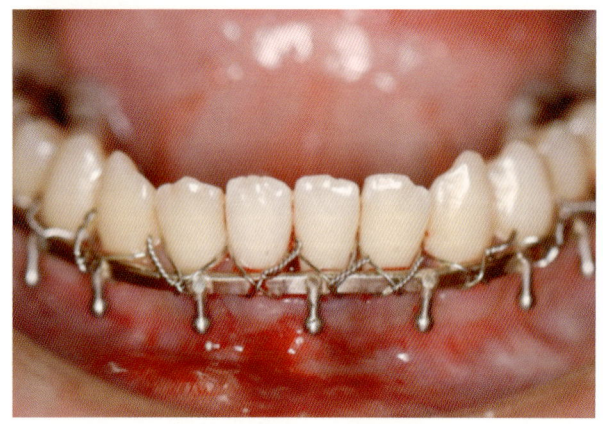

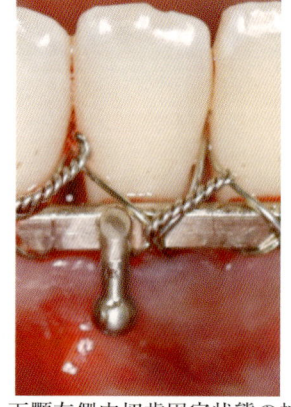

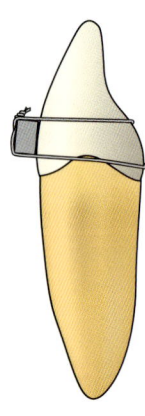

図 3-21-8a〜c　線副子を使用した暫間固定．a：口腔内写真．b：下顎左側中切歯固定状態の拡大．c：下顎左側中切歯遠心からみた結紮の状態．

a|b|c

3. 顎内固定の留意点と予後観察

　歯根破折や歯の脱臼，圧下の歯の固定では，歯根と歯槽骨が直接接すると癒着し，骨性治癒をきたし，歯根吸収の機転をとることが多くあります．歯が偏位せず，歯根が歯槽窩に強く圧迫されないような固定を行います(図 3-21-7，8)．固定後，中心咬合と偏心咬合時の咬合状態を確認し調整します．外傷歯に過度の咬合負担がかかると予後不良となることがあります．翌日の診察時の確認も重要です．

　また瞬時に歯に損傷を与える外力は歯髄全体や歯周組織にも何らかの影響を後遺することがあることから，受傷後 1 年間は定期的な予後観察が必要です．

参考文献

1. 内山健志, 近藤壽郎, 坂下英明, 大関悟(編). カラーアトラスサクシンクト口腔外科学. 第 3 版. 東京：学建書院, 2011.
2. 月星光博. シリーズ MI に基づく歯科臨床 Vol. 01. 外傷歯の診断と治療. 増補新版. 東京：クインテッセンス出版, 2009；30, 31, 52, 74, 112.

第4部
術後管理編
(Postoperative Edition)

　術後合併症はまったく生じないことが理想ですが，一定の割合で生じてしまいます．術後の出血，感染，後腫脹，神経麻痺などが，いったん生じると，患者サイドに不安を与えてしまいます．ここでは，抜歯や口腔内小手術の術後合併症としてのドライソケットや神経麻痺などについて解説します．

　平成18年の第5次医療法改定では医療従事者に医療安全の確保が義務づけられ，各都道府県，保健所設置地区に医療安全支援センターの設置を進めていくようになりました．本センターでは各医療機関に対し医療安全の確保に関する必要な情報の提供を行うとともに，患者・住民からの苦情や相談への対応を行います．

　これらのことからも患者サイドの医療に対する不満が世に出てきやすくなったと言えるでしょう．また，医療に関する訴訟件数は上昇の一途を辿っています．歯科治療のなかで，抜歯やデンタルインプラントなどの外科的処置の訴訟の件数は一般歯科治療に比べても多く，患者の医療に対する情報開示と説明のニーズは今後さらに強まっていくでしょう．

　日常の歯科治療でもヒヤリハットに遭遇することがありますが，小手術でもヒヤリハットはできるかぎり減少させなければなりません．ヒヤリハットが積み重なって，大きな医療事故に結びついていくと考える「ハインリッヒの法則」では，1つの重大事故の背後には29の軽微な事故があり，その背景には300の異常が存在するというものです．

　失敗を起こさないのが最良の医療ですが，どんな人でも過ちを犯すものです．どんな小さなヒヤリハットでもその都度，1つひとつ反省・検証し，再発防止に努めることが医療事故を防ぐ手段です．医院内での対策会，スタッフ間での連携など手技以外の点にも目配せを行い，チームで失敗回避に努めましょう．

　「To err is human, but errors can be prevented.（人は誤りをおかすものだが，誤りは防ぎうる）」が医療安全の原則です．この言葉を心に刻み，口腔内小手術に臨みましょう．

　また不幸にして術後合併症が生じたときは，患者や場合によってはその家族に病状，病態や発生頻度，今後の病状や治療法・方針を説明しましょう．このとこを冷静に行うことで術者に対する不信や不十分や説明による不満などを軽減させ「誠意ある対応がない」との感情を患者サイドにして抱かせないことも重要です．

第4部　術後管理編

Postoperative Edition 1

ドライソケット，骨治癒，歯根残留への処置

I　骨の治癒とドライソケット

　術後管理において，創部の顎骨の治癒状態を把握することは重要なことですが，デンタルX線画像やパノラマX線画像などの二次元画像では，頰舌側の歯槽骨が重複したり，障害陰影の影響で，骨の治癒状態やドライソケットなどの治癒不全状態を的確に評価することは困難です．

　しかし必要に応じて，全身用CT画像でCT値を利用したり，歯科用CTで微細な骨形態や瘢痕内部の骨梁構造を観察することで骨形成を評価することはある程度可能です（図4-1-1a～c）．

II　歯根残留

　抜歯時に歯根が破折，残留してしまうことがあります．デンタルX線画像やパノラマX線画像などでも確認できますが，詳細な残留状況を把握するには歯科用CTが有用です（図4-1-2a～d）．

　画像情報などから，根尖除去を試みることによるリスクが，歯根残存による継発症のリスクより高いと判断され，表4-1-1に示した適用基準が満たされれば，歯根を残存させても良いでしょう．

● 抜歯後治療不全症例

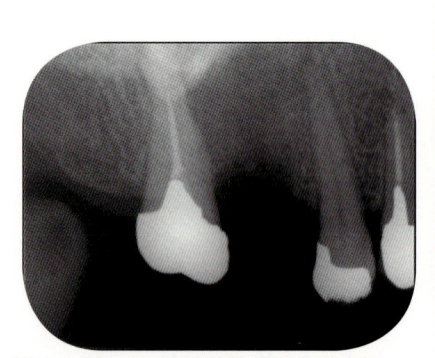

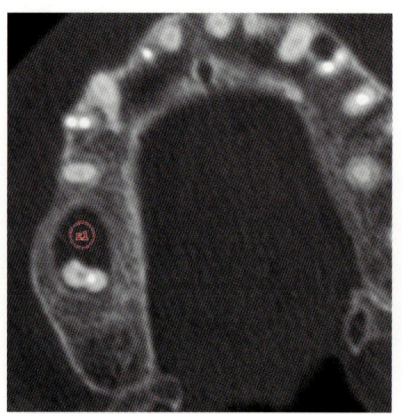

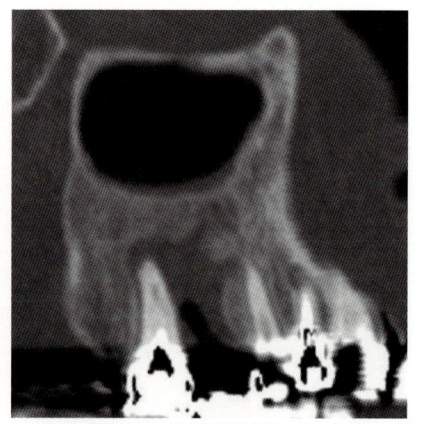

図4-1-1a～c　抜歯後治癒不全の症例．a：口内法X線画像．b：全身用CT軸位断像．c：全身用CT歯列縦断像．口内法X線画像では抜歯部治癒過程はおおむね良好にみえるが，CTの断面画像では瘢痕部に骨梁を認めず，同部のCT値は約＋40HUである．

a|b|c

●埋伏智歯抜去後の残根

a	b
c	d

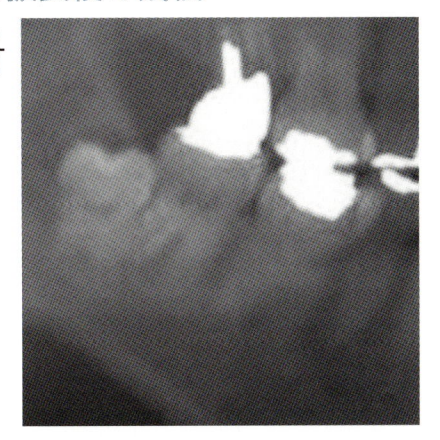

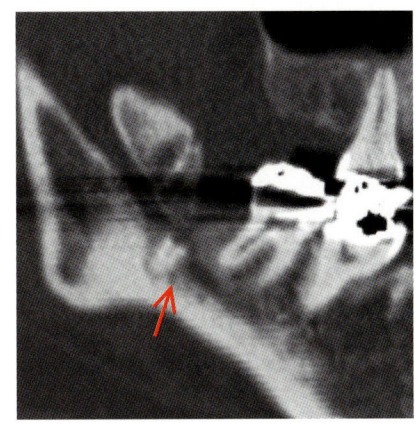

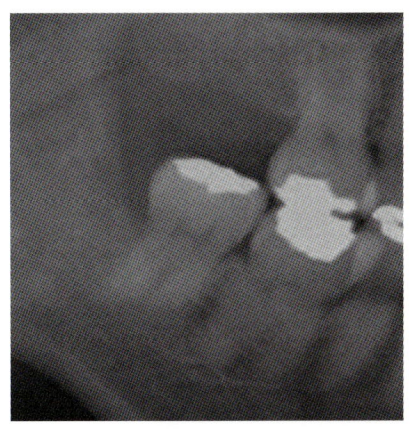

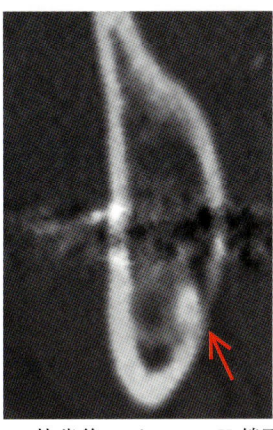

図 4-1-2a～d　下顎右側埋伏智歯抜去後の残根．a：抜歯前のパノラマ X 線画像（抜歯部位拡大）．b：抜歯後のパノラマ X 線画像（抜歯部位拡大）．c：CT 歯列縦断像．d：CT 歯列横断像．パノラマ X 線画像では明らかではないが，CT 画像で下顎管舌側に接して埋伏智歯の根尖の残存を認める．

表 4-1-1　歯根残存の適用基準

①残存歯根が小さく，4〜5mm 未満
②根尖が骨内に深く埋入した状態で，歯根が露出して二次的な骨吸収の危険性がなく，抜歯後の補綴処置の障害とならない
③抜去歯が感染しておらず，根尖周囲に X 線透過像がない

参考文献

1. Contemporary Oral and Maxillofacial Surgery 5th Edition James R. Hupp, Edward Ellis III, Myron R. Tucker ed., St Louis, Mosby Inc. and Elsevier Inc., 2008.
2. Arai Y, Tammisalo E, Iwai K, Hashimoto K, Shinoda K, Development of a compact computed tomographic apparatus for dental use. Dentomaxillofac Radiol 1999 ; 28 : 245-248.
3. Ludlow JB, Ivanovic M. Comparative dosimetry of dental CBCT devices and 64-slice CT for oral and maxillofacial radiology. Oral Surg Oral Med Oral Pathol Oral Radiol Endod 2008 ; 106 : 930-938.

第4部　術後管理編

Postoperative Edition 2

白板症〜その症状と経過観察〜

I　白板症とは

　擦過しても容易に除去できない斑状あるいは板状の白い病変を白板症または白斑症といいます．紅板症[注1]とともに前癌病変の1つです．癌ではありませんが，癌になる可能性のある疾患（前癌病変）です．

　口腔白板症の病因は明らかにされていませんが，誘因としては，局所に継続的に作用する物理的，化学的刺激，たとえばタバコ，アルコール飲料，刺激性食品，不適合補綴物などが挙げられています．口腔白板症は40歳以降の男性に多くみられ，好発部位は舌（図4-2-1）で，ついで歯肉（図4-2-2），頬粘膜，口蓋（図4-2-3），口底などが続きます．口腔白板症の発生頻度は日本では，2.4％との報告があります．病理組織学的には角化亢進としてみられ，その癌化率は4.4〜17.5％と報告されています．とくに舌下面（図4-2-1参照），舌側縁部（図4-2-4），口底に発生した白板症で，疣状や腫瘤状の病変や潰瘍，びらんが存在するときには扁平上皮癌に進展する確率が高く，すでに癌を発生している場合もあります（図4-2-5）．

　臨床的な病型に分類がなされ，たとえばWHOは均一型と不均一型に分類しています．

II　白板症の症状と診断

1．症状

　境界明瞭な扁平または疣状の白斑で，通常は

●舌下面や下顎歯肉に生じた白板症

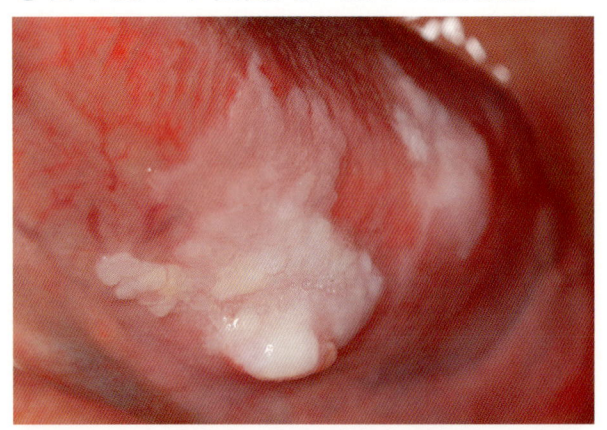

図4-2-1　舌下面側縁部に生じた白板症．扁平または疣状の白斑として左側舌下面に生じた．前方の隆起した部分から生検したところ，一部に重度上皮性異形成あるいは上皮内癌の存在を認めた．

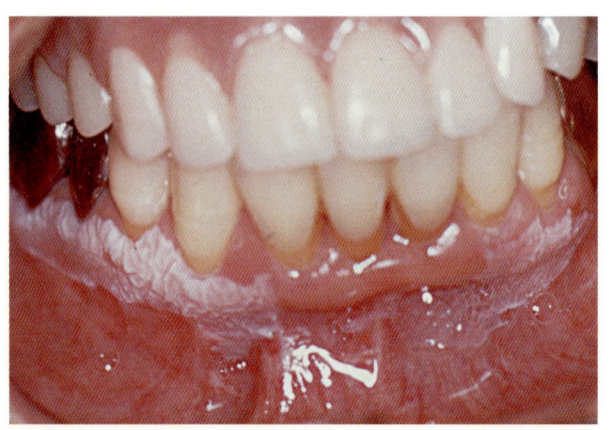

図4-2-2　下顎歯肉白板症．扁平の白斑として下顎右側頬側付着歯肉部に生じた．生検の結果，軽度から中等度の上皮性異形成を認めた．

222

白板症～その症状と経過観察～

● 口蓋や舌側縁部に生じた白板症

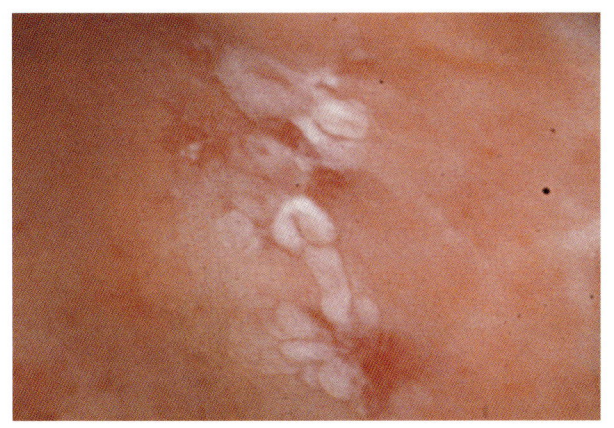

図 4-2-3　口蓋の白板症．隆起性の白斑として口蓋粘膜に生じた．生検により一部に軽度上皮性異形成を認めた．

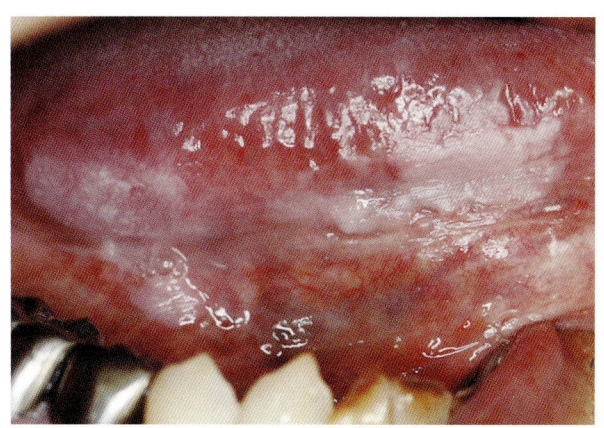

図 4-2-4　舌側縁部の白板症．生検により中等度から重度上皮性異形成を認めたため切除した．

● 白板症から生じたと思われる扁平上皮癌

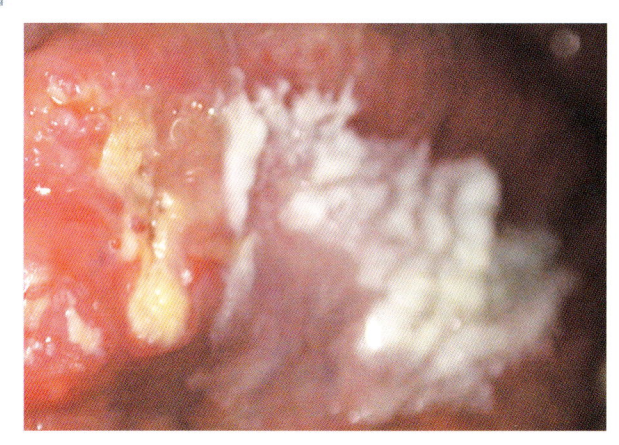

図 4-2-5　舌側縁部の白板症から発生したと考えられる扁平上皮癌．左側舌縁部の前方に表面粗糙に隆起し，一部潰瘍をともなった腫瘤を認める．生検の結果，扁平上皮癌の確定診断を得た．後方部に隆起性の白板症を認める．

表 4-2-1　診断のポイントと特徴

中心部はやや硬いが，境界部が硬いのは悪性化している可能性が高い．
赤い部分と白い部分の混在は早期浸潤癌に移行している場合が多い．
ステロイドを塗っても効果なし．
細胞診や組織診（生検）が必要．
細胞診の場合，境界を擦ってこないと中心部では正確な診断ができない．
症状により注意深い1ヵ月ごとの経過観察．それができないならば切除が望ましい．
手術法としては薄く剥がす手術なので，障害が出にくい．
誘因は尖った歯，合わない義歯などの刺激がある．
タバコはとくに良くない．酒もあまり良くない．このため禁煙・節酒指導を心がける．

ブリンクマン指数（BI）：1日のタバコの本数×喫煙年数が600を超えると危険．1日20本×30年で危険水域，肺癌は400．

角化しない粘膜に生じます．疼痛はなく，びらん部分が混在した場合は悪性病変を疑います．

2．診断

　口腔白板症の診断には生検組織の採取による顕微鏡組織検査が必要です．口腔白板症の病理

第 4 部　術後管理編

●ルゴール染色

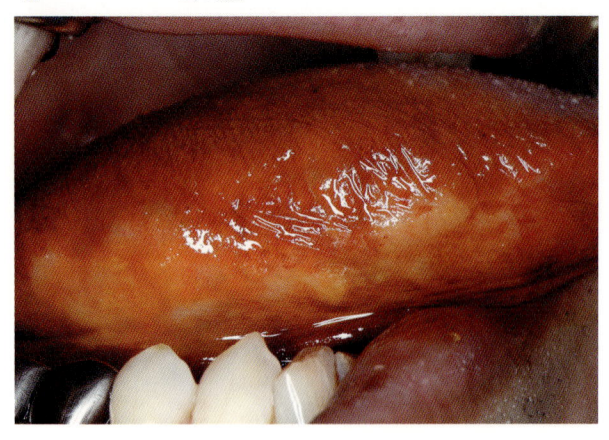

図4-2-6 ルゴール染色にて不染域を抽出し，切除範囲の設定を行う．

組織像は多彩で，種々な程度の角化の亢進，有棘層の肥厚，上皮下への炎症性細胞浸潤，上皮の種々の程度の異形成などが認められます．とくに癌化との関連性においては病理組織学的診断による上皮性異形成の程度は重要になります．

3. 具体的な臨床症状・特徴

粘膜が白っぽくなった状態や擦っても取れないなどの診断のポイントと特徴を表4-2-1に挙げておきます．

4. 鑑別

臨床的に白板症と診断されても病理組織学的に重度上皮性異形成，上皮内癌，初期浸潤癌をともなっている可能性があるので，細胞診・病理組織検査後，継続的な経過観察を行いましょう．場合によっては病変部を全切除し，病理組織検査を行って確定診断とする切除生検を行うこともあります．また扁平上皮癌，口腔扁平苔癬，慢性肥厚性カンジダ症などとの鑑別が重要です．

5. 治療

まず刺激源になっているものがあれば除去します．薬物療法としては，ビタミンAが有効な場合があります．しかし，現状ではビタミンAは使用されていません．なお口腔白板症で広範囲に病変が存在する場合，生検組織を複数の部位より採取する必要があります．

生検を行い，上皮性異形成をともなう白板症と診断された症例に対する治療法を以下に述べます．

ここで上皮性異形成には，軽度，中等度，重度といった種々の程度があり，このうち重度上皮性異形成には上皮内癌あるいは浸潤癌に移行したものもあり，生検で上皮内癌という結果が得られた場合には，口腔扁平上皮癌として取り扱うことになります．

重度上皮性異形成から浸潤癌においては外科的切除となるのは言うまでもありませんが，その切除範囲の選定方法には昔から試行錯誤が繰り返されて，現在ではルゴール染色[注2]によって不染域を抽出し，切除範囲とする方法が多くの施設で行われています（図4-2-6）．

切除断端部分が軽度から中等度の上皮性異形成と診断された場合，その後，長期にわたる経過観察となりますが，経過観察で注意する必要があるのは性状の変化です．つまり，月に1度の経過観察の際，デジタル画像を撮って保存

し，前回と比べ少しでも疑わしいところがあれば，ルゴール染色による不染域の評価を行います．必要であれば躊躇せずに生検を試みることが重要です．

注1：紅板症が癌化する可能性は50〜60％とかなり高い．赤っぽいびらん性の病変として現れるが，最初から痛い赤いびらんはあまり問題ではない．しかし1ヵ月単位で変化してくるものは早期浸潤癌に移行している可能性が高い．診断は細胞診や組織診で行い，治療は症状にもよるが，注意深い経過観察か切除を行う．口腔扁平苔癬（びらん型），カンジダ症，扁平上皮癌との鑑別が必要である．

注2：正常口腔粘膜には多量のグリコーゲンが含まれており，このグリコーゲンがヨードによって褐色を呈する反応（ヨード・デンプン反応）を利用した検査法である．上皮性異形成や癌組織では，細胞レベルにおけるエネルギー代謝が正常組織と比べ非常に活発なため，エネルギー源となる細胞内のグリコーゲンを消費してしまっているので，ヨードに染まらず，その結果ルゴール染色において不染域として検出される現象を利用したもの．通常の観察では確認しにくい平坦な早期癌や上皮性異形成病変の進展範囲の評価，切除範囲の設定に用いられる．

参考文献

1. 坂下英明，草間薫．迷ったときに見る口腔病変の診断ガイド．東京：クインテッセンス出版，2003.

第4部　術後管理編

Postoperative Edition 3

術野が化膿している，疼痛がおさまらない

I　術野が化膿している

1. 化膿とは

　化膿とは，組織が炎症を起こして，炎症性細胞浸潤と炎症組織の溶解により，粘稠な滲出液，すなわち「膿」を形成することを指します．その組織の周囲には感染が成立しており，術後の創感染のもとに排膿することが通常です．

　歯科臨床では，口腔内に存在する唾液のため，術後感染は少ないとされています．埋伏歯の抜歯においては，術後感染の発生率は約1.5％と報告されています[1]．

　一方，口腔内では常在菌のため，つねに感染の危険にさらされているとも言えます．一般的には，組織1gあたりの細菌の個数が，10万個から100万個に達すると感染が成立するといわれています．また，創部に歯牙の破折片や骨の削片，壊死組織などの異物が存在すると細菌感染が成立しやすくなります．

　しかし，術後に抗菌薬の内服をしているので，術後1〜2日では感染が成立する可能性は低いと考えられます．施術後3日以降で腫れが消退傾向にない場合，または腫脹が増大する場合では感染していると考えましょう．

　術後1日で判断するのは早急であり，処置を追加することにより症状が悪化することも考えられます．また，死腔（dead space）の存在も感染に影響します．埋伏歯抜去後の歯槽窩や，顎骨囊胞摘出後の骨欠損部では，死腔になります．死腔に貯留した血液に細菌が増殖し，感染が成立する場合があります．

　以上のことから，創部が感染して，排膿をし

●抜歯中断後に腫脹と疼痛を訴えた症例

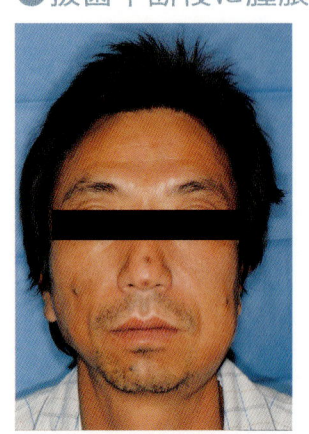

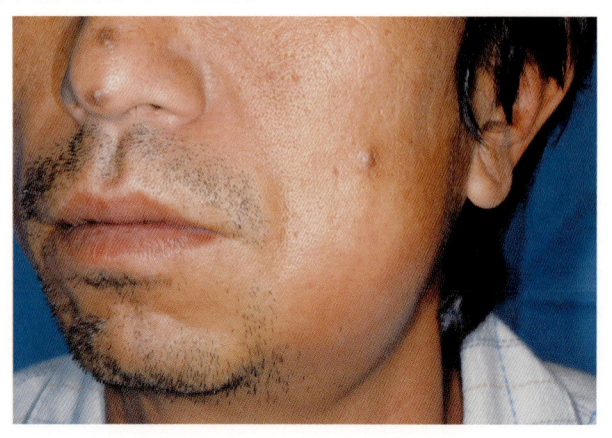

a|b

図4-3-1a，b　45歳の男性．近医にて下顎左側智歯の抜歯を試みるが，抜歯できずに中断．その後，通院せずに放置していたところ，同部に腫脹と疼痛を自覚し来院．

術野が化膿している，疼痛がおさまらない

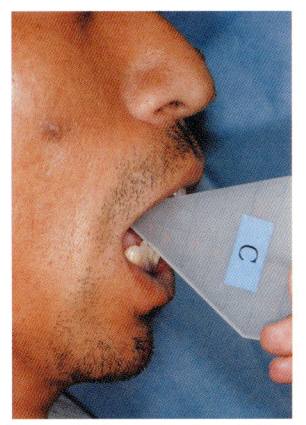

図4-3-1c　来院時，体温は37.8℃．食事も摂れない状態であったため，抗菌薬の点滴を行い消炎後に処置を予定した．開口量は20mm程度であった．

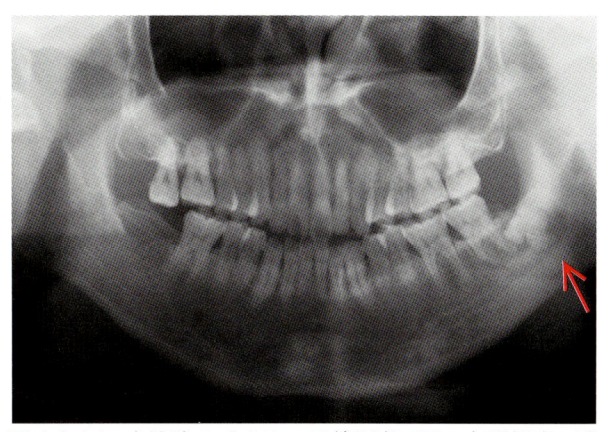

図4-3-1d　来院時のパノラマX線写真では，左側智歯の残根を認めた．

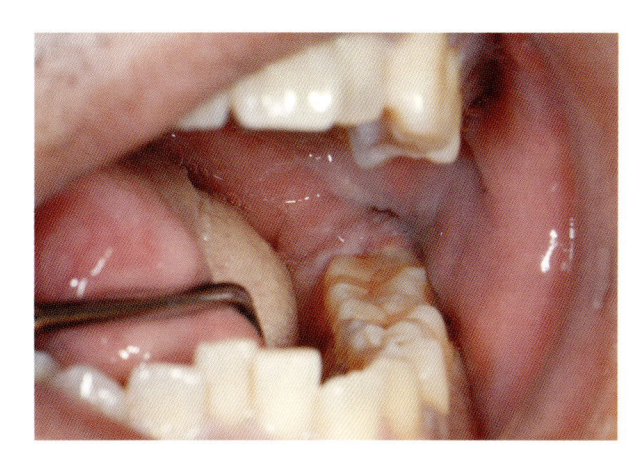

図4-3-1e　下顎左側第二大臼歯遠心から，白色の排膿を認めた．開口量が20mmであったため，残根の抜去が不可能であったが，抗菌薬の点滴により，体温は36℃台まで下がり，自発痛も軽減した．

ている場合は，感染源（異物）の除去と死腔の減少が優先事項になります．排膿しているために抗菌薬を追加投与したり，抗菌薬の種類をむやみに変更することは，一時的に排膿を抑制しても感染源や死腔があるかぎり，根本的な治療とはならず，排膿を繰り返すことになります．また，排膿を止めるために抗菌薬を連用することは，耐性菌の産生や，菌交代現象を誘発する恐れがあります．

2．対応方法

施術部位が腫脹している，圧痛がある，発赤している，手術から時間が経過している，排膿がある，などの所見があれば感染を疑います．

下顎の臼歯部の手術であれば，開口障害が出現することがあるので，開口量も測定します．患者が倦怠感や，熱感を訴えることもあります

ので，脈拍，血圧，体温を測定することも必要です．血液検査ができる施設であれば，一般的な血液検査（血算，CRP）の測定を行うことも，炎症の状態の評価に有用です．

下顎の手術後に生じた感染において，顎下部が腫脹し患者が呼吸苦を訴えた場合は注意が必要です．放置すると呼吸困難などの重篤な状態に移行する可能性もあるため，専門医療機関へ紹介することも必要です（図4-3-1a〜e）．

処置を行うにあたり，まず感染源を検索しますが，歯や骨の削片の残遺が考えられるときは，X線撮影が有効です．来院時に手術部位の腫脹や，発熱を認める場合は，最初に抗菌薬を投与し消炎します．

急性期の炎症状態で切開や掻爬などの施術を行うと，感染症と外科的な侵襲が重なり，症状が悪化することがあります．急性的な炎症症状

第4部　術後管理編

227

第4部　術後管理編

● 残根歯の抜去と死腔の防止

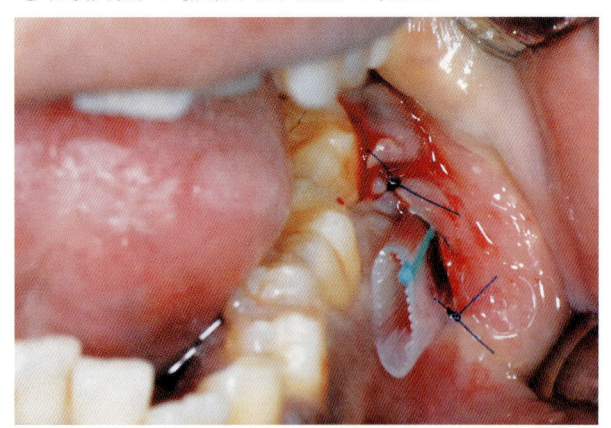

図4-3-2a　今後，残根の抜歯を行うために抜歯の切開を用いて膿瘍切開を行った．ドレーンを留置することで，洗浄が可能となり，組織内圧も軽減できる．

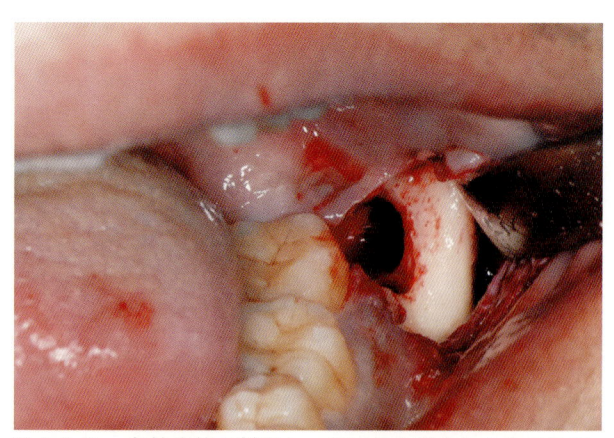

図4-3-2b　急性症状が緩和し，開口量が増大したところで，感染の原因である残根歯を抜去する．周囲の肉芽を可及的に搔爬し，十分に洗浄する．

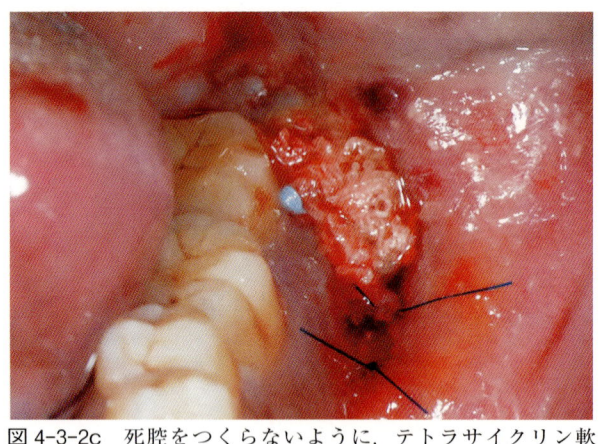

図4-3-2c　死腔をつくらないように，テトラサイクリン軟膏を貼布したガーゼを挿入し，開放創とする．ガーゼは5日から7日で交換する．

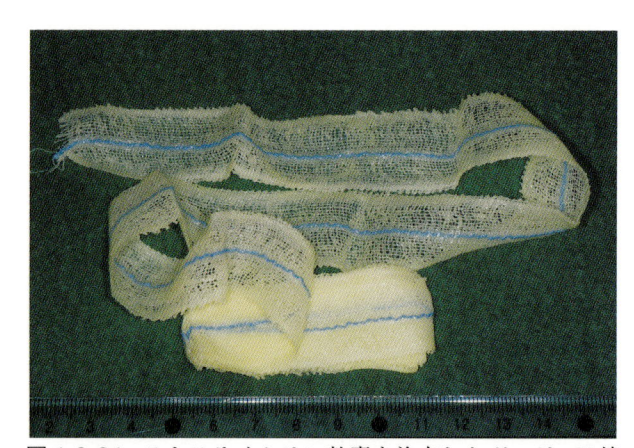

図4-3-2d　テトラサイクリン軟膏を塗布したガーゼ．X線造影性のあるガーゼを用いることが望ましい．このようなガーゼを製作しておくと便利である．

を認める場合は，一度消炎後に処置をします．

　消炎のために投与する抗菌薬は，手術後に感染予防で処方している抗菌薬のスペクトルよりも，広域スペクトルのものを処方します．その後，経過観察を行い，炎症が消退傾向になる時期を考慮して施術を行います．

　処置は，感染源を除去する，死腔をなくすことを目的にします．基本的には，手術で用いた切開線を再度使用します．感染源と思われる異物や壊死組織を除去し，十分に洗浄します．創部にテトラサイクリンの軟膏を塗布したガーゼを挿入して開放創にします．創部に挿入したガーゼは5～7日間隔で交換して，上皮化を待ちます．感染創の再処置後はできるかぎり閉鎖創にせず，開放創にすることによって再感染を防止できます．

　抜歯術や歯根端切除術などの手術を計画する際には，感染したときにどう対応するかを考慮した切開線の設計を心がける必要があるでしょう．また，開放創にできない場合は，ドレーンを挿入して，死腔をなくす方法もあります（図4-3-2a～d）．

II　疼痛がおさまらない

　患者が「痛い」と表現するからには，痛みの原因はそこに存在するものとして検査診断を進めます．手術時の状況や口腔内の状態を診て，「この程度の傷なら痛くないはず」と術者側が考えることは誤りです．まず，どこが，いつ痛むのかをしっかりと問診し，疼痛の原因を探ることが重要です．

　処置後に疼痛がおさまらない原因として考えられるのは，主として以下の3つになります．①手術後の炎症反応，②組織内圧の上昇，③そのほかの要因ですが，①については，非ステロイド系抗炎症薬（NSAIDs）が有効です．内服しても緩和しない場合は，疼痛閾値の下降が考えられます．その場合は疼痛を有する部位の中枢側に神経ブロックを行い（下顎孔伝達麻酔，眼窩下孔伝達麻酔など），一時的にでも除痛し，その間に消炎鎮痛剤を内服させることにより鎮痛が可能なことがあります．

　疼痛部位に浸潤麻酔をすることもありますが，術後の炎症反応により，組織のpHが5～6（正常組織は7.4）に低下しているため，麻酔が奏効しない場合がありますので注意を要します．

　②に対しては，内圧上昇の要因を除去します．術後に出血が組織内にたまり，内圧が上昇する場合が考えられます．少量でも持続的な出血があるときは，その際の組織内圧の上昇により疼痛が生じます．縫合部を開き，貯留した血液の吸引と止血を行います．また，術後感染のために，膿が貯留して内圧が上昇し疼痛を生じる場合があります．前述の術後感染の方針に従い処置を行います．

　③のそのほかの要因としては，中枢性の疾患（頭蓋内疾患）が隠れていることも否定できません[2]．とくに，疼痛部の中枢側に神経ブロックを施行してもまったく効果がない場合，創部の腫脹，炎症所見などの局所的な所見がないにもかかわらず疼痛が持続し，経時的に悪化している場合，嘔気がある場合には速やかに医科に対診を求めることが必要です．

参考文献

1. 高橋哲．抜歯後異常疼痛，嚥下時痛，神経麻痺．歯科評論 2001；61：76-78．
2. 佐藤雄治，宮澤政義ほか．歯痛の関与が疑われたクモ膜下出血の1例．函館五稜郭病院医誌 2000；8：50-53．

第4部　術後管理編

Postoperative Edition 4

ドライソケット

I　ドライソケットとは

　抜歯窩内の骨面が露出した状態で，慢性歯槽骨炎を起こしています．抜歯直後から抜歯窩において血餅形成が著しく不足していたり，形成されても1～3日後に脱落してしまい歯槽壁がさまざまな程度で露出しています．歯槽骨炎を起こし，強い接触時痛をともないます．抜歯後の創傷治癒障害の1つです（図4-4-1）．

　ほとんどが抜歯後4日以内に発生し，自覚症状として持続性の痛みが特徴です．ときに頭部，頸部にまで放散性の激痛を訴えることがあります．他覚症状としては抜歯後の骨面露出があり，腐敗臭をともなうこともあります．

　正常治癒では，抜歯後1～3日後には血餅が収縮し遊走白血球が集積します．歯肉縁の内翻は強くなり，血餅の脱落を防ぎます．3～7日後では新生血管は樹枝状に血餅のなかへ深く侵入し，血餅の周辺部は骨肉芽に置換されます．

　しかし歯槽壁が緻密で歯根膜の萎縮がある場合には，抜歯窩壁に歯根膜組織はほとんど残らず，新生血管や骨芽細胞の供給源が歯槽壁の小孔にかぎられてくるため，血餅の器質化が遅れ，血餅はやがて融解，脱落しドライソケットとなるのです．

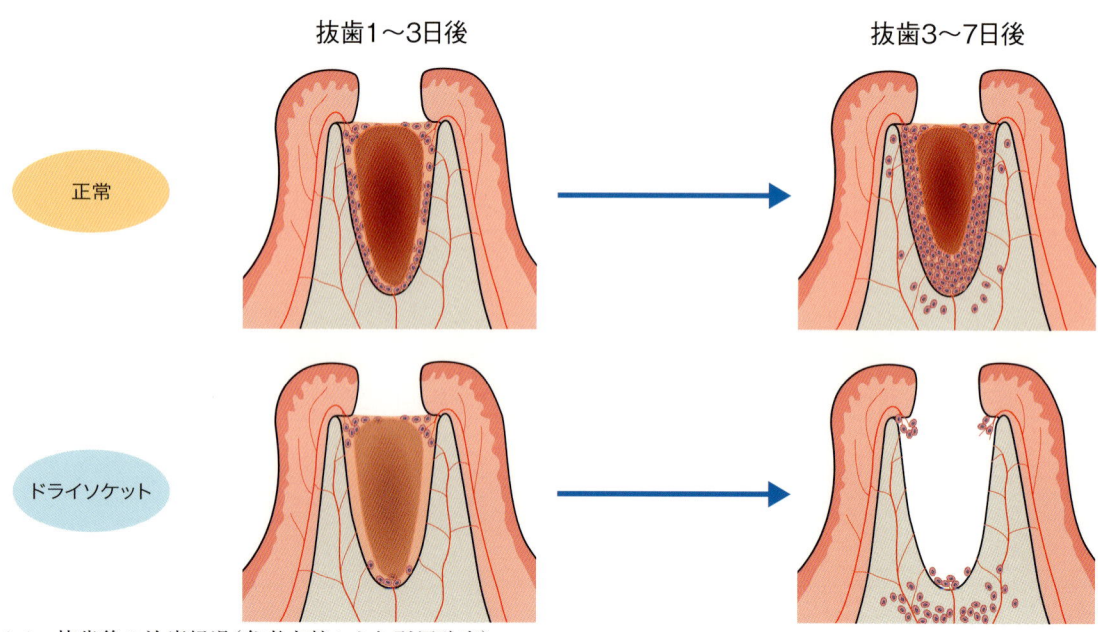

図4-4-1　抜歯後の治癒経過（参考文献1より引用改変）．

II なぜ起きるか

病因として，歯根膜の萎縮と歯槽壁の硬化が挙げられます．デンタルX線画像から歯槽硬線や歯根膜空隙の確認ができにくい歯を抜去した場合には，歯根膜がないため抜歯窩に形成される血餅の量が不足します．また窩壁は硬化しているため，出血が少なく肉芽形成も遅れます．一度は形成された血餅も少量のため容易に脱落し，歯槽壁の一部ないしは大部分が露出すると考えられています（図4-4-2）．

また外科的侵襲や細菌汚染によって歯槽骨から tissue activator が放出されることによって plasminn 活性が高まるため線維素溶解活性が亢進し血餅が溶解される，とも報告されています．

実際，ドライソケットのほとんどは歯槽骨の緻密な下顎臼歯抜去後に発生し，海綿骨に富んだ上顎の歯や乳歯の抜去後にはほとんど生じません．また，下顎の水平埋伏智歯においては，歯冠部を取り巻く骨壁に歯根膜が欠如しているので，とくに歯槽骨の硬化がみられない症例でも部分的なドライソケットが生じやすいといわれています．

ドライソケットの発症率は普通抜歯では1～4％であるのに対し，下顎埋伏智歯抜去では2.3～27.6％と高値を示しています．ドライソケット発症の別な因子としては，患者の年齢，性別，喫煙，術者の経験年数なども報告されていますので，注意が必要です．ドライソケットの生じる可能性の高い歯を抜去する際には，粘膜骨膜弁を翻転して歯槽外壁の一部を除去して抜歯したあと，粘膜骨膜弁で抜歯窩を完全に縫合閉鎖することをお勧めします．

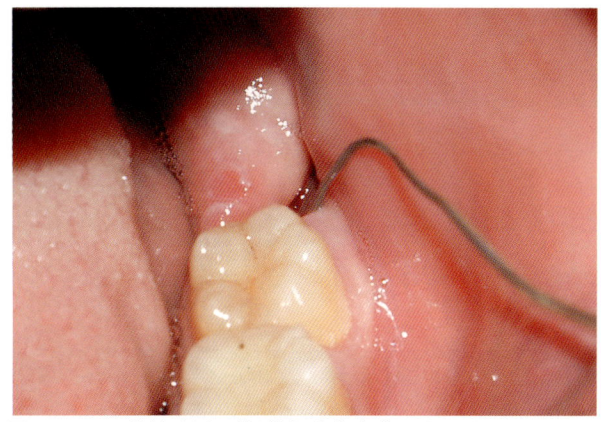

図4-4-2 下顎左側水平埋伏智歯抜去後のドライソケット．ゾンデなどを使い骨面の触知をすることで容易に診断できる．

III 治療法

治療法は，確立されたものはなく，さまざまな施設で独自の方法が行われているのが現状ですが，大きく2つに分かれ，抜歯窩に薬液を投与し自然治癒を待つ保存療法と，抜歯窩の骨を削去して出血させ正常な治癒を営ませる観血療法とがあります．

1. 保存療法

保存療法として，加温熱滅菌生理食塩水で抜歯創内を十分に洗浄し，ついで滅菌した綿花で乾燥させたあと創内にアネステジンパスタを注入します（表4-4-1）．アネステジンパスタをあらかじめ水銃内に入れておくと操作性が良く便利です（図4-4-3, 4）．

触痛が著しい場合は露出骨面にC.C（フェノールカンファー）を直接使用することもありますが，口腔内に漏出するとたいへんですので注意して行ってください．十分に防湿し骨面のみに少量塗布するよう心がけてください．

患者の最大の主訴は接触痛です．したがって，外的刺激を遮断し，より薬効を向上させるため，その上をサージカルパック（または保護床）で被覆すると効果的です．窩壁の大部分が

第4部　術後管理編

表4-4-1　アネステジンパスタの処方

アネステジン	2.0g
フェノールカンファー(C.C)	4.8ml
アスピリン	1.2g
リバノール末	0.1g
白色ワセリン	130g

アスピリンを乳鉢でよくすり，金属ヘラでワセリンを練板にとる．C.C，アネステジン，最後にリバノールを入れてよく練る．容器は遮光が必要．

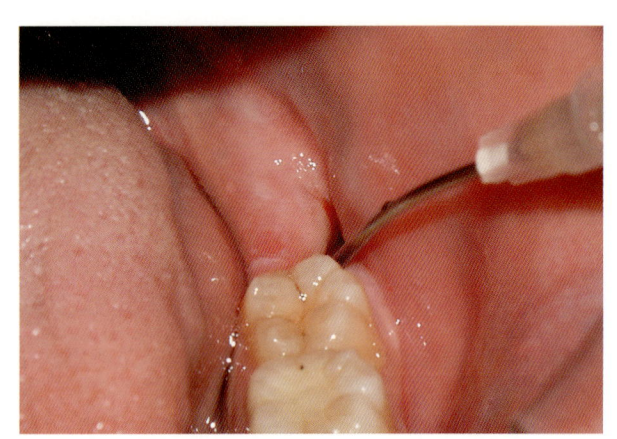

図4-4-3　下顎左側水平埋伏智歯抜去後のドライソケット．抜歯窩内を洗浄し，十分に乾燥してから，水銃に填入したアネステジンパスタを注入．

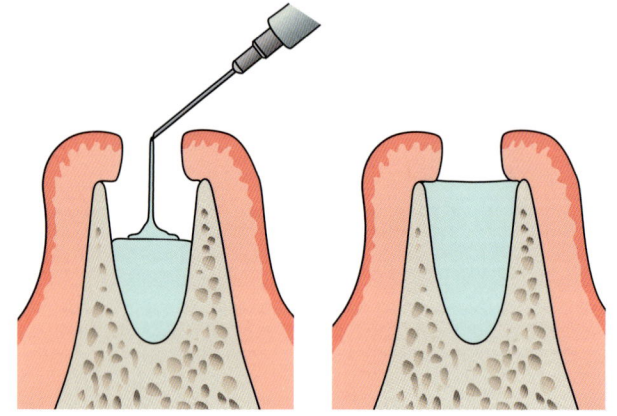

図4-4-4　アネステジンパスタの注入法．食物残渣，唾液があると薬液が停滞できず，薬効も期待できない．

裸出していて疼痛の激しい場合には，毎日この処置を行い，肉芽が形成され疼痛が緩和してくれば，それに応じて2～3日間隔をあけて行います．

ゾンデを挿入して接触痛がなくなれば，このような処置は不要となります．腐骨の形成が認められる場合には，時期をみてこれを除去することも必要ですが，多くは自然脱落します．

2．観血療法

観血療法は，再度麻酔後に抜歯窩を再掻爬して硬化した歯窩壁を除去する方法です．患者の苦痛が大きいわりに効果は不確実で，また隣在歯根を損傷する恐れもあるので，あまり推奨できません．

IV　患者への対応

患者は疼痛が激しいため，抜歯中と抜歯後にたいへんなことが起きたと錯覚することもあります．しかし手術ミスでも重篤な感染でもありませんので，その点を強調し病態を十分に説明してあげてください．時間がたてば，必ず抜歯窩は血餅によって被覆されます．

ドライソケットになった場合，通常1～2週間で回復します．その間，いかに疼痛の程度を下げつつ，患者を納得させていくかがポイントです．

保護床は止血時に用いたものと同じつくり方です．外的刺激を遮断すると劇的に疼痛は改善されますので，ぜひ試してみてください．

参考文献

1. 野間弘康，金子譲．カラーアトラス抜歯の臨床．東京：医歯薬出版，1991．

Tea Time ⑤　気になっていた一品　その2―歯科小手術用器具の中身―

　Tea Time ④で取り上げた歯科小手術用器具セットの内容で興味深い品を紹介します．

　歯科用点薬針は初めて実物をみました．これは先端が銀製であり，開窓した長方形になっていて，貼薬する構造になっています．現在，改良型が歯周病治療ではかなり使用されているようです．

　外科有鉤ピンセット（兼骨止血器）は，やや大型の有鉤ピンセットで先端を閉じると平坦な面となります．骨からの出血をこの先端で骨面を挫滅して止血するのでしょう．考えてある一品です．

　フランス式持針器は，マチュー型持針器のことですが，なぜフランス式と呼ぶのかは明確にはわかりません．おそらくマチューはフランス人のようなので，マチュー型持針器をフランス式持針器と呼んだのでしょうか．ところで本当にマチューはフランス人なのでしょうか．これまで考えもしませんでした．不勉強でした．

　歯科用メス（斜刀）中村式も初めてみた一品です．左右1対の斜刀であり，使い勝手は良さそうです．

　歯科用メス（円形）は久しぶりにみたものです．以前は下顎智歯抜去の際の切開にはメスを骨にあてて行うことから，尖刃刀では先端が屈曲したり，破折したりするため刀刃は肉厚で円形の骨膜刀（骨メス）に準じたこのような歯肉骨膜刀を使用していました．耳鼻科でも同様な考え方で，上顎洞根治術の歯肉切開にはほぼ同様な形の歯齦切開刀（石橋氏型や田所氏型）を使用していました．最近ディスポーザブルのメス刃やメスを使用することが多いため，ほとんどみることはなくなりました．

　歯科用メス（直形）はカタログには記載がありましたが，欠品で廃版となっていまいした．セットの中身はまだまだありますが，これらをみていても口腔外科用の器具にはその時代，時代でさまざまな工夫されていることが理解できます．

　ちなみにここで紹介した手術用器具のうち歯科用メス（斜刃・円形・直形）を除いては入手可能です．興味のある先生方はお手元においてはいかがでしょうか？

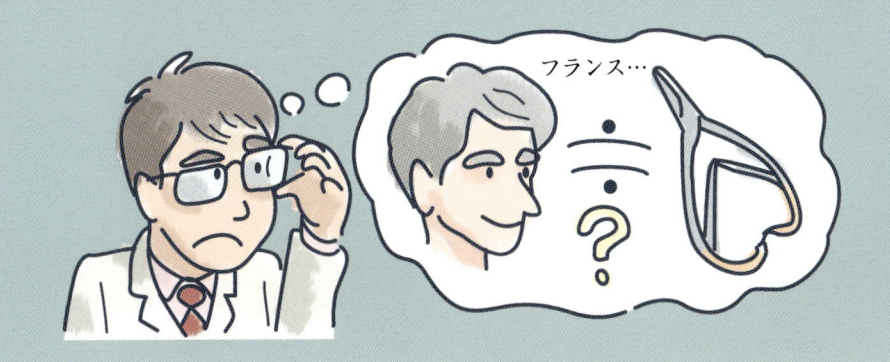

　　　　　　　　明海大学歯学部病態診断治療学講座口腔顎顔面外科学第2分野教授／坂下英明

第4部　術後管理編

Postoperative Edition 5

気腫への対処法

I　医事紛争発展の危険性

　気腫とは空気あるいはガスが種々の原因により，偶発的に生体内の組織間隙に侵入・貯留し，組織を膨張圧迫するなどの反応性機能障害を生じた病態です．歯科治療に起因する気腫の多くは皮下気腫ですが，縦隔まで波及する重篤な症例も報告されています[1]．

　その発症はまれですが，かつ突発的に生じ，事前の予測がほぼ不可能なため，生じた際には患者のみならず術者の動揺も著しく，患者に十分な説明を行うことができないまま高次医療機関へ紹介すると，後日，医事紛争に発展する危険性があるため注意が必要です．

II　気腫の症状

　突発的な患部のびまん性の腫脹と疼痛により発症します．発症直後は腫脹部に発赤や熱感はありませんが，その後発赤や内出血斑を起こす場合もあります．触診では捻髪音や握雪感と表現されるぷつぷつした感じが特徴で，これらを理解していれば診断は比較的容易です．

　また気腫の波及範囲により呼吸困難，嚥下障害，口笛不能，開閉眼障害，嗄声，耳の違和感，動悸，胸痛，血圧の低下，頻脈などが認められます．また縦隔にまで波及した場合には，心濁音の縮小や心拍動に一致して胸骨左縁で聴取される低調な捻髪音（Hamman's sign）が聴取されることもありますが，必ず聴取されるもの

●初診時の正貌と側貌

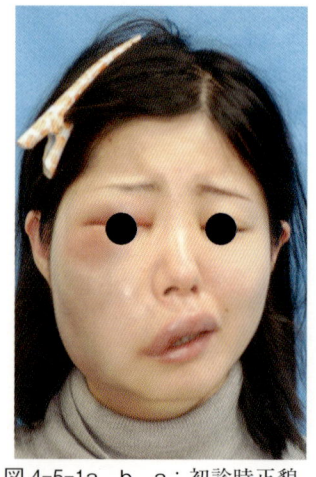

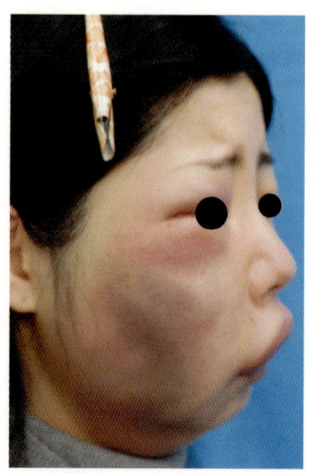

図4-5-1a, b　a：初診時正貌．右側顔面は頬部から眼窩にかけて著明に腫脹している．触診で握雪感を触知した．右眼は開眼不能で右側口角下垂を認める．体温は37.1℃であった．b：初診時側貌．右眼瞼は腫脹のため開眼不能である．

a|b

●画像診断

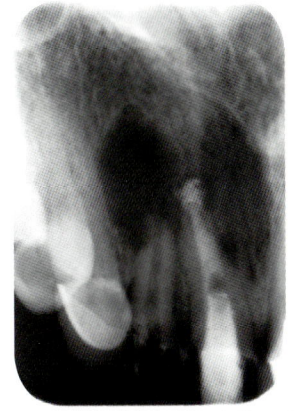

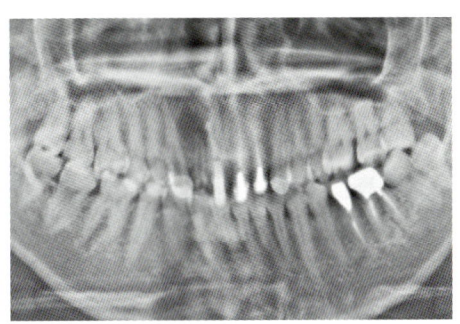

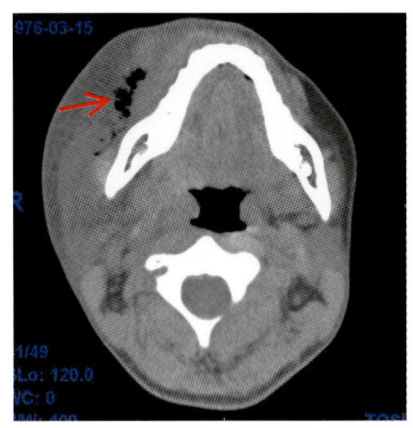

図 4-5-2a〜c　a：口内法 X 線所見．上顎右側側切歯の根管は大きく拡大されている．根尖部には拇指頭大，単房性の X 線透過像を認める．b：パノラマ X 線所見．口腔内は上顎右側側切歯の根管は開放されており圧痛はなかった．血液検査所見は白血球数 7600 mm³，CRP 0.52 mg/dl，赤血球沈降速度 18 mm であった．c：CT 画像．右側頬側皮下に含気腔とびまん性の腫脹を認める．

ではありません．胸部単純 X 線写真では頸椎前や胸骨内面の明瞭な線状陰影，含気像を認め，心臓や気管大動脈の輪郭を追跡確認することができます．CT は気腫の波及範囲の診断や波及経路の考察にきわめて有用です．

III　実際の症例

1. 現病歴

図 4-5-1a，b は当科に右顔面の腫脹を主訴として来院した 30 歳代の女性の初診時の正貌と側貌です．現病歴は受診 1 週間前，上顎右側前歯部の痛みを主訴に近医歯科を受診し，上顎右側側切歯の慢性根尖性歯周炎の診断のもと感染根管処置を開始しました．

その翌日，根管からの出血を認めたため過酸化水素水と次亜塩素酸ナトリウムの混合洗浄を行いました．その際，患者は右側頬部にかけて一時激痛を自覚しましたが我慢していました．

術者はマイクロスコープ下に治療を行っており，さらに患者の顔にタオルをかけていたので異変に気づくことができませんでした．その後しばらくして顔貌の腫れに気づいたため治療を中断，抗菌薬を処方し帰宅させました．

つぎの日に腫脹が増大してきたため，精査と加療を目的に当科を紹介され来院しました．

2. 画像診断

図 4-5-2a〜c に X 線ならびに CT 画像を示します．図 4-5-2a からは拇指頭大の歯根嚢胞の存在による頬側皮質骨の消失が推測されます．そのため交互洗浄によって生じた酸素が頬側に侵入したと考えられます．

3. 処置および経過

皮下気腫の臨床診断のもと入院下に感染予防目的でペニシリン系抗菌薬の点滴とともに顔面神経麻痺に対してステロイドの内服と星状神経節ブロックを行いました．入院後 6 日で腫脹が軽減してきたため外来通院としました．

2 週間後，腫脹はほぼ消退していますが，顔面神経麻痺は残存しているためソフトレーザー照射とビタミン B_{12} 製剤の内服を継続しました（図 4-5-3a，b）．

IV　気腫の防止，原因，対処法

1. 術前の気腫への注意点

術前の説明で気腫の発生の可能性に言及することは理想的ですが，その発生率が非常に低い

第4部　術後管理編

● 処置後

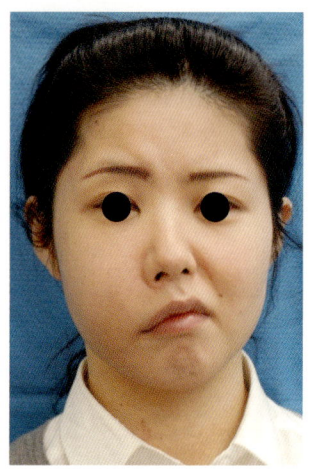

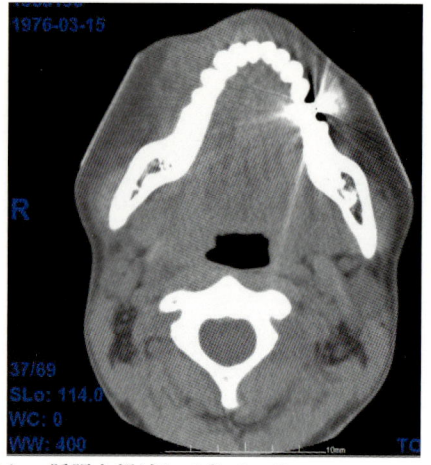

図 4-5-3a, b　a：2 週間後の正貌．b：同 CT 画像．含気腔が消失し，腫脹も軽減してきている．

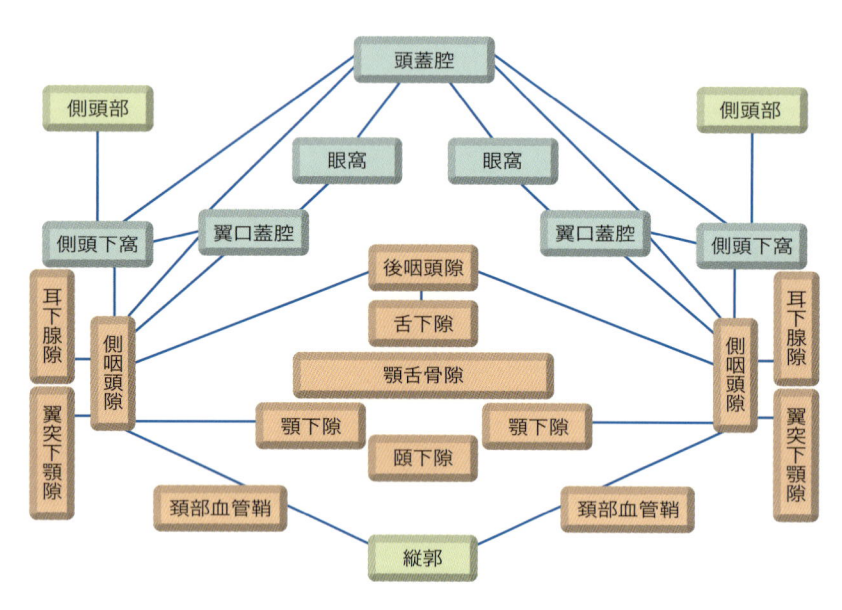

図 4-5-4　顎口腔領域の組織隙の連絡．気腫は視診，触診で一見軽症でも思わぬ方向まで波及していることもあるため発症後 CT での範囲の把握は行うことが望ましい．とくに縦隔気腫の見落としはときに致命的であるので注意が必要である（佐藤伊吉：顎の炎症の手術．復刻版．三洋工業株式会社．2001 から引用改変）．

こと，それに対しスリーウエイシリンジやエアータービンの使用頻度がきわめて高いことを考慮すると非現実的だと考えます．

しかし気腫の発生を少しでも防止するためにエアーブローの圧力調整，分割抜歯の際，コントラアングルの使用を考慮することによって気腫発生のリスクを低下させることが可能です．

気腫の発症要因は以下の 3 つに分類されますから治療を始める前に念頭においておきましょう．

①分割抜歯時のエアータービン，根管治療時の根管乾燥や充填，印象採得の乾燥を目的としたエアーブロー，レーザーの冷却，蒸散煙排除のためのエアーなどの送気圧入によるもの．

②過酸化水素水と次亜塩素酸ナトリウムの交互洗浄や過酸化水素水を使用した圧迫止血を行った際の反応性気体発生によるもの．

③くしゃみ，管楽器吹奏による呼吸気圧の変化によるもの．

2. 術中・術後の気腫への注意点

スリーウエイシリンジやエアータービンなどを使用する際は送気方向や強さ，送気される部分の形状や組織の強度，病的な変化を考慮し，

表 4-5-1 　処置方針の説明ポイント

①まれに発現する合併症であること．
②エアータービンなど使用機器によって発症したものであること．
③帰宅後に症状が拡大する可能性もあること．
④入院して経過観察を行わなくてはならない場合もありうること．

狭小で脆弱な空間に強い圧力がかからないように配慮すること，そして過酸化水素水の使用の際には狭小な，あるいは閉鎖しやすい空間での使用を避けることの2点を注意することにより気腫の発生を回避することができると考えられます．とくに根管内乾燥をエアーブローで行うことは禁忌と考えられます．

術中，患者の顔や表情を観察することも重要です．歯科診療中，水はねや薬剤の滴下による顔や衣服の汚染を防止するためにタオルなどで覆うことは気腫のみならずショックなどの異常事態の発見が遅くなり重症化させてしまうリスクがあります．

また，ラバーダム防湿下や顕微鏡下での治療のときには顔の観察がしにくいので，適切に声かけを行うなどの配慮が必要です．さらに精神鎮静法や全身麻酔下での歯科治療時に覆布を使用する場合は，上半身全体がすべて覆われてしまうため十分な注意が必要で，患者の状態をモニターする係を配置するべきでしょう．

3. 気腫発生時の対処法

さまざまな配慮を行っても気腫の発生を完全に防止することはできません．気腫にかぎらず異変を感じたときには治療を中断し，異変の有無や病態の把握に努めることが重要です．

合併症の発生自体は避けることができませんが，重症化を避けることはできます．「まあいいか」と思う気持ちが重症化をまねくことを理解しましょう（図4-5-4）．

発症後の処置は安静，温罨法の施行，消退するまで約1週間の抗菌薬投与ですが，もっとも重要なことは患者の不安と不信感を軽減することです．気腫の発生により患者は不安にかられます．また術者やスタッフも予想外の突発事態に動揺は避けられないと思われます．

しかし，発症直後こそが合併症を医事紛争に発展させないための最大の機会です．救急車での搬送が必要なほど事態が切迫していないのなら，本人だけでなく家族などと一緒に，病状，病態や発生頻度，今後の病状，気腫に対する治療，気腫治療後の処置方針を説明します．説明のポイントは表4-5-1に挙げておきます．

これらを冷静に確実に行うことで，歯科医師の技量に対する不信，不十分な説明による不満，家族への連絡不足による不安を軽減させ，「誠意ある対応がない」などと思われるようなことがないようにしたいものです．

参考文献

1. 玉置也剛，宮崎康雄，畠山大二郎，加藤恵三，牧田浩樹，山下知巳，柴田敏之．下顎智歯抜歯中に生じた広範な皮下気腫・縦隔気腫の1例．日口腔診断会誌 24(2)：165-169.
2. 盧靖文，須賀賢一郎，内山健志，高野伸夫，柴原孝彦．歯科治療に継発した皮下気腫について．歯科学報 107(3)：272-276.

Postoperative Edition 6

術後の投薬

I 鎮痛薬と抗菌薬

　外来小手術の術後に投薬されるのは，主に鎮痛薬と抗菌薬ですが，有病者に対しては基礎疾患の状態，常用薬などの条件により，投薬内容を考慮しなければなりません．

II 鎮痛薬

　一般的に鎮痛薬は，非ステロイド性抗炎症剤（NSAIDs）が多く用いられ，これらは酸性と塩基性に分けられます（表4-6-1）．作用機序としては，シクロオキシゲナーゼ（COX）の阻害によりプロスタグランジン（PG）産生を抑制します．
　COXは，COX-1とCOX-2に分けられ，COX-1は細胞内に恒常的に発現し，胃粘膜ではPGが生成され胃粘膜保護に作用しています．
　COX-2は炎症性刺激などにより刺激依存性に誘導されます．ほとんどの酸性NSAIDsは，COX-1およびCOX-2の両方を抑制します．このため，胃腸障害を誘発する頻度が高くなります．

1．投与方法

　術後の鎮痛薬の投与は屯服（自制できない疼痛を自覚した際に服用）で使用させることが大切で，局所状態と副作用を評価しながら追加投与を考慮します．術後の評価をせずに毎食後の連日投与は避けるべきです．また全身状態（年齢，体重，基礎疾患など）や外科的侵襲の程度により，服薬の間隔，1日の服薬量などを各薬剤の特性を考えたうえで患者に指示する必要があります．

2．副作用

　胃腸障害はCOX-1抑制により発生するために，消化管から吸収時あるいは吸収されてから生体内で活性型に変換されるプロドラッグが投与されることが多くあります．
　酸性NSAIDsは，アスピリン喘息患者では重篤な喘息発作を誘発することがあるので，常用量では喘息を誘発しにくいとされている塩基性NSAIDsまたはアセトアミノフェンを使用すべきでしょう．
　さらに，PGの合成抑制により胎児の動脈が収縮して肺高血圧，成長障害・流産などを惹起するため，妊娠後期では酸性NSAIDsの使用は避ける必要があります．
　また経口糖尿病薬のスルホニル尿素系薬剤の血糖降下作用を増強するために，低血糖症状を誘発することがあります．
　酸性NSAIDsとニューキノロン系抗菌薬の相互作用により痙れん発作を誘発することがあるので併用投与は中止します．ワルファリン服用者では，NSAIDsや抗菌薬の併用により血中濃度が高くなり，出血傾向が増強されます．

表 4-6-1　鎮痛薬一覧(参考文献1より引用改変)

		分類	一般名	主な商品名	副作用
消炎鎮痛薬	酸性消炎鎮痛薬	サリチル酸系	アスピリン	アスピリン®	ショック，喘息発作誘発頻度高い，消化性潰瘍
			エテンザミド	エテンザミド®	
		アントラニル酸系	メフェナム酸	ポンタール®	ショック，喘息発作誘発頻度高い，消化性潰瘍，骨髄形成不全
			メフェナム酸アルミニウム	オパイリン®，ヨウフェリン®	
			トルフェナム酸	クロタム®	
		フェニル酢酸系	ジクロフェナクナトリウム	ボルタレン®，ドゼル®	喘息発作誘発頻度高い，消化性潰瘍，重篤な血液・腎・肝障害
			アンフェナクナトリウム	フェナゾックス®	
			フェンブフェン	ナパノール®*	
			ナブメトン	レリフェン®*	
		アリール酢酸系	インドメタシン	インテバン®	喘息発作誘発頻度高い，消化性潰瘍，重篤な血液・腎・肝障害，強力な解熱・鎮痛・抗炎症作用と強い副作用
			アセメタシン	ランツジール®*	
			スリンダク	クリノリル®*	
			マレイン酸プログルメタシン	ミリダシン®*	
			インドメタシンファルネシル	インフリー®*	
			モフェゾラク	ジソペイン®	
		プロピオン酸系	イブプロフェン	ブルフェン®	喘息発作誘発頻度高い，消化性潰瘍，重篤な血液・腎・肝障害，解熱・鎮痛・抗炎症作用弱い，胃腸障害少ない
			ケトプロフェン	カピステン®，メナミン®	
			フェノプロフェンカルシウム	フェノプロン®	
			フルルビプロフェン	フロベン®	
			ナプロキセン	ナイキサン®	
			プラノプロフェン	ニフラン®	
			チアプロフェン酸	スルガム®	
			ロキソプロフェンナトリウム	ロキソニン®*	
			オキサプロジン	アルボ®	
			アルミノプロフェン	ミナルフェン®	
			ザルトプロフェン	ソレトン®，ペオン®	
		オキシカム系	ピロキシカム	フェルデン®，バキソ®	喘息発作誘発，Stevens-Johnson，強力な解熱・鎮痛・抗炎症作用
			テノキシカム	チルコチル®	
			アンピロキシカム	フルカム®*	
			ロルノキシカム	ロルカム®	
			メロキシカム	モービック®	
	塩基性消炎鎮痛薬	非酸性(塩基性)	塩酸チアラミド	ソランタール®	酸性消炎鎮痛剤禁忌患者に使用，喘息発作誘発はほとんどない
			エピリゾール	メブロン®，アナロック®	
			エモルファゾン	ペントイル®	
			ブコローム	パラミヂン®	
解熱鎮痛薬			アセトアミノフェン	カロナール®	ショック，消化性潰瘍，喘息発作誘発はほとんどない

＊印：プロドラッグ

表 4-6-2 感染性心内膜炎予防の対象患者(参考文献2から引用改変)

とくに重篤な感染性心内膜炎を引き起こす可能性が高い心疾患で，予防が必要であると考えられる患者	①生体弁，同種弁を含む人工弁置換患者
	②感染性心内膜炎の既往を有する患者
	③複雑系チアノーゼ性先天性心疾患(単心室，完全大血管転位，ファロー四徴症)
	④体循環系と肺循環系の短絡造設術を実施した患者
感染性心内膜炎を引き起こす可能性が高く予防が必要であると考えられる患者	①ほとんどの先天性心疾患
	②後天性弁膜症
	③閉塞性肥大型心筋症
	④弁逆流をともなう僧帽弁逸脱
感染性心内膜炎を引き起こす可能性が必ずしも高いことは証明されていないが，予防を行うほうが良いと思われる患者	①人工ペースメーカーあるいはICD植え込み患者
	②長期にわたる中心静脈カテーテル留置患者

III 抗菌薬

抗菌薬の投与は，外科処置後の予防投与と感染症(膿瘍，蜂窩織炎など)への治療目的投与の2つに分けられます．また外科処置前には感染性心内膜炎の予防投与，糖尿病，免疫抑制薬服用者への感染予防などを考慮しましょう．

近年，薬物動態(PK)と薬力学(PD)を組み合わせて最適な投与量と投与間隔が示されるようになってきています．

1. 予防投与

口腔内の手術野は，準無菌手術に分類されます．現在，耐性菌の発生，院内感染の問題から，ペニシリン系かセフェム系第一世代が用いられていますが，執刀時に最高血中濃度となるように，術前1時間前に投与しましょう．ただし健常者の単純抜歯，小手術では必要がないでしょう．

漫然とした無意味な長期間の投与は菌交代現象により感受性の低い菌種が増殖してくるので，投与期間は術後3～4日間とします．術野感染の所見(圧痛，発熱，発赤，腫脹，排膿など)を認めた場合には，セフェム系第二世代，第三世代の投与を考慮します．服用間隔は，ペニシリン系とセフェム系は時間依存性抗菌薬のため，厳密には8時間ごとの1日3回投与が望ましいでしょうが，現実は毎食後の3回投与が行われています．

表4-6-2に感染性心内膜炎予防の対象疾患を示します．循環器疾患の病態を把握し術前抗菌薬の投与量，投与法に関して，通院医療機関に対診して必ず指示を受けることが重要です．

また，人工骨頭置換手術患者では，関節内のセラミックの表面に感染巣を形成することがあ

り，予防投与が行われることがあります．腎不全血液透析患者では，通常服用量の2/3〜1/2とします．

2. 抗菌薬アレルギー

　第一選択抗菌薬にアレルギーの既往歴がある場合には，マクロライド系かホスホマイシンなどが選択されます．アレルギー起因薬が不明であれば，近医療機関に依頼してアレルギー検査を行ってもらいましょう．

3. 下痢

　抗菌薬服用により生じることが多く，ほとんどは一過性で重篤な状態になることは少ないのですが，偽膜性大腸炎，出血性大腸炎は服用開始数日後に症状が現れるので，腹痛・下痢症状が増悪するならば，安易に判断せずにただちに内科を紹介して適切な加療を依頼してください．

参考文献

1. 東理十三雄(監修)，影向範昭(著)．歯科医のためのパーソナルドラッグ わたしのQ&A 36．東京：デンタルダイヤモンド，2006；7．
2. 2007年度合同研究班報告：循環器病の診断と治療に関するガイドライン．感染性心内膜炎の予防と治療に関するガイドライン(2008年改訂版)．2008；26．

第4部　術後管理編

Postoperative Edition 7

オトガイ・舌の知覚異常とその対応

I　オトガイ神経障害の原因

　下顎神経は，頭蓋底の卵円孔を出て下方に向かい，下顎骨の下顎孔からオトガイ孔までを下歯槽神経，そしてオトガイ孔から下唇，口角部，オトガイ部皮膚に分布する部分がオトガイ神経，部分的に名前を変えて走行します．

　歯科治療中にオトガイ知覚異常が出現した場合は，この下歯槽神経またはオトガイ神経への直接的な障害が一般的に考えられます．

　抜歯，歯根端切除，囊胞摘出のみならず，頰小帯切除や口腔前庭拡張などの補綴前処置も該当します．日常診療で頻度の高い保存治療でも根管治療や根管充填材による物理的・化学的損傷が起こった事例がありました（図4-7-1a〜d）．

　まずは治療前に画像を通して下顎管の位置を確認しておきましょう．事前に下顎管の一般的な走行の解剖学的な特徴をつかんでおくことも重要でしょう（図4-7-2，3）．

　オトガイ神経についても同様です．斜め後上方に向いたオトガイ孔から出た神経は直ちに骨膜を穿孔し粘膜下を3方向に分枝し皮膚へ向かいます．この辺りを切開するときは骨膜下で行うこと，補綴前処置では粘膜直下の深さにとどめ，骨膜上付近に切り込まないことが肝心です．

●根管充填材の漏出による下歯槽神経の損傷

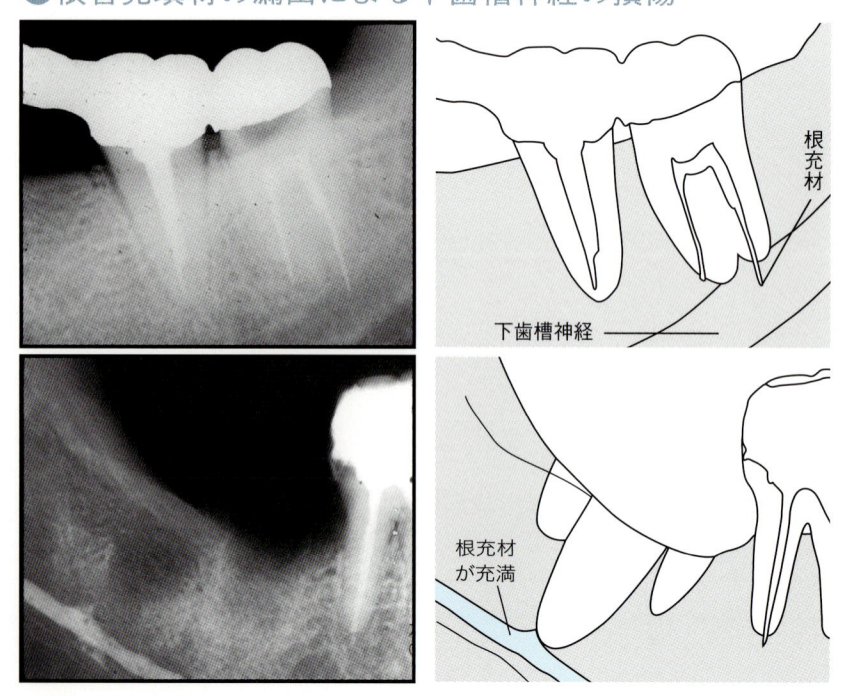

図4-7-1a〜d　根管治療中における下歯槽神経損傷．根管充填材の下顎管への漏出がみられ，オトガイ神経の知覚は完全に脱失していた．

オトガイ・舌の知覚異常とその対応

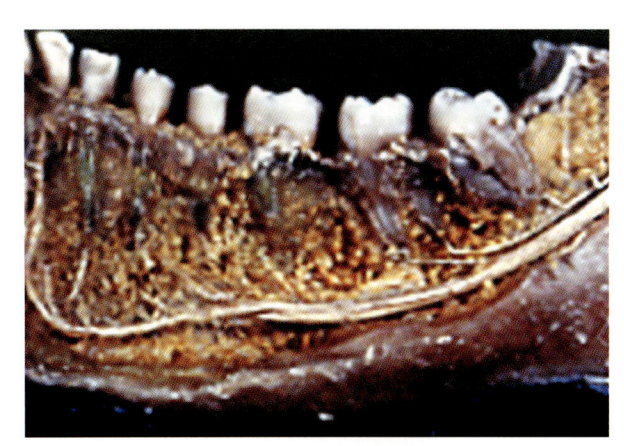

図 4-7-2 下顎骨内における下歯槽神経の走行（東京歯科大学解剖学教室より提供）．

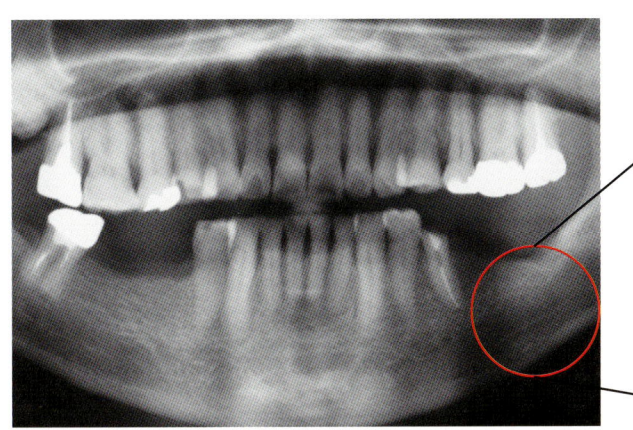

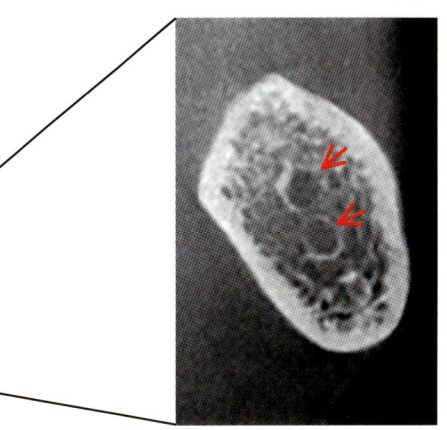

図 4-7-3a, b　インプラント埋入前のパントモ画像．歯科用 CT で埋入予定部を確認すると下顎管が 2 本みられる．パントモ画像からは読み取れない所見である．

まれに下顎孔伝達麻酔時に下顎神経を直接に刺入し損傷した報告もありますので，麻酔にも注意をしましょう．

II　舌神経障害の原因

なぜ舌に知覚異常が起きるのか，そんなことはめったにないと思っていませんか．しかし「舌の知覚異常」は現在，歯科治療中のトラブルとして増えており，訴訟にまで発展した事例も多くあります．

まず解剖を確認しましょう．下顎神経が下顎孔に入る手前で後下方に分枝を出しています，これが舌神経です（図 4-7-4）．その後，顎下腺方向に下方へ向かい顎下腺神経節をつくってから顎下腺管を潜って口底そして舌へと走行します．

下方に向かうとき，舌神経は下顎骨舌側に大

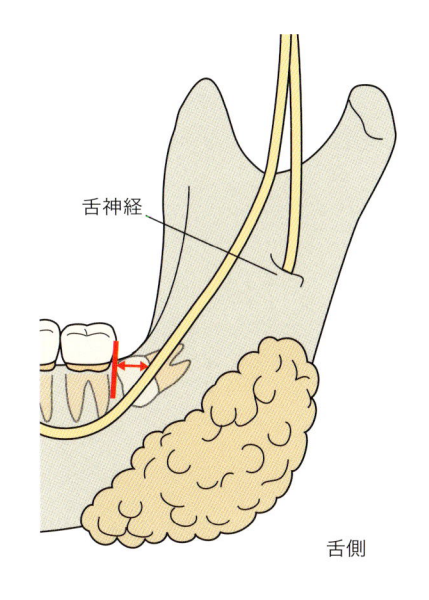

図 4-7-4　下顎骨内面からみた舌神経の走行．智歯舌側の近くを通る．

幅に近づきます．舌側骨から水平に約 2 mm，辺縁から下方に約 3 mm とのデータもあります

第 4 部　術後管理編

243

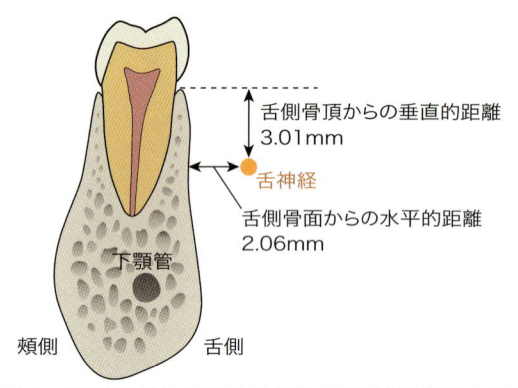

図 4-7-5 下顎智歯における舌神経の位置（智歯部の前額断像・Behnia H, et al. JOMS 2000 ; 58 : 649. より引用改変）.

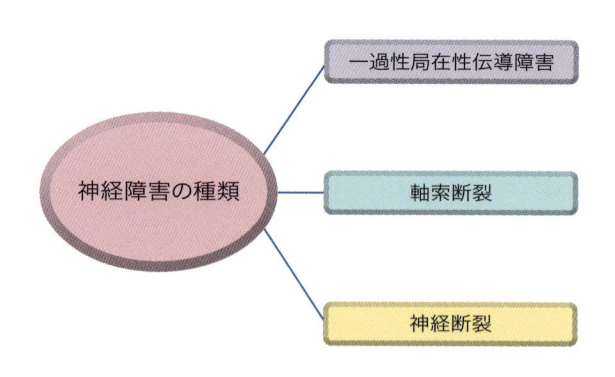

図 4-7-6 神経障害の病理組織学的種類.

（図 4-7-5）．安易にこの付近の舌側骨膜上を剥離したり，口底粘膜を切開すると舌神経を損傷させてしまいます．

とくに智歯抜去時の併発が多く，遠心粘膜の切開，被覆粘膜の剥離，舌側皮質骨の除去，そして歯冠・歯根分割のときに起こります．歯周処置の一環として，萌出遅延で遠心部の被覆歯肉を切除した際に舌神経障害を起こした事例もありました．

舌神経の走行に注意すべきですが，事前に画像で確認することができません．神経線維を抽出できるすぐれた MRI もありますが，日本ではかぎられた施設にしかありません．

最後臼歯の舌側歯肉を剥離しないことが第一ですが，やむなく行う場合は，骨膜下剥離を心がけ，タービン，電気メスなどを使用する場合でも十分にプロテクトを骨膜下に挿入し，捲き込みや熱伝導を避けることが肝要です．

III 神経障害の種類と診断法

病理組織学的に3型，①一過性局在性伝導障害，②軸索断裂，③神経断裂が考えられます（図 4-7-6）．①では，知覚異常の程度も少なく数日から数ヵ月以内にほぼ回復します．

②では，知覚障害はやや強く，軸索や一部シュワン鞘の再生も要するので，①より遅く回復に数ヵ月から年単位を要します．最終的な感覚の回復はおおむね良好ではありますが，正常域に達しないこともあります．

③では，広範囲な知覚異常がみられ，程度も強く現れます．神経断裂が起きているため神経再生の条件は悪く，損傷程度によっては神経縫合や移植が必要となります．

通常，一束の神経には1万本以上の神経線維が含まれているので，この内損傷がどのような割合であるかによって，臨床症状と予後はさまざまです．発症時の知覚検査で，鈍麻か，完全麻痺（知覚脱失）かを的確に評価することが重要です（表 4-7-1）．

知覚神経の再生過程で，異常疼痛（カウザルギー，CRPS II 型）を発症することもあります．また術後の神経損傷を受けた患者が術者を恨みに思っていると，過剰に痛みの感覚（アロデニア＝神経原性疼痛）が生じて泥沼に引きずり込まれることにもなるので注意が必要です．

まず，神経損傷の程度を判定・評価してカルテの記録に残すことが必要です．後日，万が一訴訟に発展した場合でも貴重なデータとなり，身を守る根拠となります．

表 4-7-1　知覚検査法の種類

①静的触覚検査	Freyの触毛 SW知覚テスター 綿花，毛筆，探針などによる接触試験
②動的触覚検査	音叉（30 cpsや256 cps） 振動覚計
③二点識別（閾）検査	静的二点識別検査（s-2PD） 動的二点識別検査（m-2PD）
④温冷覚検査	電気温冷刺激装置 試験管法 ミネソタサーモディスク（MTD）
⑤痛覚検査	ピンプリックテスト 痛覚計（ユフ精機） 電気温冷刺激装置（熱痛覚計）
⑥電気生理学検査	末梢知覚神経伝導速度（SVC） 三叉神経体性感覚誘導電位（T-SEP） 神経磁気検査（誘発脳磁界検査：MEG） 電気刺激による閾値検査（EPT，微小電流）
⑦発汗機能検査	色素テスト，発汗の直接観察，皮膚の電気抵抗の測定
⑧血管運動調節機構の検査	
⑨麻痺範囲の印記	
⑩患者自身による症状の訴え（自覚症状の聴取）	

IV　どう対応するか

　客観的な知覚検査と自覚症状とを組み合わせて障害程度を客観的に評価することが重要です．SW（Semmes Weinstein）知覚テスターによる静的触覚検査（正常値：2.36以下），ディスクリミネーターによる静的二点識別検査（正常値：5〜7 mm以下），温熱感覚検査をお勧めします．

　ただし実際にこのような検査機器がなくても，綿球，探針，筆を使用し静的触覚検査の確認，ノギス，鑷子などにより静的二点識別検査を行うことが可能です．

　前述の①，②の神経障害では，薬物療法と温罨法などの理学療法や星状神経節ブロック（stellate ganglion block：SGB）などを行って経過観察をします．

　薬物療法としては，神経組織に多く含まれ神経組織の再生や機能の回復に必要なビタミンB_{12}製剤と，血管拡張により神経組織の血流量を増加させ神経再生を促すアデノシン三リン酸二ナトリウム（ATP）や浮腫防止で副腎皮質ステロイドの投与が有効です．

　通常，症状が回復するまで，あるいは受傷後2〜3ヵ月まで投与しています．SGBは受傷直後から初期に行えば，効果が期待できますが，6ヵ月以上を経過した症例では知覚回復は難しいでしょう．

参考文献

1. 野間康弘，佐々木研一，山崎康夫（編）．下歯槽神経・舌神経麻痺—カラーグラフィックス．東京：医歯薬出版，2010．

Postoperative Edition 8

術野に異物が残留してしまった場合

I 術野の異物

　口腔外科治療においては，粘膜の切開と剥離をともなう処置が多く，何らかの異物が術野に残留する危険性をはらんでいます．用いたポイント類やバー類の先端が破損した場合，探針などの器具の先端が破損した場合，抜歯にともない歯根や歯冠の一部が破折し摘出困難な場合，または歯根や歯全体がいずれかの組織隙や上顎洞などに迷入した場合などが考えられます．ここではこれらの異物に対する対応と治療の流れについて述べていきます．

II ポイント類・バー類や器具などの破損片の残留

　難抜歯や埋伏歯抜去など歯の分割や骨の開削を必要とする術式においては，種々のポイント類やバー類を用いることが多くあります．ロングネックのスチールバーやタービン用のダイヤモンドポイント，歯冠分割用のバーなどが挙げられます．
　これらの切削用のポイントやバーを用いる際に角度をつけすぎたり，軸がぶれたりすると，切削途中でポイントやバーにねじれの力が加わり破折につながることがあります．また，金属製の器具，たとえば探針などの先端の鋭利なものでは，金属疲労などにより先端が破折してしまうことがあります．破折しそうなポイント類・バー類や器具などを用いないことが原則ですが，ポイント類・バー類，種々の器具を使用しているときに何らかの違和感を感じたらすぐに破折がないかを確かめることが必要です．
　また使用する前に破折がないことを確かめておくことも重要です．破折時にはすぐに破折片を確認し，目視できる部位に破折片があれば確実に除去することが第一となります．除去後は破折片と残りの部分を合わせて，ほかに破折片が口腔内に残っていないかを十分に確認する必要があります．
　破折片が口腔内にどうしてもみつからないときにはX線写真を撮影して金属片の有無の確認が必要になります．異物が粘膜下にあるのか，骨内にあるのかで処置は変わってきます．粘膜下にあれば，粘膜のいずれかの部分を穿孔して粘膜下に異物が入ってしまったことになります．穿孔した部位を探し，その部位から摘出するのが第一選択となります．
　穿孔部分から遠いところに異物が迷入していれば，直上を切開し異物を摘出することもできます．このとき，異物の侵入経路は汚染されている可能性がありますから，内部をよく洗浄することが必要です．
　骨内にあるときには迷入してしまった経路から慎重に摘出することが必要です．このときX線写真を利用して，迷入した金属が骨内の重要な神経や血管に接していないか，傷つけていないかの確認が必要です．むやみに引き抜くことで大出血や，神経麻痺などの合併症を起こ

すことのないよう，慎重で確実な診断が必要です．

異物周囲の骨を開削して除去する際にも同様の注意が必要です．危険な位置に迷入していることが確認，もしくは疑われるのであれば，迷わず口腔外科専門医に紹介する必要があります．

また，X線写真を撮影しても迷入異物をみつけられない際にも口腔外科専門医に紹介します．このとき，異物が迷入したと考えられる際の状況をできるだけ詳しく伝えることも重要です．

III 破折歯根の残留

抜歯中に歯根の一部が破折することは比較的よく起こります．破折した歯根の一部を抜歯することが最良の方法ですが，抜歯できない場合にはどうなるでしょうか．破折歯根の抜歯方法については別項に譲りますが，ここでは抜歯できない破折歯根について述べます．

抜歯できなかった破折歯根が比較的小さく骨に癒着している場合には，術後吸収されることがよくあり，感染を予防しながら経過を注意深く診るようにしましょう．

歯根の脱臼後に先端が破折した場合，もしくは破折した歯根が骨に癒着していない場合は，術後に吸収されることもあれば，吸収されないこともあります．吸収されない破折歯根は，時間の経過とともに歯冠側へと移動することもあります．ある程度の時間が経過すると抜歯しやすくなることもあれば，骨の治癒が先行し，骨内に残留することもあります．

いずれにしろ，術後感染を起こさないことがもっとも重要です．術後感染に注意しながら経過観察を行うことが必要です．

IV 歯根の迷入

破折した歯根がいずれかの望ましくない場所に迷入し残存してしまうことがあります．もっとも起こりやすいのは上顎臼歯部の抜歯に際して起こる上顎洞への迷入です．不適切な力のかけ方，方向により上顎臼歯の歯根が上顎洞底の骨を穿孔し上顎洞内へ迷入してしまいます．

このときまず迷入歯根の大きさを確認します．つぎに上顎洞に術前から感染があるか否かの診断が必要です．X線写真で迷入した歯根の位置と大きさをまず把握し，迷入した歯根が小さく，上顎洞に炎症がなければ，歯根が迷入した上顎洞穿孔の開口部から生理食塩水でよく洗浄しながら，開口部から細い吸引管を用いて洗浄液を吸引します．これにより，迷入歯根が洗い流されて開口部付近に移動し，摘出することが可能となることがあります．

また，吸引した洗浄液はためておき，一緒に迷入した歯根が吸引されていないかどうかを確認することも必要です．洗浄後は，X線写真で迷入歯根が摘出されていることを確認しましょう．

迷入歯根摘出後，上顎洞への穿孔部は径が小さければ自然に治癒し閉鎖されますが，径が大きい，もしくは感染がある場合などは自然閉鎖を期待できません．自然閉鎖されない場合は口腔上顎洞瘻閉鎖術が必要になります．さらに迷入した歯根が大きく，前述の方法では摘出できない場合や，上顎洞に炎症が存在している場合などは，迷入歯根の摘出が必要になります．摘出術はコールドウェル・リューク（Caldwell-Luc）法による上顎洞根治術に準じて行われますから，口腔外科専門医へ紹介する必要があります．

上顎智歯などの抜歯時には上顎洞内への迷入以外にも側頭下窩に迷入することがあります．遠心方向への不適切な力が加わることにより骨

第 4 部　術後管理編

膜を破り側頭下窩に迷入します．この場合，翼状突起外側板の外側で外側翼突筋の下方に存在することが多く，目視にて迷入歯が確認できれば鉗子などで摘出を試みますが，視認できない場合には，盲目的な操作はかえって迷入歯を深く押し込むこととなりますので，十分に感染予防処置を施したうえで，口腔外科専門医の診断と治療を受けさせてください．

下顎智歯の抜歯では舌側皮質骨を破って顎下隙に迷入することがあります．舌側の粘膜上から指にて確認しながら迷入歯の摘出を試みることもできますが，何度も盲目的に行うことは，歯をより深い位置に迷入させたり，舌神経を傷つけたりする要因ともなりえますから，この場合も口腔外科専門医に紹介することをお勧めします[1]．

参考文献

1. James R. Hupp. 10 章．術後合併症の予防と管理．現代口腔外科学．原著第 5 版．東京：エルゼビア・ジャパン，2011；161-176.

索引

INDEX

索引

(五十音順)

あ

アスピリン ……………………… 48, 49
握雪感 …………………………… 234
圧迫止血 ………………………… 108
アネステジンパスタ …………… 231
アロデニア ……………………… 244

い

医事紛争 ………………………… 234
異常疼痛 ………………………… 244
移植骨 …………………………… 194
移植床 …………………………… 202
胃腸障害 ………………………… 238
一過性局在性伝導障害 ………… 244
意図的挺出 ……………………… 216
異物 ……………………………… 246
インプラント埋入用バー ……… 204

え

エアータービン ………………… 75
エチレンオキサイドガス滅菌法 … 88
エプーリス ……………………… 174
炎症 ……………………………… 114

炎症性エプーリス ……………… 174

お

オトガイ孔 ……………………… 150
オトガイ神経 …………………… 150
オトガイ神経障害 ……………… 242

か

開口器 …………………………… 81
開窓生検 ………………………… 62
外側骨移植 ……………………… 196
解剖学的知識 …………………… 24
カウザルギー …………………… 244
下顎管 …………………………… 27
下顎孔注射法 …………………… 92
化学的殺菌 ……………………… 88
下顎埋伏智歯抜去 ……………… 126
下顎隆起 ………………………… 178
顎運動障害 ……………………… 209
顎下腺管 ………………………… 184
顎関節症 ………………………… 208
顎関節脱臼 ……………………… 208
下歯槽神経 ……………………… 26, 126

INDEX

下歯槽神経麻痺 …………………………… 127
下歯槽動静脈 ……………………………… 26
過剰歯 ……………………………………… 142
画像診断法 ………………………………… 38
家族歴 ……………………………………… 44
滑膜性軟骨腫症 …………………………… 212
化膿 ………………………………………… 226
化膿性顎関節炎 …………………………… 212
眼窩下孔注射法 …………………………… 91
含歯性嚢胞 ………………………………… 168
感染性心内膜炎 ………………………… 19, 240
感染性心内膜炎のガイドライン ………… 19
冠動脈疾患 ………………………………… 45
乾熱滅菌法 ………………………………… 88
顔面神経 …………………………………… 26
顔面動静脈 ………………………………… 26

き

既往歴 ……………………………………… 45
気腫 ………………………………………… 234
頰小帯 ……………………………………… 150
狭心症 ……………………………………… 45
頰側歯肉骨膜弁閉鎖法 …………………… 192
局所麻酔 …………………………………… 90
巨細胞性エプーリス ……………………… 175
橋状弁, 辺縁弁による閉鎖法 …………… 192
菌交代現象 ………………………………… 227

け

血管確保 …………………………………… 96
血管結紮 …………………………………… 110
血管腫性エプーリス ……………………… 175
結紮法 ……………………………………… 103
血友病 ……………………………………… 47
下痢 ………………………………………… 241
減張補助切開 ……………………………… 192
現病歴 ……………………………………… 44

こ

高圧蒸気滅菌法 …………………………… 88
高位付着 …………………………………… 146
構音障害 ………………………………… 148, 149
口蓋 island flap（島状皮弁）閉鎖法 …… 192
口蓋側粘膜骨膜弁閉鎖法 …………… 192, 193
口蓋隆起 …………………………………… 179
抗凝固薬 …………………………………… 47
抗凝固療法 ………………………………… 48
抗菌薬 ……………………………………… 238
抗菌薬アレルギー ………………………… 241
抗菌薬の投与 ……………………………… 20
口腔外科の治療 …………………………… 18
口腔上顎洞瘻 ……………………………… 190
口腔上顎洞瘻閉鎖術 ………………… 190, 191
口腔上顎洞瘻閉鎖手術 …………………… 190
口腔前庭拡張術 …………………………… 193

索引

口腔扁平上皮癌 …………………………… 224
高血圧 ………………………………………… 45
抗血小板療法 ………………………………… 49
抗血栓療法 …………………………………… 48
口唇動静脈 …………………………………… 26
口底 ………………………………………… 149
紅板症 ……………………………………… 222
鉤類 ………………………………………… 76
骨移植 ………………………………… 194, 196
骨移植術 …………………………………… 194
骨鋭匙 ……………………………………… 74
骨鉗子 ……………………………………… 74
骨形成性エプリース ……………………… 175
骨削 ………………………………………… 98
骨性治癒 …………………………………… 218
骨の治癒 …………………………………… 220
骨弁閉鎖法 ………………………………… 192
骨膜起子 …………………………………… 74
骨膜剥離子 ………………………………… 74
骨隆起 ……………………………………… 178
根尖病巣 …………………………………… 158

さ

サージカルドレッシング材 ……………… 192
採骨 ………………………………………… 194
再植 ………………………………………… 217
サイナスリフト …………………………… 196

細胞診 ……………………………………… 64
殺菌 ………………………………………… 82
三次元構造モデル ………………………… 203

し

歯科インプラント ………………………… 190
自家歯牙移植術 …………………………… 202
歯牙保存液 ………………………………… 207
歯科用鋭匙 ………………………………… 74
歯科用コーンビーム CT ……………… 32, 203
歯冠歯根部破折 …………………………… 214
歯冠除去術（Coronectomy） …………… 129
歯冠部破折 ………………………………… 214
歯齦剥離子 ………………………………… 74
軸索断裂 …………………………………… 244
止血ノミ …………………………………… 81
止血用シーネ ……………………………… 183
歯原性感染症 ……………………………… 114
死腔 ………………………………………… 226
自己免疫疾患 ……………………………… 47
歯根吸収 …………………………………… 202
歯根残留 …………………………………… 220
歯根端切除術 ………………………… 158, 168
歯根肉芽腫 ………………………………… 158
歯根囊胞 ……………………………… 158, 165
歯根の数 …………………………………… 26
歯根の迷入 ………………………………… 247

INDEX

歯根破折 …………………………………… 214
歯根膜 ……………………………………… 202
持針器 ………………………………………… 76
歯槽窩 ………………………………………… 25
歯槽骨 ………………………………………… 24
歯槽骨骨折 ………………………………… 215
歯槽膿瘍 …………………………………… 115
歯槽部の手術 ………………………………… 98
自動体外式除細動器（AED） ……………… 46
歯肉骨膜弁閉鎖法 ………………………… 192
重度上皮性異形成 ………………………… 224
主軸血管型皮弁（axial pattern flap） …… 193
主訴 …………………………………………… 44
出血性素因 ………………………………… 109
腫瘍性エプーリス ………………………… 175
紹介状 ………………………………………… 68
照会状 ………………………………………… 70
上顎結節注射法 ……………………………… 91
上顎正中過剰歯 …………………………… 138
上顎洞炎 …………………………………… 193
上顎洞根治術 ……………………………… 192
上顎洞穿孔 ………………………………… 190
上顎洞底 …………………………………… 190
笑気酸素吸入器 ……………………………… 95
上唇小帯 …………………………………… 146
小帯 ………………………………………… 146
小帯形成（小帯延長）術 ………………… 146

小帯切除術（frenectomy） ……………… 146
小帯切断術（frenotomy） ………………… 146
床副子 ……………………………………… 192
静脈内鎮静法 ………………………………… 94
除菌 …………………………………………… 82
心筋梗塞 ………………………………… 45, 46
神経原性疼痛 ……………………………… 244
神経損傷 …………………………………… 126
神経断裂 …………………………………… 244
神経ブロック ……………………………… 229
人工皮膚 …………………………………… 192
浸潤麻酔 ……………………………………… 91
心不全 ………………………………………… 46

す

水平マットレス縫合 ……………………… 192
スタンダードプリコーション …………… 82
スタンチェ …………………………………… 81
3D骨梁構造計測ソフト ………………… 203

せ

生検（Biopsy） ……………………………… 62
精神鎮静法 …………………………………… 94
生体染色法 …………………………………… 56
正中離開 …………………………………… 146
整復 ………………………………………… 217
切開 ………………………………………… 98

253

索引

舌下小丘 ……………………………… 149
舌下動静脈 ………………………… 26, 149
切歯孔注射法 …………………………… 92
舌小帯 ………………………………… 148
切除生検 ……………………………… 62
舌神経 …………………………… 26, 126
舌神経障害 …………………………… 243
舌神経麻痺 …………………………… 128
舌深静脈 ……………………………… 149
舌動静脈 ……………………………… 26
線維性エプーリス …………………… 175
穿刺吸引 ……………………………… 115
喘息 …………………………………… 238
全摘生検 ……………………………… 62
剪刀 …………………………………… 76

そ

創保護用シーネ ……………………… 192
ソケットリフト ……………………… 196
組織隙 ………………………………… 29
ゾンデ ………………………………… 81

た

体位 …………………………………… 118
タイオーバー ………………………… 109
大口蓋孔注射法 ……………………… 92
ダイセクター ………………………… 74

多孔性 ………………………………… 24
唾石 …………………………………… 185
唾仙痛 ………………………………… 184
ダビガトラン ………………………… 50

ち

中間骨移植術 ………………………… 197
鎮痛薬 ………………………………… 238

て

手洗い ………………………………… 83
ディスポーザブルシリンジ ………… 74
電気凝固止血 ………………………… 110
電気メス ……………………………… 74
伝達麻酔 ……………………………… 91
デンタルX線画像 …………………… 38
点滴台 ………………………………… 95

と

同意書 ………………………………… 23
凍結保存 ……………………………… 207
洞内洗浄 ……………………………… 190
糖尿病 ………………………………… 46
読影法 ………………………………… 32
ドナーサイト ………………………… 195
ドライソケット ……………… 109, 220, 230
トルイジンブルー生体染色法 ……… 57

INDEX

ドレナージ ……………………………………… 115

な

内側骨移植 ……………………………………… 196
難抜歯 …………………………………………… 122
軟部組織の手術 ………………………………… 98

に

2回法智歯抜去 ………………………………… 130
肉芽腫性エプーリス …………………………… 175
二重弁閉鎖法 …………………………………… 192

ね

粘液囊胞(mucous cyst) ……………………… 152
捻髪音 …………………………………………… 234
粘膜移植 ………………………………………… 198
粘膜下膿瘍 ……………………………………… 115
粘膜筋肉弁閉鎖法 ……………………………… 192
粘膜剥離子 ……………………………………… 74

の

囊胞 ……………………………………………… 164
囊胞摘出術 ………………………………… 164, 167

は

ハイリスク患者 ………………………………… 21
白板症 …………………………………………… 222

剥離 ……………………………………………… 98
破折歯根の残留 ………………………………… 247
破損片の残留 …………………………………… 246
パックドオープン(Packed Open)法 ………… 164
抜歯 ……………………………………………… 192
抜歯鉗子 ………………………………………… 77
抜歯時期 ………………………………………… 138
抜歯難易度 ……………………………………… 118
鼻カニュラ ……………………………………… 96
歯の解剖 ………………………………………… 26
歯の脱臼 ………………………………………… 214
パノラマX線画像 ……………………………… 38
パノラマX線撮影 ……………………………… 32
パルチ(Partsch)法 …………………………… 164

ひ

光造形システム ………………………………… 203
皮質骨 …………………………………………… 25
非ステロイド系抗炎症薬(NSAIDs) ………… 229
ビスフォスフォネート系薬剤関連顎骨壊死
(bisphosphonate related osteonecrosis of the jaw:BRONJ) ……………………………… 52
表面麻酔 ………………………………………… 90

ふ

封書の記載 ……………………………………… 71
副腎皮質ステロイド薬 ………………………… 47

255

索引

副鼻腔炎 …………………………………… 190
ブランディンヌーン囊胞（Blandin-Nuhn cyst）
　…………………………………………… 152

へ

ヘーベル ……………………………… 79, 120
ヘパリン ……………………………………… 49
ヘモグロビン A1c（HbA1c） ……………… 46
扁桃周囲膿瘍 ……………………………… 115

ほ

ボーンシェーバー …………………………… 81
ボーンミル …………………………………… 81
ボーンワックス …………………………… 111
縫合糸 ………………………………… 77, 102
縫合針 ………………………………… 77, 102
縫合法 ……………………………………… 105
哺乳障害 …………………………………… 149

ま

マイセル ……………………………………… 75
埋伏歯抜去 ………………………………… 138
マレット ……………………………………… 75

み

ミダゾラムの投与 ………………………… 96

め

迷入 ………………………………………… 190
滅菌 ………………………………………… 82
滅菌法 ……………………………………… 88
メンブレン ………………………………… 196

も

モニター …………………………………… 95
モニター装着 ……………………………… 96

や

薬剤手帳 …………………………………… 70

ゆ

遊離粘膜移植 ……………………………… 198

よ

ヨード生体染色法 ………………………… 56

ら

ラヌーラ（ranula） ………………………… 153
ラビング法 ………………………………… 84

り

良性腫瘍 …………………………………… 170

INDEX

る
ルートチップピック ……………………………… 81

れ
レプリカ ……………………………………………… 202

わ
ワルトン（Wharton）管 ……………………… 149, 184
ワルファリン ……………………………………… 48, 49

（英字）

C
CT 画像 ……………………………………… 36, 38

D
DDS（Doctor of Dental Surgery） ……………… 18

G
GBR ………………………………………… 194, 196
G.B.Winter の分類 ……………………………… 133

J
Jensen の分類 …………………………………… 195

M
Misch の分類 ……………………………………… 195
MPR（多断面再構成）画像 ……………………… 35

P
PT-INR 値 ………………………………………… 50

S
Seibert の分類 …………………………………… 195

V
VYplasty …………………………………………… 146

X
X 線撮影法 ………………………………………… 32

Z
Zplasty …………………………………………… 146

257

クインテッセンス出版の書籍・雑誌は、歯学書専用
通販サイト『歯学書.COM』にてご購入いただけます。

PCからのアクセスは…
歯学書　検索

携帯電話からのアクセスは…
QRコードからモバイルサイトへ

口腔外科治療失敗回避のためのポイント47
―口腔外科とは何か，どう治療するのか―

2012年10月10日　第1版第1刷発行

編 著 者	坂下英明／濱田良樹／近藤壽郎
	大木秀郎／柴原孝彦
発 行 人	佐々木　一高
発 行 所	クインテッセンス出版株式会社
	東京都文京区本郷3丁目2番6号　〒113-0033
	クイントハウスビル　電話（03）5842-2270（代表）
	（03）5842-2272（営業部）
	（03）5842-2279（書籍編集部）
	web page address　http://www.quint-j.co.jp/
印刷・製本	横山印刷株式会社

©2012　クインテッセンス出版株式会社　　　　　禁無断転載・複写
Printed in Japan　　　　　　　　　　　　　　落丁本・乱丁本はお取り替えします
　　　　　　　　　　　　　　　　　　　　　　ISBN978-4-7812-0278-5 C3047

定価は表紙に表示してあります

●接着治療のスキル・アップに最適●

接着治療に苦手意識を持つ歯科医師に贈る!!

接着治療 失敗回避のためのポイント45
―なぜ付かないのか、なぜ治らないのか―

安田 登／二階堂 徹
秋本尚武／遠山佳之　編著

失敗回避のための45のポイントを押さえて、「どうしても治らない」といった悩みを解決!!

　接着治療は、そのシステムが複雑、窩洞形成が良くわからない、修復物がしっかり付かないなど歯科医師にとっていまひとつ不安を感じてしまう治療です。自分の治療法のどこに問題があるのか、どこを改善すれば良いのか、付かない原因を知りたい。本書は基礎編で10ポイント、直接法編で20ポイント、間接法編で15ポイント、合計45ポイントを取り上げ、失敗を避ける要点や今まで気づかなかった、わからなかった接着治療への問題に対する解決法を示しています。

CONTENTS

第1部　基礎編:Basic Theory Edition1～10
- 接着について考える
- う蝕という疾患をもう一度考える
- 歯科治療で接着はどのように使われているか
- 乳歯への接着治療は可能か
- 材料の保管と取り扱い、そして光照射器の確認

ほか5ポイント

第2部　直接法編:Direct Filling Edition1～20
- 接着の可能性と範囲をイメージするう蝕の診断
- 接着のための窩洞形成は
- コンポジットレジン充填前の歯面清掃はどうするか
- ワンステップボンディングシステム（1液性ボンディング材）の特徴と正しい使用方法
- 接着修復にラバーダムは必須か
- ボンディング材とコンポジットレジンとの組み合わせの相性を考える
- コンポジットレジン修復を成功に導くツール
- 臼歯部のう蝕治療は直接法か間接法か
- 象牙質知覚過敏処置に接着は有効か
- 間接覆髄、直接覆髄に接着は有効か
- 根管充填に接着材を応用するときの注意点

ほか9ポイント

第3部　間接法編:Indirect Method Edition1～15
- 接着性レジンセメントの種類
- 印象採得、仮封、仮着時に注意すべきこと
- 支台築造の役割と接着
- ラボでの修復物の内面処理
- 接着性レジンセメントの効果を妨げる因子
- ジルコニアを用いたオールセラミッククラウンの接着はどうする
- 接着ブリッジを長持ちさせるためには

ほか8ポイント

多くの症例写真・イラストで接着治療のコツを読み取る

●サイズ:A4判変型　●212ページ　●定価:13,650円（本体13,000円・税5%）

クインテッセンス出版株式会社
〒113-0033　東京都文京区本郷3丁目2番6号　クイントハウスビル
TEL. 03-5842-2272（営業）　FAX. 03-5800-7592　http://www.quint-j.co.jp/　e-mail mb@quint-j.co.jp

● 歯周治療のスキル・アップに最適 ●

歯周治療に苦手意識を持つ歯科医師に贈る!!
歯周治療 失敗回避のためのポイント33

―なぜ歯周炎が進行するのか、なぜ治らないのか―　高橋慶壮 著

失敗回避のための33のポイントを押さえて、「どうしても治らない」といった悩みを解決!!

歯周治療には外科的および内科的な知識と治療技術の両面を実践することが必要です。そこで、本書では歯周治療がよくわからない、歯周外科治療をやったことがないので手が出しにくいという歯科医師を対象に、患者ごとの歯周疾患のリスク評価の実践方法と、患者のコンプライアンスを得て治療を進めていくための説明や方法論などを診断編で10ポイント、歯周基本治療編で10ポイント、歯周外科治療編では13ポイントの合計33ポイントに分類して具体的に解説していきます。

CONTENTS

第1部　診断編：Diagnostic Edition1〜10
- 歯周病の病因論
- 歯周疾患進行の理論的モデル
- 歯周病のリスク因子
- 歯周病のリスク評価
- 歯周病とインプラント周囲炎の関連
- 歯周病の診査方法
- 「患者の分類」から考える歯周治療の可能性と限界

ほか3ポイント

第2部　歯周基本治療編：Periodontal Treatment Edition1〜10
- 歯周基本治療に必要な臨床スキル
- 患者教育
- プラークコントロールの実際
- 診療語録集
- 歯周治療前処置1
- 非外科的治療の限界と歯周外科療法の選択
- 診断と治療におけるコーンビームCTの有用性

ほか3ポイント

第3部　歯周外科治療編：Periodontal Surgery Edition1〜13
- 歯周外科治療に必要なスキル
- 外科治療に必要な器具・器材
- 各治療ステップのポイント
- 歯周形成外科手術（遊離歯肉移植術と結合組織移植術）の適応症と禁忌症
- 歯周組織再生誘導法（GTR法）
- 歯周組織再生療法のコンビネーション治療
- 歯周―歯内複合病変

ほか6ポイント

多くの症例写真・イラストで歯周治療のコツを読み取る

●サイズ：A4判変型　●216ページ　●定価：13,650円（本体13,000円・税5%）

クインテッセンス出版株式会社

〒113-0033　東京都文京区本郷3丁目2番6号　クイントハウスビル
TEL. 03-5842-2272（営業）　FAX. 03-5800-7592　http://www.quint-j.co.jp/　e-mail mb@quint-j.co.jp